外科住院医师规范化培训系列教程

外科疑难病例 MDT 精萃

主　　编　付　卫

副 主 编　黄　毅　崔　龙　李炳琦

审 稿 人（按姓名汉语拼音排序）

付　卫　黄　毅　李危石　刘忠军　马潞林　强光亮　田　耘
王京弟　夏有辰　修典荣　胥雪冬　杨　军　张树栋　赵红梅

编　　委（按姓名汉语拼音排序）

曹宝山	陈　卓	范雯怡	顾阳春	韩嵩博	韩芸峰	贺慧颖
胡攀攀	姜玉良	金　亮	李炳琦	梁　莉	林国中	刘　彬
刘冰川	刘　苗	路　明	马长城	马建勋	马衍鹏	裴新龙
彭　冉	彭　颖	曲瑞泽	司　雨	宋　乐	谭　石	田　雨
王高鸣	王国良	王　皓	王　华	王丽薇	王墨培	王淑敏
王晓华	王行雁	韦　峰	吴　超	肖　宇	修　萌	徐　飞
颜　野	杨辰龙	杨邵敏	杨　欣	杨延砚	叶菊香	易福梅
应颖秋	袁　磊	袁晓宁	曾飘娥	曾祥柱	曾　岩	张　帆
张　龙	张沛阳	张卫方	郑佳佳	周　鑫	庄洪卿	朱　翔

北京大学医学出版社

WAIKE YINAN BINGLI MDT JINGCUI

图书在版编目（CIP）数据

外科疑难病例MDT精萃 / 付卫主编. -- 北京 : 北京大学医学出版社, 2025.3. -- ISBN 978-7-5659-3346-2

Ⅰ．R6

中国国家版本馆CIP数据核字第20258VU841号

外科疑难病例 MDT 精萃

主　　编：	付　卫
出版发行：	北京大学医学出版社
地　　址：	（100191）北京市海淀区学院路 38 号　北京大学医学部院内
电　　话：	发行部 010-82802230；图书邮购 010-82802495
网　　址：	http：//www.pumpress.com.cn
E-mail：	booksale@bjmu.edu.cn
印　　刷：	北京信彩瑞禾印刷厂
经　　销：	新华书店
责任编辑：	郭　颖　　责任校对：靳新强　　责任印制：李　啸
开　　本：	850 mm×1168 mm　1/16　　印张：11.75　　字数：337 千字
版　　次：	2025 年 3 月第 1 版　2025 年 3 月第 1 次印刷
书　　号：	ISBN 978-7-5659-3346-2
定　　价：	98.00 元

版权所有，违者必究

（凡属质量问题请与本社发行部联系退换）

前 言

在医学领域，随着科技的飞速发展和医疗技术的不断创新，多学科诊疗（MDT）模式逐渐成为提高医疗质量和效果的重要手段。尤其在外科系统，复杂病例的诊疗往往需要集合多个学科的知识和经验，共同制定最佳治疗方案。因此，开展多学科诊疗工作，对于提升外科整体诊疗水平、保障患者安全，具有极其重要的意义。

近年来，北京大学第三医院（以下简称"北医三院"）外科系统在多学科诊疗方面取得了显著的进展。通过整合不同学科的优势资源，形成了以患者为中心、以疾病为导向的诊疗模式。这种模式不仅提高了诊疗的准确性和效率，还大大改善了患者的就医体验。同时，多学科诊疗也为外科医生提供了更多学习和交流的机会，促进了医学知识的更新和医疗技术的提升。

为了总结和推广多学科诊疗的经验和成果，我们组织编写了这本《外科疑难病例MDT精萃》教材，这也是我院外科系统在多学科诊疗领域的一次重要探索和尝试。该教材以疑难病例为切入点，深入剖析了多学科诊疗在外科实践中的应用和价值。在编写过程中，我们注重理论与实践相结合，既有生动的案例展示，又有深入的理论分析。通过精选的典型病例，展示了多学科诊疗的流程、方法和技巧，可为外科医生提供宝贵的参考和借鉴。同时，我们也充分考虑到读者的阅读习惯和实际需求，力求使教材内容简明扼要、易于理解。相信这本教材能够成为外科医生学习多学科诊疗的重要工具，我们也希望通过这本教材的推广和应用，能够为我国外科事业的发展注入新的活力和动力。

在教材的编写过程中，我们得到了众多专家和同行的支持和帮助。他们不仅提供了丰富的病例资料和宝贵的经验分享，还对教材内容进行了认真的审核和修改。在此，向他们表示衷心的感谢和崇高的敬意。同时，也要感谢出版社的辛勤付出和精心策划，使得这本教材能够顺利出版并与广大读者见面。

作为外科医生，我们应该时刻保持谦虚和开放的心态，积极学习和掌握新的诊疗技术和理念。同时，我们也要关注患者的需求和感受，以患者为中心，为患者提供最优质、最贴心的医疗服务。只有这样，我们才能不断提高自己的医疗水平和服务质量，赢得患者的信任和尊重。

我们深知医学是一个不断发展和进步的领域，多学科诊疗也不例外。因此，我们期望这本教材的出版，能够激发更多外科医生对多学科诊疗的兴趣和热情，推动该领域的研究和实践不断深入。我们相信，随着科技的不断进步和医疗技术的不断创新，多学科诊疗将为更多患者带来福音，为外科医生提供更多学习和发展的机会。我们也希望这本教材能够成为推动多学科诊疗发展的重要力量之一。

在未来的日子里，我们将继续关注多学科诊疗的最新动态和研究成果，不断更新和完善教材内容，也欢迎广大读者和同行提出宝贵的意见和建议，共同推动教材的进步和完善，以更好地服务于外科事业的发展和患者的健康。

主编

目 录

第一章 MDT 概述和北医三院 MDT 管理实践

第一节 MDT 概述 …………………………………………………………… 1
第二节 北医三院 MDT 管理实践 ………………………………………… 3

第二章 普通外科 MDT 病例

第一节 一例晚期胃印戒细胞癌的 MDT ………………………………… 7
第二节 一例原发灶不明的胃肠肿瘤的 MDT …………………………… 16
第三节 一例局部晚期胰腺癌的 MDT …………………………………… 23
第四节 一例合并肝内血管瘤栓的原发性肝癌的 MDT ………………… 32
第五节 一例局部进展期乳腺癌的 MDT ………………………………… 41
第六节 一例妊娠期乳腺癌的 MDT ……………………………………… 50

第三章 骨科 MDT 病例

第一节 两例下肢骨缺损的 MDT ………………………………………… 57
第二节 一例脊柱恶性间叶性肉瘤的 MDT ……………………………… 68
第三节 一例强直性脊柱炎合并胸腰椎后凸畸形、髋关节融合的 MDT ……………………………………………………………… 78

第四章 泌尿外科病例

第一节 一例肾癌伴下腔静脉癌栓的 MDT ……………………………… 87
第二节 一例转移性肾癌伴下腔静脉癌栓的 MDT ……………………… 92
第三节 一例寡进展去势抵抗性前列腺癌的门诊 MDT ………………… 98
第四节 一例晚期前列腺癌的 MDT ……………………………………… 105
第五节 一例局部进展期膀胱癌的 MDT ………………………………… 113
第六节 一例局部进展期输尿管癌的 MDT ……………………………… 119

第五章　胸外科肺癌病例

两例肺癌手术后再复发的 MDT ……………………………………………126

第六章　神经外科 MDT 病例

第一节　一例侵袭性垂体生长激素腺瘤的 MDT ……………………140
第二节　一例初始误诊为脑膜瘤的罕见颅底原发尤文肉瘤的
　　　　MDT ………………………………………………………147
第三节　一例少突胶质细胞瘤的 MDT ………………………………160

第七章　整形外科 MDT 病例

第一节　一例头部高流量动静脉畸形的 MDT ………………………168
第二节　一例颈肩部高流量动静脉畸形的 MDT ……………………175

MDT 概述和北医三院 MDT 管理实践　　第一章

第一节　MDT 概述

一、MDT 模式的含义及起源

多学科诊疗团队（multi-disciplinary team，MDT）或多学科诊疗（multi-disciplinary treatment），其本质为多学科专家针对某一种器官或系统疾病进行讨论，在综合各学科意见的基础上为患者制订最佳治疗方案的临床诊疗模式，是从以疾病为中心向以患者为中心的诊疗模式的转变。该诊疗模式最早在 20 世纪中后期由欧美部分医疗机构提出，首先集中在肿瘤诊疗领域。20 世纪 40—50 年代，美国安德森癌症中心将多学科的诊疗服务贯穿到肿瘤治疗的各个环节，梅奥诊所等医疗机构也开始尝试 MDT 模式并将其正规化。20 世纪 60 年代，英国国家健康保健计划引入 MDT 模式，提出直肠癌患者的诊治需经组建肿瘤委员会并提供临床决策意见后才能具体实施。20 世纪 70—80 年代，MDT 模式在众多美国医疗机构中推行。20 世纪 90 年代，英国基于乳腺癌多学科诊疗结局获益的循证医学证据，推动了 MDT 模式从单一肿瘤到多种肿瘤诊疗应用的转变。英国国家健康与临床卓越研究所发布的肺癌指南也要求将所有疑似肺癌患者转诊至 MDT 团队。1996 年，英国癌症治疗中心将 MDT 模式纳入国家癌症诊治指南，随后，英国国家医疗服务体系（National Health Service，NHS）颁布关于肿瘤 MDT 模式的法规文件，要求英国各地组建多学科团队，确保癌症患者都可以获得 MDT 综合诊疗服务，从而将 MDT 模式提升到国家行为。21 世纪初，美国临床肿瘤学会与欧洲肿瘤内科学会将 MDT 作为癌症诊治流程中的必要组成纳入专家共识。在美国、欧洲和澳大利亚等国家，MDT 模式虽不具有强制性，但在大型医疗中心被广泛应用于胃肠外科、乳腺外科及血液内科等多个学科。美国国立综合癌症网络（National Comprehensive Cancer Network，NCCN）推荐消化系统肿瘤及头颈部肿瘤的诊断治疗方案也必须经 MDT 讨论后决定。2014 年欧洲癌症合作行动（European Partner-ship for Action Against Cancer，EPAAC）宣布 MDT 模式已经得到大多数欧洲医学协会支持，并已经证实该模式对诊疗多项复杂疾病具有重要价值[1-12]。

二、MDT 模式在我国的发展

2010 年后，我国开始出现尝试 MDT 模式的一些报道。2010 年卫生部（现国家卫生健康委员会）公布的《结直肠癌诊疗规范（2010 年版）》指出，国内一些大型诊疗中心开始重视多学科协作。2012 年季加孚等开展了消化系统肿瘤多学科诊疗模式的探索[7]。2015 年中国医师协会外科医师分会多学科综合治疗专业委员会发布《MDT 的组织和实施规范（第一版）》中，将多学科诊疗团队（multi-disciplinary team，MDT）定义为来自两个及以上相关学科、相对固定的专家组成工作组，针对某一器官或系统疾病，通过定时、定址的会议，提出科学、合理意见的临床治疗模式。有学者以 MDT 或多学科诊疗（multi-disciplinary treatment）及其相关词语为检索词搜集 2011—2020 年的中外相关文献，发现对于 MDT 的定义大致相同[12]。2018 年以后，国内关于

MDT 的文献报道如雨后春笋般涌现，在肿瘤和非肿瘤性疾病中均有应用，并有延展至护理、康复等领域的报道。我国卫生健康委员会也先后发布多个文件要求开展和加强 MDT 多学科诊疗模式。2018 年国家卫生健康委员会出台的《肿瘤多学科诊疗试点工作方案（2018—2020 年）》，标志着我国 MDT 模式进入规范化发展阶段[9]。此外，《进一步改善医疗服务行动计划》《关于推动公立医院高质量发展的意见》《关于开展全面提升医疗质量行动（2023—2025 年）的通知》《改善就医感受 提升患者体验主题活动方案（2023—2025 年）》等多个近年来发布的重要医院管理类文件均提到了推广 MDT 模式，体现了国家对其的重视程度，MDT 模式将成为下一步公立医院创新服务模式的重点推动工作。

三、MDT 模式的特点和形式

MDT 模式不同于传统意义的全院联合会诊，虽然两者均涉及由多学科专家讨论制定诊疗方案，但 MDT 更强调固定的团队在固定的时间和地点对固定的病种开展讨论，结合各专业的诊疗指南，为患者提供精准化、连续性的"标准化的多学科"综合诊疗方案，解决"一类人"的问题，诊疗具有连贯性。而全院联合会诊的病种和团队成员均不固定，更强调解决患者个体本次诊疗过程中发生的新问题或疑难问题的诊断与治疗需求，具有随机性和临时性，更注重时效性，解决"一个人"的问题。MDT 服务在形式上一般包括门诊 MDT 和住院 MDT，创新性地利用"互联网＋医疗"的思路拓展线上远程多学科会诊也是新的发展趋势，但其核心与初衷均为向患者提供多学科综合性的诊疗方案。

四、MDT 模式的优势与挑战

MDT 模式对于患者、医生、医院等不同层面均是多赢的有利模式。对患者来讲，由不同专业背景专家团队根据循证医学证据共同讨论，可为其提供最适合的连续性综合诊疗方案，同时可协调团队各专业科室予以贯序执行，避免患者往返奔波于各专科之间，提供一站式服务，省时、省心、省力，同时也能减少各专科医生"只见局部，不见整体"的选择偏倚，既保障了临床决策方案的科学性、有效性，又兼顾了实用性、可行性，是"以患者为中心"诊疗理念的体现。尤其针对肿瘤等疾病，往往需要肿瘤外科、肿瘤内科、放射治疗、医学影像、病理、临床药学和临床营养等多个专业的综合意见，根据患者的实际情况和意愿，综合考虑家庭经济状况、身体状况、心理情况等，最终制定更为适合的诊疗方案。MDT 模式可以缩短等候与转诊时间、增加治疗方案的可选择性和依从性、节约重复检查的医疗费用。对医生来讲，有益于临床医生的诊疗思维训练与扩展，实现跨学科知识互补，提升个人临床能力。MDT 模式有利于提高团队中不同角色医护人员在诊疗决策中的参与度，从而减少医疗纠纷发生的可能性。同时该模式还有利于学科碰撞，产生科研火花，提高临床医生参与临床试验的意识，拓宽科研思路，激发技术创新。医学生参与 MDT 讨论，开展以"临床问题为中心"的学习模式，促进理论与临床相结合[8,11]。同时 MDT 团队各专业定期开展相关领域的文献学习、病例研讨会等，构建团队学习机制，不但有利于加强团队凝聚力，而且有利于医生的职业发展。对医疗机构来讲，MDT 模式对医院学科建设、医疗质量提升和树立医院品牌等均有重要意义，尤其是解决了大医院专业区分过细的问题，平衡了"专"与"全"的矛盾，可促进不同学科相互融合达成共识，继而加强合作。由此可见，MDT 服务模式在为患者提供更优质的医疗服务的同时，对医院建立学科优势、树立特色病种品牌、促进科研创新也可起到积极作用。

然而，开展 MDT 模式会占用更多的优势医疗资源，且时间成本、沟通成本和管理成本高，对参与医生的专业能力和团队合作能力要求也较高，对现有的医院服务和管理能力都是一个新的挑战[12-13]。有研究显示，MDT成员每次在会议前准备和会议讨论过程中平均需要花费4小时[9]，且会议的召开需要协调多位成员的时间，沟通成本也非常高。英国国家医疗服务体系于2020年初取消了所有癌症病例强制实施MDT的规定，也说明MDT模式并非对所有病种都具有适宜性，只有真正需要多学科讨论的复杂病例才应该采用，不符合纳入标准的病例应该根据临床指南进行治疗，以减小MDT团队的工作负荷，将有限的时间精力分配到真正需要MDT的病例中[9]。目前的MDT模式对诊断与治疗的关注更多，对于患者的个人意愿与社会家庭心理因素等考虑较少。临床营养、临床药学、中西医结合、护理等专业在MDT中的作用还有待提升。此外，缺乏有效的激励机制和团队协作诊疗的医院组织文化培育需要时间积淀等也是制约MDT模式推广的原因[9-10]。

第二节　北医三院MDT管理实践

MDT模式的本质是一种"从以疾病为中心到以患者为中心"的医疗服务模式的转变，医院整体层面的支持和行政职能部门参与管理有利于其规范开展，从而保证患者从中受益，而非流于形式。MDT团队的组建最初往往是几个不同专业志同道合的医生自发形成，虽然可以为患者提供多学科服务，但是由医院层面进行管理，建立相应的管理与评价机制，通过统筹资源、官方宣传并匹配一定形式的绩效激励措施等，则更有利于MDT团队的可持续发展和团队成员的自我认可。

一、北医三院MDT模式探索

北京大学第三医院（以下简称"北医三院"）很早就开展了"专家自发"的多学科合作，并依托优势学科建立相应的学科群。针对结直肠癌、妇科肿瘤、泌尿系统肿瘤等疾病诊疗，相应科室均开展了临床—影像—病理联合查房、手术科室与肿瘤放疗、化疗科室联合病例讨论等。脊柱肿瘤MDT团队于2012年初见雏形，目前已坚持10余载，定期参与讨论的学科数量由最初的3个逐步扩大到13个。从2018年开始，医院层面开始推动MDT规范化管理，促进该项工作从"专家自发"走向"制度化和规范化"。从管理制度工作流程的探索，到评价机制建立质量提升；从医院层面重视提供平台与资源，到医院多学科合作组织文化的孕育和医院特色管理机制的凝练总结。MDT管理工作思路也从最初的"搭平台、增数量"逐步向规范化、示范性引领转变。

综合医院开展MDT模式更具有优势，其病种、专业覆盖更全面，综合保障更有力，无论学科间是强强联合还是强弱互补，都更容易碰撞出火花，从而在学科建设中打造高峰专业或高原学科群。北医三院MDT团队数量已经从2018年的16个发展到2023年的55个，围绕医院传统优势学科骨科、妇产科等，打造了骨科脊柱肿瘤、胎盘植入与胎儿医学等MDT团队；针对常见肿瘤性疾病，打造了胃肠肿瘤、泌尿系统恶性肿瘤、妇科恶性肿瘤、肺癌、乳腺癌等肿瘤性MDT团队，实现了常见肿瘤病种全部覆盖；此外，还支持了如四肢骨髓炎和骨肿瘤性骨缺损、炎症性肠病等非肿瘤性疾病等特色团队，每年为近5000名患者提供多学科一站式诊疗服务。

二、北医三院MDT管理方案

1. 建章立制构建管理体系　结合国内外多篇报道，北医三院将MDT定义为由多学科专家围绕某一疾病进行讨论，在综合各学科意见和循证医学的基础上，为患者提供全流程、精准化、连续性、可执行诊疗方案的临床治疗模式。MDT 服务应相对固定病种，明确病例纳入和排除标准，组建与疾病相适应的较为固定的 MDT 团队，在相对固定的时间和固定场所开展工作，为患者提供综合诊疗方案，并在就诊、检查、住院、不同科室间贯序治疗、出院随访等全过程中对患者进行全流程管理。MDT 团队牵头人应具备正高级专业技术职称及较高的专业水平和领导力，并能提供 MDT 模式所需的各种资源。牵头人应确保 MDT 团队所有成员能围绕主题进行交流讨论，治疗方案应以循证医学和以患者为中心原则为依据，对 MDT 讨论内容负责，并给予患者最终讨论结果和综合贯序治疗方案。部分 MDT 团队可以设置联合牵头人或 MDT 会议执行主席，确保日常 MDT 会议工作的顺利进行。MDT 团队应涉及 3 个及以上学科或专业，原则上团队成员应具备副高级及以上专业技术职称，中级职称医师可以参与部分非核心诊疗意见的讨论。MDT 团队应配备 1 名执行秘书，执行秘书应具有一定的专业知识并负责如通知协调、筛选和准备患者资料、确保讨论记录质量、患者随访及追踪 MDT 治疗方案执行等工作。部分有条件的 MDT 团队还可以配备协调员、个案管理师等，减少临床医师的非医疗工作负荷。此外，医院 MDT 管理制度也对 MDT 团队建立符合临床指南的且团队讨论一致的多学科临床诊疗路径、建立团队定期学习机制、鼓励开展临床试验和撰写专家共识、病历书写等提出了明确的工作要求。

2. 完善准入和评价机制，保障内涵质量　北医三院 MDT 团队准入需要通过院级 MDT 管理专家组评审，在医院内给予正式的准入批复，这样有利于团队成员对自身价值的自我认可，在管理机制上也更为规范。准入阶段主要考察团队牵头人的能力、团队成员专业分布、病种的适合性、工作可行性和前期科研设计等方面，并可以根据既往工作经验给予新团队工作建议。准入阶段可以考虑宽口径，鼓励更多的团队开展多学科诊疗服务。医院每年组织对 MDT 团队工作进行评价，评价主要从 MDT 团队的组织管理及执行情况、工作数量、形式规范、病历记录、方案执行、成果产出、患者评价和团队间成员互评等维度进行考虑。同时建立 MDT 团队退出机制，连续 2 年评价排名末位将予以退出。评价与退出机制的建立主要是为了确保各 MDT 团队规范地开展工作，既给予各个团队一定的压力和竞争，宽进严出，避免滥竽充数；也给予团队一个改进的机会，在管理机制上保障 MDT 服务质量。

3. 医院层面政策支持，鼓励积极探索　医院管理部门协助各 MDT 团队根据自身情况优化流程。在信息系统中建立各种病历记录模板方便临床工作，提供设备完善、环境舒适的多学科会诊诊室和通用办公耗材，以支持各 MDT 团队更好地开展工作。医院为鼓励开展 MDT 服务的积极性，制订了绩效激励政策，从绩效提升和考核加分两个方面，提升团队工作热情。医院宣传推广的平台资源向 MDT 团队倾斜，如医院官网单独展示团队介绍、组织学术交流和义诊等活动，制作 MDT 暖心故事系列宣传片并在多家主流媒体推送等，协助 MDT 团队打响知名度、建立品牌优势。管理部门穿针引线，促进临床药学、临床营养、中西医结合、生物样本库、临床流行病等临床或科研支持部门参与到 MDT 工作中，促进该项工作高质量发展。通过医院一系列的支持鼓励措施，使临床医生感受到来自医院的价值认可，从而提高对开展 MDT 服务的支持与认同感，更加积极申报组建新团队。在 MDT 模式更好地为患者服务的同时，"多学科合作"的医院组织文化已经在各个科室生根发芽、茁壮成长。

4. 关注病历质控，促进结构与内涵双提升　MDT 讨论记录是记录 MDT 会议各专业意见及综合诊疗方案的重要病历文书，在病历结构与内涵质控方面，北医三院采用了人工抽查和 AI 智慧病历质控相结合的方式。人工抽查可以对参与 MDT 讨论的专家构成、讨论记录的内涵质量和方案执行、随访等进行细致质控。AI 智慧病历质控更适合于病历的结构质控，如对是否有相应的知情同意和讨论记录文件、参与科室数量、是否有综合结论性意见、牵头人是否签字等结构化内容进行全面的质控。

5. 开展 360° 评价，规范 MDT 会议质量　MDT 会议的质量是其诊疗模式的核心。一次规范、有效开展的 MDT 会议是从病例筛选、会前的资料准备、会中的时间安排、会后的综合诊疗意见反馈与执行到随访等的一系列工作[8,14]。为了保障 MDT 会议的规范、有效开展，北医三院结合 360°评估反馈体系的思路和英国 Taylor 等研究的 MDT 会议评估工具（MDT—ORAS）[15]，探索开展了 MDT 会议规范性的 360°评价工作，每年由医疗管理部门组织，评价人包括医疗管理部门、MDT 团队牵头人、执行秘书、团队主要成员、其他团队参观交流者等。主要评价维度包括团队组建及凝聚力、会场设施、会议组织合理性、临床决策等 5 个维度共 17 个问题。医疗管理部门和其他团队参观成员的评价更偏重于对 MDT 会议的形式规范性的客观观察，团队成员间的评价更体现其对 MDT 整体工作的主观感受。该综合评分结果计入 MDT 团队年终考评中。

6. 开放团队间交流以评促建，助力医院高质量发展 在实际开展 MDT 工作过程中，每个团队都有其自身特点，在工作中也有独到的"闪光点"。由医院层面整体协调，开展 MDT 开放日活动，促进团队间相互交流与经验分享，相互学习、取长补短。开展院内外 MDT 学术研讨活动，提高医院 MDT 管理水平，推广 MDT 北医三院模式。院内设置的多个评优奖项向多学科合作倾斜，如疑难危重诊治奖、技术创新奖评选等。另外，通过评选 MDT 示范团队，以评促建，打造品牌团队，起到引领示范作用等，期望打造学科的高峰与学科群的高原，助力医院高质量发展。

7. 建立团队学习机制，支持年轻医生博雅型培养 在医学专业领域不断深入与细分的背景下，MDT 模式对年轻医生的培养十分有必要。年轻医生有更多机会聆听其他领域专家的见解、行业发展新趋势等，有利于培养综合型复合型人才，尤其针对低年资医生的临床思维培训更是如此。医院在 MDT 管理体系中特别强调了团队学习机制的重要性，要求团队必须建立定期的文献追新、诊疗指南学习、病例复盘等团队学习机制，并鼓励与科室教学查房、进修医师交流等活动相结合，旨在支持年轻医生的博雅型培养。另外，通过 MDT 讨论过程中多学科碰撞出的思想火花，更容易提出以解决临床实际问题为突破口的科研课题。

8. 凝练思想，总结北医三院 MDT 管理新路径 本着多科协作、合作共赢、规范管理、患者获益、科研驱动、团队成长的 MDT 管理理念，医院结合实际工作经验，进一步凝练思想，总结北医三院版 MDT 管理新路径。将传统的 MDT "三固定"（定时间、定地点、定团队）改进为北医三院版"三固定"，即定团队、定病种、定流程。固定的流程又包括团队临床诊疗路径和规范管理路径。临床诊疗路径指 MDT 团队应建立符合临床指南和循证医学、团队讨论一致的多学科诊疗方案原则与路径，并在医疗管理部门备案。管理路径包括 MDT 工作流程、团队准入备案表、岗位职责、定时定址召开 MDT 会议、MDT 规范会议的"三定四阶段"会议准备清单等一系列管理文件，帮助团队规范开展 MDT 工作。

9. 拓展门诊住院、线上线下多形式 MDT 改善患者就医体验 2022 年，北医三院在既往门诊多学科会诊的基础上，推出了固定时间段 MDT 团队门诊服务，出诊团队和出诊时间更加一目了然，多学科诊疗需求一站式解决，并实现了患者在手机微信端和互联网医院端、预约人工窗口、医生诊间等多途径预约。同时为 MDT 患者提供检验检查绿色通道，预约优先。建立了肿瘤疾病特殊检查结果的临床报送机制，确保疑似肿瘤患者尽快就诊。部分 MDT 团队还配备了个案管理师，实现患者从诊前、就诊、住院、随访到康复的一体化服务。近年来借助北医三院互联网医院落地的新契机，探索线上线下一体化服务的新模式。2022 年借助北医三院互联网医院实现了 MDT 团队诊疗精准化预约服务，患者可以在来医院前上传病历资料并进行咨询，后台工作人员了解病情审核资料，提前沟通相关科室医生，为患者精准预约相关科室专家号或者多学科MDT 号源，实现患者"只跑一次"的目标。部分团队还借助互联网医院建立了诊疗后的随访和医患沟通等新服务，医院也将进一步探索线上的实时多学科诊疗服务的模式。

综上，北医三院通过 MDT 规范化管理的多项举措，希望打造患者受益、科研驱动、团队成长、示范引领的高质量 MDT 团队，助力医院高质量发展。

参考文献

[1] 王金华. MDT及在妇科恶性肿瘤中的应用. 中国肿瘤外科杂志, 2022, 14 (3): 257-261.

[2] 孙琛, 孙晓杰, 王家林, 等. 肿瘤多学科协作诊疗模式的发展现状及评价研究进展. 中国医院管理, 2022, 42 (8): 53-56.

[3] Rajan S, Foreman J, Wallis M G, et al. Multidisciplinary decisions in breast cancer: does the patient receive what the team has recommended?. British Journal of Cancer, 2013, 108 (12): 2442-2447.

[4] Friedman E L, Chawla N, Morris P T, et al. Assessing the development of multidisciplinary care: experience of the national cancer institute community cancer centers program. Journal of Oncology Practice, 2015, 11 (1): e36-e43.

[5] Sevdalis N, Green J S. Urologic oncology: Expanding the evidence for multidisciplinary team cancer care. Nature Reviews Urology, 2014, 11 (12): 668-669.

[6] Lamb B W, Sevdalis N, Taylor C, et al. Multidisciplinary team working across different tumour types: analysis of a national survey. Annals of Oncology, 2012, 23 (5): 1293-1300.

[7] 陆明, 李佳艺, 季加孚, 等. 北京肿瘤医院消化系统肿瘤多学科专家组治疗模式的探索. 中国实用外科杂志, 2012, 32 (1): 73-76.

[8] 傅睿, 吴一龙, 钟文昭. 2020版肺癌多学科团队诊疗中国专家共识解读. 中国肿瘤临床, 2022, 49 (4): 163-167.

[9] 毛一晴, 康定鼎, 张博文, 等. 国内外多学科团队诊疗模式研究进展. 中国医院, 2022, 26 (3): 18-21.

[10] 杨亚, 梁晨, 陈桢, 等. 国内外多学科团队诊疗模式研究进展分析. 中国卫生质量, 2021, 28 (2): 16-19.

[11] 郑雅卿, 吴舒婷, 林孟波. 基于SWOT分析法的三级医院多学科诊疗发展策略. 河南医学研究, 2021, 30 (29): 5480-5483.

[12] 余松轩, 赵蓉, 李贤华, 等. 上海市医院多学科诊疗模式标准研制与思考. 中国卫生质量管理, 2021, 28 (12): 14-17.

[13] 喻文菌, 江恬雨, 王曼丽. 基于内容分析法的肿瘤MDT运行管理现状研究. 中国医院管理, 2020, 40 (1): 50-53.

[14] Binhao Z, Jian Z, Weifen X, et al. Expert consensus on organizing the multidisciplinary team (MDT) diagnosis and treatment of hepato-pancreato-biliary diseases in China. Science China Life Sciences, 2022, 65 (5): 1036-1039.

[15] Cath T, Louise A, Alison R, et al. Measuring the quality of MDT working: an observational approach. BMC Cancer, 2012: 202.

(付　卫　胥雪冬　范雯怡)

第二章 普通外科 MDT 病例

第一节 一例晚期胃印戒细胞癌的 MDT

一、病史简介

1. 主诉 + 现病史

28 岁女性。

主诉：左上腹痛，伴反酸、胃灼热 3 个月。

现病史：患者 3 个月前出现左上腹疼痛，为针扎样疼痛，多在饥饿、夜间出现，伴反酸。1 个月前检测幽门螺杆菌阳性，抗幽门螺杆菌治疗后，上述症状缓解。1 周前于我院进行胃镜检查，提示胃体大弯侧可见一巨大肿物。消化病理提示胃体肿物低分化腺癌，少部分呈印戒细胞癌。进一步完善腹盆腔增强 CT 考虑胃癌，左侧附件占位，临床分期 cT4NxM1 Ⅳ期。1 天前进行全身（躯干 + 脑）PET/CT 肿瘤显像，结果提示胃体部胃壁不均匀增厚伴溃疡形成，代谢增高符合胃癌表现，伴胃周网膜腹膜浸润、小淋巴结转移可能。腹膜后小淋巴结，左侧卵巢代谢增高灶，转移不除外。为行进一步诊治，组织胃癌门诊多学科联合会诊。患者自发病以来，精神、睡眠、饮食可，二便正常，近半年体重下降约 5 kg。

2. 既往史 否认肝炎、结核、疟疾等传染病病史，否认高血压、糖尿病、心脏病、脑血管疾病病史。否认精神疾病史，否认手术、外伤、输血史。否认食物、药物过敏史，预防接种史不详。

3. 个人史 无吸烟、饮酒史。无其他不良嗜好。

4. 月经婚育史 13 岁初潮，平素月经不规律，周期 26～30 天，经期 5～6 天，月经量少，末次月经 2023 年 6 月 14 日，未婚未育。

5. 家族史 否认家族性遗传病史。

6. 入院查体 T 36.9℃，P 67 次/分，R 18 次/分，BP 110/73 mmHg，发育正常，营养良好，正常面容，表情自如，自主体位，神志清楚，查体合作。全身皮肤黏膜无黄染，毛发分布正常，皮下无水肿，无肝掌、蜘蛛痣。全身浅表淋巴结无肿大。头颅无畸形、压痛、包块，无眼睑水肿，结膜正常，眼球正常，巩膜无黄染，瞳孔等大等圆，对光反射正常，外耳道无异常分泌物，乳突无压痛，无听力粗试障碍。嗅觉正常。口唇无发绀，口腔黏膜正常。舌苔正常，伸舌无偏斜、震颤，齿龈正常，咽部黏膜正常，扁桃体无肿大。颈软、无抵抗，颈动脉搏动正常，颈静脉正常，气管居中，肝颈静脉回流征阴性，甲状腺正常，无压痛、震颤、血管杂音。胸廓正常，胸骨无叩痛，乳房正常对称。呼吸运动正常，肋间隙正常，语颤正常。叩诊清音，呼吸规整，双肺呼吸音清晰，无胸膜摩擦音。心前区无隆起，心尖搏动正常，心浊音界正常，心率 67 次/分，律齐，各瓣膜听诊区未闻及杂音，无心包摩擦音。腹部见专科查体。肛门及外生殖器未查。脊柱正常生理弯曲，左膝皮肤可见陈旧性手术瘢痕，四肢活动自如，无畸形、下肢静脉曲张、杵状指（趾），关节正常，下肢无水肿。四肢肌力、肌张力未见异常，双侧肱二、三头肌腱反射正常，双侧膝腱、跟腱反射正常，双侧 Babinski 征阴性。

7. 专科查体 腹部平坦，未见胃肠型及蠕动波，未见瘢痕。全腹软，无压痛、反跳痛、肌紧张。未触及肿物及包块，肝、脾未触及肿大。麦氏点压痛（-），Murphy 征（-）。肝区叩痛（-），移动性浊音（-）。未闻及血管杂音，肠鸣音 3 次 / 分。

8. 辅助检查

（1）血肿瘤标志物：癌胚抗原 CEA 1.15 ng/ml，甲胎蛋白 AFP 1.86 ng/ml，糖类抗原 CA72-4 1.50 U/ml，糖类抗原 CA125 31.3 U/ml，糖类抗原 CA19-9 2.00 U/ml。

（2）胃镜（图 2-1）：胃体大弯侧可见一巨大肿物，自胃体上部延及下部，表面充血，呈结节样不平，中央深大溃疡形成，覆污秽苔，可见部分黑苔，于多点活检，质脆，易出血，胃腔扩张及胃壁蠕动差。

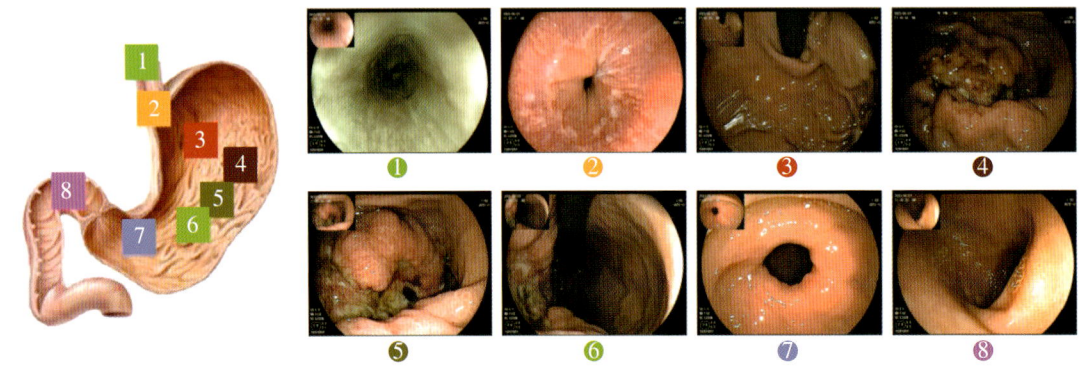

图 2-1 化疗前胃镜，可见胃体大弯侧巨大肿物（图 5）

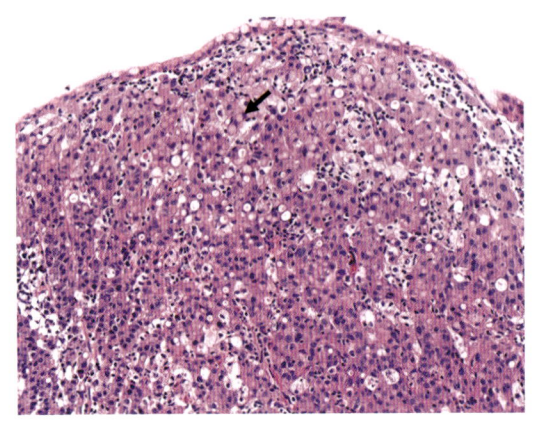

图 2-2 化疗前胃体黏膜活检标本，可见低分化腺癌，少部分呈印戒细胞癌（箭头）

（3）消化病理（图 2-2）："胃体肿物"低分化腺癌，少部分呈印戒细胞癌，伴组织坏死。

（4）腹盆腔增强 CT（图 2-3）：胃大弯侧壁增厚、僵硬、层次紊乱，增强呈不均匀强化，浆膜面毛糙，局部巨大溃疡。未见明显肿大淋巴结。左附件区见卵圆形软组织密度影，大小约 25 mm×36 mm，可见强化。子宫及右附件 CT 检查未见明显异常。盆腔少量积液。肝形态未见明显异常，右叶见数枚最大直径约 5 mm 的类圆形低密度无强化区。胆囊不大，胆囊壁未见增厚，腔内未见异常密度影。肝内外胆管未见扩张征象。胰腺形态、密度未见明显异常，胰管无扩张，周围脂肪间隙清晰。脾不大。双侧肾上腺未见明显异常。双肾大小、形态可，肾实质未见明显异常密度影，肾盂、输尿管未见明显扩张及异常密度影。膀胱充盈可，壁不厚，腔内未见明显异常密度影。影像诊断：胃癌，T4？附件病变待除外，肝多发小囊肿，盆腔少量积液。

（5）全身（躯干+脑）PET/CT 肿瘤显像：胃体部胃壁不均匀增厚伴溃疡形成，代谢增高，符合胃癌表现，伴胃周网膜腹膜浸润、小淋巴结转移可能。腹膜后小淋巴结，左侧卵巢代谢增高灶，转移不除外，建议定期复查。双侧扁桃体代谢增高，舌根后缘局限性软组织密度影，双侧颈部淋巴结，考虑良性，随诊。双侧腮腺多发淋巴结，考虑良性，建议超声随诊。前纵隔斑片状影，考虑胸腺退化不全。肝多发小囊肿。胆汁淤积。阑尾代谢增高，炎性？不除外回盲部放射性影响所致，请结合临床。回盲部代谢增高，考虑生理性摄取可能。宫腔及右侧附件区代谢增高灶，倾向生理性摄取，必要时行超声进一步检查。盆腔少量积液。骨质疏松可能，请结合临床。中轴骨及扫及四肢骨近段骨髓代谢增高，考虑反应性改变。

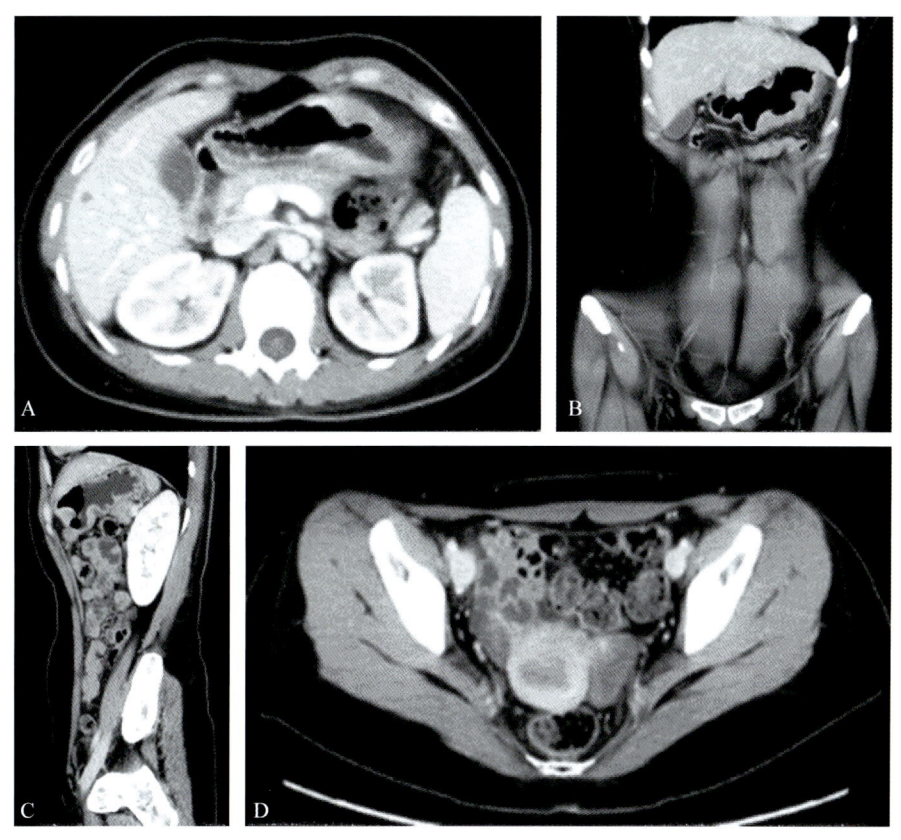

图 2-3　化疗前腹盆腔增强 CT

A．增强扫描动脉期；B．冠状位重建；C．矢状位重建，显示胃大弯侧壁增厚、僵硬、层次紊乱，增强不均匀强化，局部巨大溃疡，浆膜面毛糙；D．增强扫描动脉期，左附件区卵圆形软组织密度影，轻度不均匀强化

9．初步诊断

(1) 胃低分化腺癌，左侧卵巢转移？腹膜网膜及淋巴结转移？T4aN?Mx。

(2) 肝多发小囊肿。

10．鉴别诊断

(1) 胃淋巴瘤：早期症状无特异性，常误诊为胃溃疡和胃癌。最常见的症状为上腹痛，可伴有恶心、呕吐、体重下降、消化道出血、贫血等表现。部分患者上腹部可触及肿块，少数患者可有不规则发热。X线钡餐检查可见胃窦后壁或小弯侧面积较大的浅表溃疡，胃黏膜可见多个大小不等的充盈缺损，胃壁不规则增厚，肿块虽大，仍可见蠕动通过病变处是其特征。胃镜检查可见黏膜隆起、溃疡、粗大肥厚的皱襞呈卵石样改变、黏膜下多发结节或肿块等。胃恶性淋巴瘤多向黏膜下层浸润生长，故活检时取材过浅，常难作出正确诊断。内镜超声（EUS）可判断淋巴瘤浸润胃壁深度与淋巴结转移情况，结合胃镜下多部位较深取材活组织检查可显著提高诊断率。CT检查可见胃壁增厚，并了解肝脾有无侵犯、纵隔与腹腔淋巴结的情况，有助于排除继发性胃淋巴瘤。该患者目前病理不支持该诊断。

(2) 胃肠道间质瘤：症状与肿瘤的部位和生长方式有关。瘤体小时症状不明显，可有上腹部不适或类似溃疡病的消化道症状；瘤体较大时可扪及腹部肿块。肿瘤浸润到胃肠道腔内常有消化道出血表现。X线钡餐检查显示胃局部黏膜隆起，呈凸向腔内的类圆形充盈缺损。胃镜下可见黏膜下肿块，顶端可有中心溃疡。胃肠道间质瘤主要位于肌层内，由于黏膜相对完整，黏膜活检检出率低,超声内镜可明确肿物的来源。CT、MRI 扫描有助于发现胃腔外生长的结节状肿块以及有无肿瘤转移。组织标本镜下可见多数梭形细胞,并且免疫组织化学检测显示 CD117 和(或)DOG-1 过度表达,有助于病理学最终确诊。该患者目前病理不支持该诊断。

(3) 胃良性肿瘤:良性肿瘤占全部胃肿瘤的 2% 左右。按其组织来源可分为黏膜上皮细胞良性肿瘤和间叶组织良性肿瘤。前者常见的有胃腺瘤和腺瘤性息肉,占良性肿瘤的 40% 左右,多见于胃窦部,外观呈息肉状,单发或多发,有一定的恶变率,尤其是直径大于 2 cm 的广基底腺瘤;胃间叶源组织良性肿瘤主要有平滑肌瘤、纤维瘤、脂肪瘤、血管瘤、神经纤维瘤等。最常见的为平滑肌瘤,多见于胃体和胃窦部。常见的临床表现:①上腹部不适、饱胀感或腹痛;②上消化道出血;③腹部肿块,良性肿瘤较大时,可于上腹部扪及肿块;④位于贲门或幽门的肿瘤可引起不全梗阻等。X 线钡餐检查、胃镜、超声及 CT 检查等有助于诊断。该患者目前病理不支持该诊断。

二、诊治难点与 MDT 会诊

【诊治难点】

胃印戒细胞癌分化差,呈弥漫性胃癌,相较于普通胃腺癌,胃印戒细胞癌好发于年轻女性[1]。胃印戒细胞癌根据其癌细胞在显微镜下的形态而得名,是一种含有大量黏液、胞质丰富、核被挤压至胞质一侧的分泌型腺癌,呈"印戒"样,故得名。在晚期胃癌中,胃印戒细胞癌较其他类型胃癌的预后差[2]。进展期胃印戒细胞癌首选治疗方式是胃癌根治性切除,而晚期胃印戒细胞癌患者无法行根治性手术,一般先进行全身治疗后再次评估手术时机。该患者 T4aN?Mx,目前无法判断卵巢是否为转移灶,对于卵巢转移灶的判定将极大地影响对患者治疗方案的选择。因此,确定卵巢占位的性质是本病例的主要诊断难点,需要胃肠外科医师、妇科医师、影像科医师与肿瘤化疗/放疗科医师共同的经验和判断。

【第一轮 MDT 专家会诊】

1. 影像科会诊意见 本院 CT 提示患者胃癌 T4aNx;网膜密度增高;左附件病变待排查,建议完善妇科超声或盆腔磁共振成像检查。

2. 胃肠外科会诊意见 患者胃癌诊断明确 cT4aN?Mx,卵巢肿物性质不明,不除外远处转移,需妇科专家协助评估卵巢肿物性质。同时,完善 HER2/EBV/MMR/PD-L1 病理检查,全身治疗后再次评估手术。

3. 妇科会诊意见 患者有卵巢肿物,目前无法判断该肿物的性质,建议完善妇科超声明确卵巢是否受侵。若卵巢受侵,建议完善盆腔磁共振成像检查。患者月经量减少,建议完善激素检测。

4. 肿瘤化疗科会诊意见 患者被诊断为胃癌,左侧卵巢占位,建议妇科检查进一步判断卵巢占位性质,同时完善 HER2/EBV/MMR/PD-L1/c-MET/Claudin 18.2 等病理检查,指导用药,若考虑卵巢转移可能性大,进行一线治疗,根据疗效判断后续手术的机会。

5. 肿瘤放疗科会诊意见 目前患者胃印戒细胞癌诊断明确,建议根据妇科专家会诊意见完善检查,协助诊断卵巢是否有转移。若证实转移,建议先行全身治疗;若无转移证据,可考虑手术。暂不考虑放疗。

◆ **MDT 会诊意见总结**

(1) 完善病理检查:HER2/EBV/MMR/PD-L1/c-MET/Claudin 18.2。

(2) 完善妇科检查:进一步判断卵巢占位性质,若考虑转移,先行全身治疗后再评价手术;若不考虑转移,则行手术治疗。

【第一轮 MDT 会诊后医患沟通】

第一轮 MDT 会诊后,术者及管床医生充分告知患者及家属 MDT 会诊意见,患者及家属对目前的 MDT 会诊意见表示认可和同意,并按计划进行相关检查。

【第一轮 MDT 会诊后治疗】

(1) 完善病理免疫组化,结果显示:HER2(0),PD-L1 Neg(-),PD-L1(SP263)(肿瘤细胞 0,免疫细胞 1%+),CPS < 1(供参考)。阳性对照表达正常。c-MET(弱阳性),Claudin 18.2(弥漫+),MLH1(多数+,图 2-4A),MSH2(多数+,图 2-4C),MSH6(多数+,图 2-4D),PMS2(多数+,图 2-4B)提示 pMMR。EBV-EBER 原位杂交结果(-)。

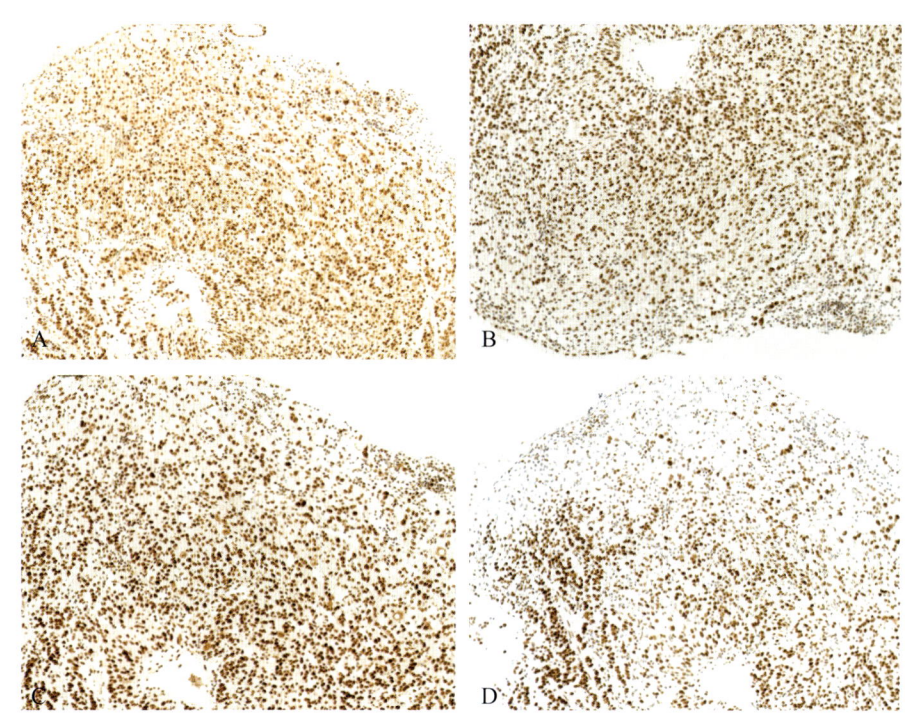

图 2-4 化疗前胃体黏膜活检标本,错配修复蛋白表达完整
A. MLH1;B. PMS2;C. MSH2;D. MSH6

(2) 完善垂体催乳素、卵泡刺激素、黄体生成素、睾酮、雄烯二酮、孕酮、雌二醇、人绒毛膜促性腺激素检查,均正常。

(3) 完善妇科超声,左侧卵巢大小 4.8 cm×2.8 cm,其内探及中等回声团,大小 4.1 cm×3.6 cm×2.6 cm,内探及较丰富血流信号。超声诊断为左卵巢实性包块,盆腔积液。

(4) 目前患者影像学检查考虑胃癌附件转移,T4NxM1 Ⅳ期,按照 MDT 会诊意见进行全身系统治疗,同时使用醋酸戈舍瑞林缓释植入剂(诺雷得)行卵巢保护。可选方案:①多西他赛联合奥沙利铂以及氟尿嘧啶类药物;②免疫治疗联合化疗。开始使用一线 DOS 方案化疗(多西他赛、奥沙利铂、替吉奥),患者对多西他赛过敏,停用。第二周期改为 SOX 方案(奥沙利铂+替吉奥联合 PD-1 抑制剂信迪利单抗)。化疗 2 个周期后复查 CT,效果评价 SD(疾病稳定)。化疗 4 个周期后复查腹盆腔增强 CT(图 2-5),提示胃大弯侧壁增厚、僵硬、层次紊乱,增强不均匀强化,浆膜面毛糙,局部巨大溃疡,较前范围缩小,周围未见明显肿大淋巴结。左附件区见卵圆形软组织密度影,大小约 25 cm×16 mm,较前缩小,增强后呈轻度强化;子宫及右附件未见明显异常。影像诊断:胃癌,较前范围缩小;左附件异常密度影,较前缩小;原盆腔少量积液基本吸收。卵巢靶病灶效果评价 PR(部分缓解),副反应包括Ⅱ度白细胞以及血小板减少、乏力、Ⅰ度神经毒性以及消化道反应。

【诊治难点】

经过全身化疗,虽然胃癌及左侧卵巢占位达到部分缓解,但患者仍处于Ⅳ期胃印戒细胞癌阶段,是继续化疗还是此时行手术治疗,需要 MDT 的共同决策。

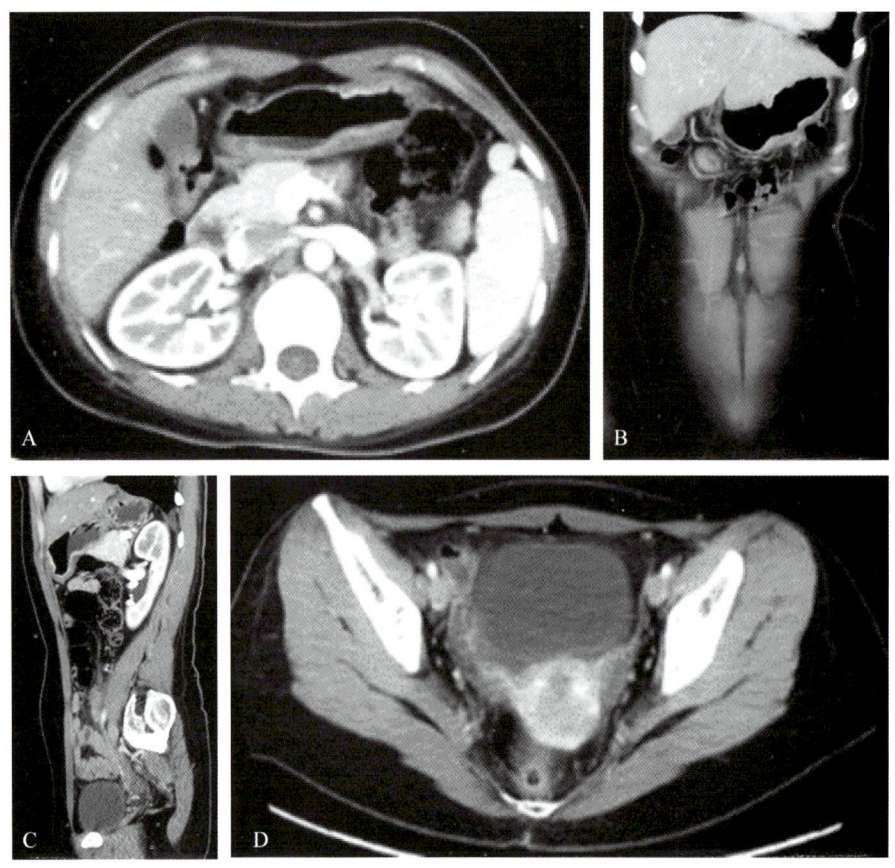

图 2-5 化疗后腹盆腔增强 CT
A．增强扫描动脉期；B．冠状位重建；C．矢状位重建：胃大弯侧病变较前范围缩小；
D．增强扫描动脉期：左附件区卵圆形软组织密度影，较前缩小

【第二轮 MDT 会诊意见】

1. **影像科会诊意见** 治疗后腹部增强 CT 提示胃癌及左侧卵巢占位明显缩小，依据 RESIST 1.1 标准，考虑治疗效果为部分缓解，但目前仍是 T4N+Mx，左侧附件区转移？Ⅳ期胃癌。

2. **肿瘤化疗科会诊意见** 患者已完成 4 个周期全身化疗，评效为 PR，化疗后出现血小板减少Ⅱ度，恢复时间较长，建议外科评估手术时机。可术后依据病理结果进一步制定后续辅助化疗方案。

3. **肿瘤放疗科会诊意见** 患者诊断胃癌，印戒细胞癌，cT4Nx，卵巢转移可能性大。目前已经全身化疗 4 周期，胃部和卵巢病灶均缩小，建议争取手术机会，暂不考虑放疗。

4. **妇科会诊意见** 需要评估可否完整切除卵巢转移灶及胃癌原发灶，若能完整切除，建议手术。目前左侧卵巢高度怀疑转移，需行切除，术中右侧卵巢不除外转移，根据术中情况决定，若怀疑亦有转移，需切除一部分送活检，根据有无转移决定是否同时行右侧卵巢切除。双侧卵巢切除后可行激素补充治疗。术中若无子宫转移，可保留子宫。术前建议继续使用激素，使用激素无法冻卵，需向患者及家属交代情况。

5. **普通外科会诊意见** 目前化疗已进行 4 个周期，影像学检查提示肿瘤退缩明显，患者目前出现血小板下降等骨髓抑制情况，此时具备手术指征。建议先使用 5 mm 腹腔镜探查腹腔情况，进行肿瘤分期，若腹腔播散转移，建议继续化疗，若无腹腔播散转移，拟行全胃或远端胃癌根治术，同时妇科同台手术解决转移灶问题。

◆ **MDT 会诊意见总结**

全身治疗后，胃癌部分缓解，可行腹腔镜探查，若无腹膜播散转移，则行全胃或远端胃癌根

治术,联合左侧卵巢切除,备右侧卵巢及子宫切除可能,术后根据病理结果决定是否继续行术后化疗;若出现腹膜播散转移,则继续全身治疗。

【第二轮 MDT 会诊后医患沟通】

第二轮 MDT 会诊后,MDT 团队医生充分告知患者及家属 MDT 会诊意见,患者及家属表示希望行诊断性腹腔镜探查,争取能进行根治性切除术。

【第二轮 MDT 会诊后治疗】

患者行诊断性腹腔镜探查,见盆腔少量淡黄色腹水,肝表面光滑,无结节,探查胃窦部可触及腔内肿物。膈肌、脾窝、盆腔未见明显结节。直肠子宫陷凹内可见少量纤维样物质,无明显肿物。探查左侧卵巢可见肿物,质地硬。考虑目前无明显腹腔内广泛转移证据,决定行腹腔镜下左侧卵巢切除 + 开腹全胃癌根治术。

妇科医师上台,行腹腔镜下左侧卵巢切除,送检冰冻病理:"(左卵巢)卵巢组织中见一直径约 2 cm 的灰白结节,显微镜下检查见间质弥漫纤维化,其中少许有异型性的细胞分布;灰白结节周围卵巢组织中另见小灶状分布的上皮样细胞巢,细胞异型性明显且分裂象多见。结合病史,提示恶性肿瘤治疗后改变。具体诊断待石蜡切片检查确定"。

下一步行开腹全胃癌根治术。上腹正中左绕脐切口。胃癌病灶位于胃窦及胃体部,范围大,边界不清晰。解剖胃网膜血管根部,去除第 6 组淋巴结,从根部断扎胃网膜右动静脉,解剖肝十二指肠韧带,显露肝动脉和门静脉,去除第 12 组淋巴结,根部断扎胃右动脉,清除第 5 组淋巴结,游离十二指肠至幽门下 3 cm,断十二指肠。解剖肝总动脉、胃左动脉根部、脾动脉及腹腔干,清除第 7、8、9 组淋巴结,根部断扎胃左动静脉。分离食管下端,切断两侧迷走神经。在距贲门约 2 cm 处切断食管,移除胃标本,切缘送检冰冻病理,结果回报:"远近断端未见肿瘤"。将端端吻合器头部置入食管断端内。在距 Treitz 韧带 15 cm 处断空肠。将断端浆肌层包埋。将远端空肠向贲门提起,打开残端,置入管型吻合器手柄,经空肠断端置入端端吻合器手柄,自空肠对系膜缘侧穿出,与头部连接,击发。探查吻合口无狭窄、无出血,关闭残端并行浆肌层包埋。加固食管 - 空肠吻合口。在食管 - 空肠吻合口远端约 50 cm 处小肠与近侧空肠断端行侧 - 侧吻合。将胃管套入空肠营养管,向下送至吻合口,自共同开口处抽出胃管,将空肠营养管拉入并放置于吻合口远端空肠内,关闭共同开口并行浆肌层包埋。吻合口约 3 cm,血运好,无张力。关闭系膜裂孔。用亚甲蓝溶液测漏,确认吻合口无漏液,在食管 - 空肠吻合口双侧放置引流管。

术后病理:(左卵巢)送检卵巢组织局灶间质纤维化,可见少量炎细胞及个别吞噬含铁血黄素的组织细胞,周围卵巢组织内可见个别可疑腺管结构,结合免疫组化考虑为卵泡,未见确切肿瘤性病变,结合病史不除外肿瘤治疗后完全退变伴纤维瘢痕形成。输卵管未见显著改变。免疫组化结果:CK 混(卵泡 +),CDX2(-),Calretinin(-),ER(-),PR(-),PAX-8(-)。

(全胃)化疗后全胃切除标本:胃小弯侧近幽门溃疡型低分化腺癌(图 2-6);Lauren 分型:混合型,癌浸润至胃浆膜下纤维脂肪组织,免疫组化深切片中局灶紧邻但未突破浆膜表面,未见确切脉管内癌栓及神经侵犯,间质可见多灶性泡沫细胞聚集及多量淋巴细胞浸润伴纤维化,化疗后 AJCC 退缩分级:2 级。环周切缘未见癌。胃小弯侧淋巴结未见癌转移(0/27),胃大弯侧淋巴结未见癌转移(0/6)。

(1 组淋巴结)淋巴结未见癌转移(0/1)。

(8 组淋巴结)淋巴结未见癌转移(0/1)。

(11P 组淋巴结)淋巴结未见癌转移(0/3)。

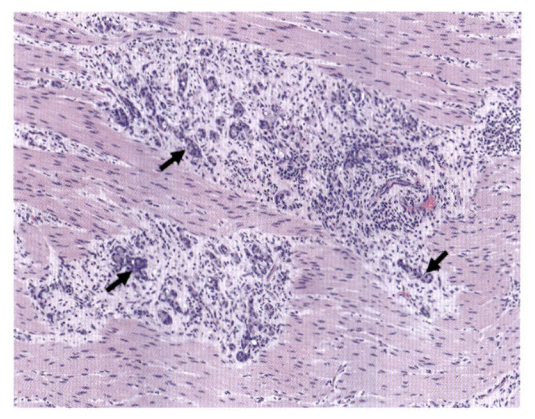

图 2-6 化疗后手术切除标本胃壁可见多量腺癌残留(箭头)

免疫组化结果：低分化腺癌 MSH6（+），MSH2（+），MLH1（+），PMS2（+），提示肿瘤错配修复蛋白表达完整（pMMR），HER-2（0），CK 混（+）×2，CD68（KP1）（组织细胞 +），P53（少数 +）；（8 组淋巴结）CK7（-），CK 混（-）。

术后辅助治疗：术后继续采用 SOX+PD-1 抑制剂方案（信迪利单抗、奥沙利铂、替吉奥）辅助化疗完成围术期 6 个周期，建议免疫药物应用 1 年。

术后随访：患者 2 年内 3 个月随访一次，2 年后 6 个月随访一次，每次于门诊进行一般情况询问及体格检查，完善血常规、血生化及腹盆腔增强 CT，目前随访 3 个月，未见复发及转移。

三、诊治要点总结

1. 胃癌的诊治现状简介　胃癌是一种全球性的重要疾病。据估计，每年新发胃癌病例超过 100 万例，是全球第五大确诊恶性肿瘤。由于胃癌在确诊时经常已处于晚期，患者死亡率很高，使其成为癌症相关死亡的第三大常见原因，东亚、东欧和南美是胃癌发病和死亡的高发地区[3]。根据病理类型，WHO 将胃癌分为 4 种亚型，包括乳头状癌、管状腺癌、印戒细胞癌和黏液腺癌。早期胃癌建议手术治疗。局部进展期胃癌或伴有淋巴结转移的早期胃癌，应当采取以手术为主的综合治疗。根据肿瘤侵犯深度及是否伴有淋巴结转移，可考虑直接行根治性手术或术前先行新辅助化疗，再考虑根治性手术。成功实施根治性手术的局部进展期胃癌，需根据术后病理分期决定辅助治疗方案（辅助化疗，必要时考虑辅助化放疗）。远处转移的进展期胃癌及晚期胃癌应当采取以药物治疗为主的综合治疗手段，在恰当的时机给予姑息性手术、放疗、介入治疗、射频治疗等局部治疗，同时也应当积极给予镇痛、支架置入、营养支持等最佳支持治疗。

2. 胃癌诊治的多学科会诊模式　胃癌的治疗已经进入以患者为中心、多学科综合治疗的时代。外科手术仍然是治疗胃癌的主要手段，也是目前唯一可能治愈胃癌的治疗手段。除手术外，以放化疗为主的其他治疗方式可以在一定程度上提高胃癌的治愈率，而对于无法接受手术的患者，则可在一定程度上延长生存期，改善生活质量。通过多学科诊疗（MDT）合作，可以建立合理的胃癌诊疗流程，同时也有利于引进新技术、新方法，改进和完善现有的治疗方式，从而提高医疗效率及质量。胃癌 MDT 的学科组成包括胃肠外科、肿瘤放疗科、肿瘤化疗科、消化内科、诊断科室（病理科、影像科、超声科、核医学科等）、护理部、心理学专家、营养支持及社会工作者（临终关怀）等。

3. 胃癌病理标本的分子诊断　根据《中国临床肿瘤学会（CSCO）胃癌诊疗指南 2023》[4]，对胃癌病理标本推荐进行如下分子诊断：

（1）HER2 阳性胃癌患者可从抗 HER2 治疗中获益，HER2 状态可预测胃癌患者对曲妥珠单抗治疗的反应和生存获益，应当对所有胃癌进行 HER2 状态检测。

（2）针对 PD-1 及其配体：PD-L1 的免疫检查点抑制剂疗法是近年肿瘤免疫治疗的研发热点。胃癌中评估 MSI/MMR、PD-L1 表达与肿瘤 TMB，评估 EBV 对于免疫治疗的疗效预测有价值。目前在指南中对于一线化疗联合免疫治疗在 PD-L1 CPS 不同表达有不同程度的推荐。

（3）FDA 授权批准了针对 *NTRK* 基因融合阳性的实体瘤患者使用 TRK 抑制剂靶向治疗（如 larotrectinib 或 entrectinib）。对于标准治疗失败的胃癌患者可以进行 *NTRK* 基因融合检测，可以使用多种方法对 *NTRK* 基因融合进行检测，免疫组化方法是一种快速、方便的初筛手段，但仍需要应用 FISH 或 NGS 进行验证。

（4）对于标准治疗失败的晚期或复发胃癌患者，为了寻找潜在的治疗靶点，可进行 Claudin18.2、FGFR2、c-MET 等标志物检测。

4. 合并远处转移的进展期胃癌 MDT 诊治策略　MDT 讨论要点：①初始治疗的选择；②是否选择原发灶切除。

治疗原则：合并远处转移的进展期胃癌，选择以全身化疗+靶向治疗为主的综合治疗。对于合并出血、穿孔、梗阻的患者，可选择姑息性手术切除。对于某些单一部位的远处转移，如卵巢转移、局限的腹主动脉旁淋巴结转移等，经一定周期全身治疗后，病情稳定，转移灶无明显进展，患者一般情况良好，MDT讨论后可选择行原发灶+转移灶切除（如双侧卵巢切除、腹主动脉旁淋巴结清扫）[5]。

5. 诊断性腹腔镜探查在胃癌中的应用 尽管目前各种先进的辅助检查手段使胃癌诊断率明显提高，但进展期胃癌常侵袭浆膜而发生腹膜、大网膜和肠系膜的播散性转移，而影像学检查因其局限性和间接性，无法对上述病变做出定性、定位诊断，致使部分病例接受了不必要的开腹探查，增加了术后并发症的发生率和死亡率。诊断性腹腔镜手术通过直视下精确、细致的观察，可弥补实验室检查、影像学检查的不足，尤其在检查腹腔内隐性转移灶方面，腹腔镜探查独具优势，可在镜下直视发现腹膜、大网膜的转移病灶，进而直接行组织活检，大大提高了肿瘤分期诊断的准确性，而且可选择合适的患者直接施行腹腔镜手术、埋置化疗泵等姑息性治疗，从而尽可能地避免不必要的开腹探查，减少并发症和治疗费用。与传统手术相比，将腹腔镜探查应用于临床评估已失去根治机会的进展期恶性肿瘤患者，可大大减轻患者的创伤和痛苦，缩短住院时间，提高患者生活质量。

但与CT等相比，腹腔镜检查对人体有一定的创伤，而且可能伴随气腹并发症，有报道指出，腹腔镜探查后患者常出现不明原因的自限性发热。由于单纯的腹腔镜检查缺少对器官、组织的触觉，可能遗漏病情，延误治疗，建议联合应用腹腔镜超声诊断技术，可弥补触觉丧失的不足。腹腔镜探查联合腹腔镜超声诊断可提高胃癌肝、胰转移的确诊率，Finch等对胃癌和食管癌进行了CT、腹腔镜超声、腹腔镜检查的对比研究，结果表明三种检查方式对癌症转移的确诊率分别为62%、89%、44%；而且，腹腔镜超声还发现1例腹腔镜检查未发现的肝转移和M1期淋巴结转移，并提供了更多有关患者的信息[6]。

参考文献

[1] Zhang C，Liu R，Zhang W H，et al. Difference between signet ring cell gastric cancers and non-signet ring cell gastric cancers：a systematic review and meta-analysis. Front Oncol，2021，11：618477.

[2] Voron T，Messager M，Duhamel A，et al. Is signet-ring cell carcinoma a specific entity among gastric cancers? Gastric Cancer，2016，19（4）：1027-1040.

[3] Sung H，Ferlay J，Siegel R L，et al. Global cancer statistics 2020：GLOBOCAN estimates of incidence and mortality worldwide for 36 cancers in 185 countries. CA Cancer J Clin，2021，71（3）：209-249.

[4] 中国临床肿瘤学会指南工作委员会. 中国临床肿瘤学会（CSCO）胃癌治疗指南2023. 北京：人民卫生出版社，2023.

[5] 苏向前，邢加迪. 胃癌多学科综合治疗协作组诊疗模式专家共识. 中国实用外科杂志，2017，37（1）：37-38.

[6] Finch M D，John T G，Garden O J，et al. Paterson-Brown S：Laparoscopic ultrasonography for staging gastroesophageal cancer. Surgery，1997，121（1）：10-17.

（马衍鹏 周 鑫 付 卫 裴新龙 王 皓 叶菊香 肖 宇）

第二节 一例原发灶不明的胃肠肿瘤的 MDT

一、病史简介

1. 主诉 + 现病史

71 岁男性。

主诉：发现胃占位 2 个月。

现病史：患者 2 个月前体检时完善胃镜，提示"慢性浅表性胃炎伴糜烂"，取活检，病理提示"胃角前壁糜烂——低分化腺癌伴灶性糜烂，来源不典型"。后就诊于消化科，复查胃镜提示"胃角前壁早癌"，复查胃镜病理提示未见癌。转诊至普外科，完善 PET-CT 提示"左肾结节，恶性不除外，前列腺左侧叶局灶性浓聚"，下腹部增强 MRI 提示"左肾结节，癌可能"。术前检查无明显禁忌后，行"腹腔镜探查，粘连松解，远端胃癌根治切除术（毕Ⅰ式吻合）"，术后病理结果待回报。为求进一步治疗来诊。

2. 既往史 患者于 1999 年确诊右肾癌后行右侧肾癌根治术，术后病理提示"肾细胞癌，透明细胞型，有囊性变，G2，pT2"，免疫治疗（提取肿瘤浸润淋巴细胞 + 干扰素肌内注射），未行放化疗；高血压病史 6 年余，血压最高为 170/80 mmHg，平素服用氯沙坦钾氢氯噻嗪治疗，血压控制在 120 ~ 130/80 mmHg；心功能不全 6 年余，NYHA 分级Ⅰ级；发现外周动脉粥样硬化数年，平素服用阿司匹林、普伐他汀钙片治疗；老年性耳聋 1 年余，未服用药物；否认肝炎、结核、疟疾病史，否认糖尿病、脑血管疾病、精神疾病史，否认外伤、输血史，否认食物、药物过敏史，预防接种史不详。

3. 个人史 吸烟 20 余年，3 ~ 4 支/日，未戒烟，饮酒 40 余年，约 63 g/d，未戒酒。

4. 婚育史 适龄婚育，育有 1 女，配偶及子女体健。

5. 家族史 母亲胃癌史。

6. 入院查体 T 36.5℃，P 69 次/分，R 17 次/分，BP 126/79 mmHg，发育正常，营养良好，正常面容，表情自如，自主体位，神志清楚，查体合作。全身皮肤黏膜无黄染，毛发分布正常，皮下无水肿，无肝掌、蜘蛛痣。全身浅表淋巴结无肿大。头颅无畸形、压痛、包块、无眼睑水肿，结膜正常，眼球正常，巩膜无黄染，瞳孔等大等圆，对光反射正常，外耳道无异常分泌物，乳突无压痛，无听力粗试障碍。嗅觉正常。口唇无发绀，口腔黏膜正常。舌苔正常，伸舌无偏斜、震颤，齿龈正常，咽部黏膜正常，扁桃体无肿大。颈软、无抵抗，颈动脉搏动正常，颈静脉正常，气管居中，肝颈静脉回流征阴性，甲状腺正常，无压痛、震颤、血管杂音。胸廓正常，胸骨无叩痛，乳房正常对称。呼吸运动正常，肋间隙正常，语颤正常。叩诊清音，呼吸规整，双肺呼吸音清晰，无胸膜摩擦音。心前区无隆起，心尖搏动正常，心浊音界正常，心率 69 次/分，律齐，各瓣膜听诊区未闻及杂音，无心包摩擦音。腹部见专科查体。肛门及外生殖器未查。脊柱正常生理弯曲，左膝皮肤可见陈旧性手术瘢痕，四肢活动自如，无畸形、下肢静脉曲张、杵状指（趾），关节正常，下肢无水肿。四肢肌力、肌张力未见异常，双侧肱二、肱三头肌腱反射正常，双侧膝腱、跟腱反射正常，双侧 Babinski 征阴性。

7. 专科查体 皮肤、巩膜无黄染，全身浅表淋巴结未及明显肿大。腹部平坦，未见胃肠型及蠕动波，未见瘢痕。全腹软，无压痛、反跳痛、肌紧张。未触及肿物及包块，肝、脾未触及肿大。麦氏点压痛（−），Murphy 征（−）。肝区叩痛（−），移动性浊音（−）。未闻及血管杂音，肠鸣音 4 次/分。

8．辅助检查

（1）血肿瘤标志物：CYFRA21-1 3.43 U/ml，CEA 6.84 U/ml。

（2）腹盆腔增强CT（图2-7）：右肾缺如。左肾见结节状稍高密度影，边界欠清晰，大小约2.3 cm×1.6 cm×1.5 cm，增强扫描动脉期显著强化，静脉期强化减退，低于周围正常肾实质。右肾癌根治性切除术后；左肾占位，考虑癌。

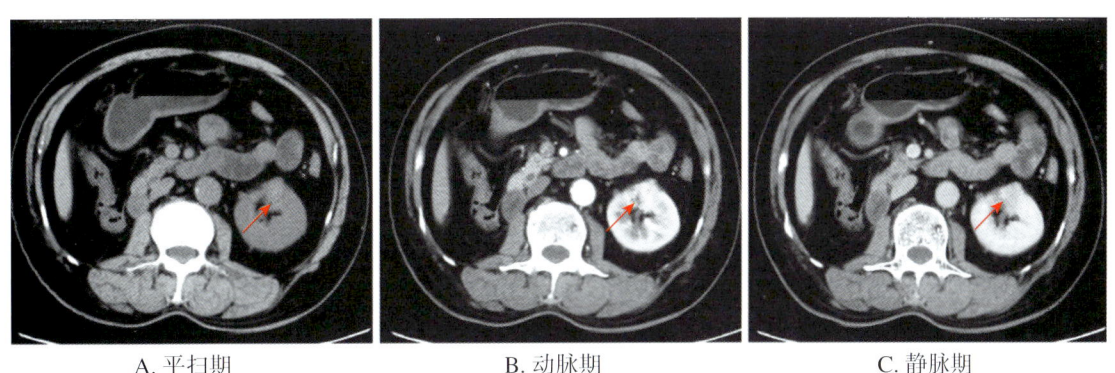

A. 平扫期　　　　　　　　B. 动脉期　　　　　　　　C. 静脉期

图 2-7　腹盆腔增强 CT

左肾见结节状稍高密度影，边界欠清晰，大小约 2.3 cm×1.6 cm×1.5 cm

（3）下腹部增强MRI（图2-8）：右肾缺如。左肾见结节状稍长T1、稍短T2信号肿物影，边界欠清晰，大小约2.3 cm×1.6 cm×1.5 cm，增强扫描动脉期显著强化，静脉期强化减退，低于周围正常肾实质。右肾癌根治性切除术后；左肾占位，考虑癌。

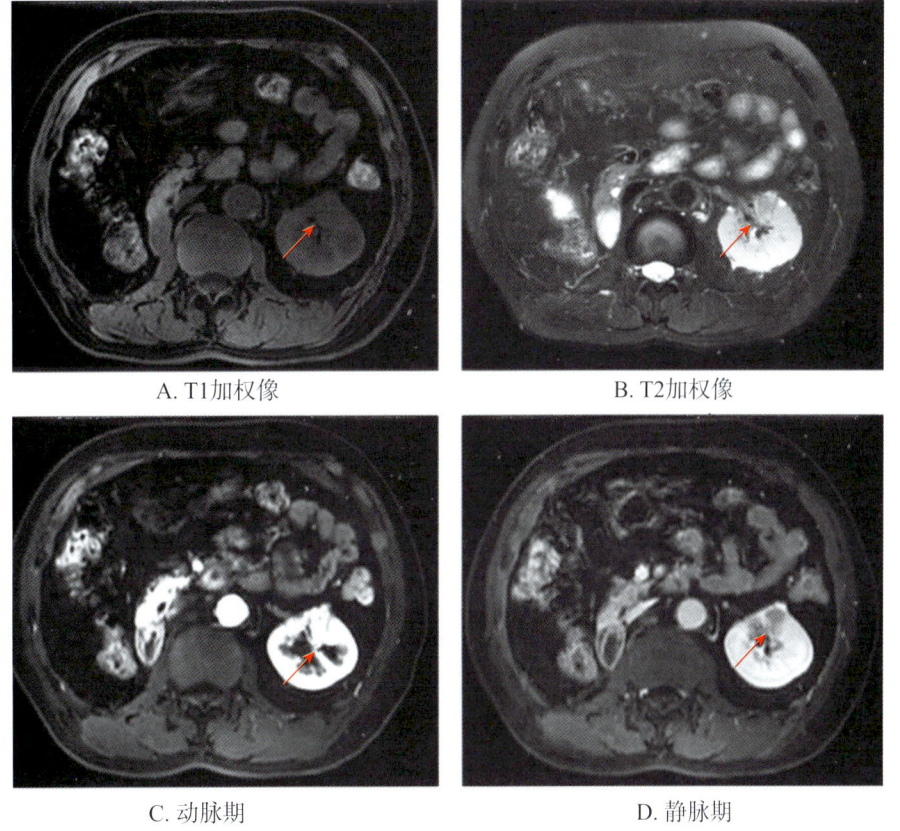

A. T1加权像　　　　　　　　B. T2加权像

C. 动脉期　　　　　　　　D. 静脉期

图 2-8　下腹部增强 MRI

左肾结节状稍长 T1、稍短 T2 信号肿物影，边界欠清晰，大小约 2.3 cm×1.6 cm×1.5 cm

(4) PET-CT 结果（图 2-9 至图 2-11）：全身（躯干+脑）PET/CT 肿瘤显像显示胃充盈尚可，胃壁未见明显增厚，摄取增高，SUVmax 2.7。肝大小、形态、肝叶比例未见异常，边缘光滑，增强 CT 所示明显强化病灶区域未见异常放射性分布；肝实质内见多发囊状低密度影，较大者约 1.5 cm×1.3 cm，放射性分布稀疏。左肾见软组织密度结节，大小约 2.5 cm×1.7 cm，放射性摄取略低于邻近肾实质，SUVmax 2.4。右肾术后缺如。前列腺增大，左侧叶边缘可见局灶性放射性浓聚灶，SUVmax 4.8。右侧坐骨旁软组织可见局灶性放射性浓聚灶，SUVmax 5.0。其余脏器未见明显异常。

诊断结论：①胃壁代谢增高：考虑炎性或生理性摄取，未见明确局灶性病变，请结合内镜检查（正常情况胃壁会有生理性摄取或炎症，表现为弥漫性代谢增高。局灶性代谢增高，需考虑病变。如果局部胃壁增厚，但代谢不高，仍然需要与恶性病变鉴别，因为部分腺癌，尤其是黏液腺癌，FDG 代谢可以不高。该患者胃壁未见局限性增厚，未见局限性代谢增高，很难判断肿瘤的部位）。②左肾结节：代谢低于肾实质，结合增强 CT，考虑肾癌（肾透明细胞癌代谢可以低于、接近或者高于邻近肾组织，与肿瘤大小、病理分化程度相关）。③增强 CT 所示肝明显强化灶代谢接近周围肝组织，考虑良性可能，需随诊（上面提到肾透明细胞癌代谢差异较大，肝转移病变代谢可以接近肝，需要结合增强 CT 或 MRI，该病变强化模式符合血管瘤。血管瘤病理主要为血窦，所以代谢应该与血管腔内的血液接近，低于肝，但病灶较小时，受 PET/CT 分辨率的影响，血管瘤代谢与肝接近。体积较大的血管瘤一般代谢低于肝）。

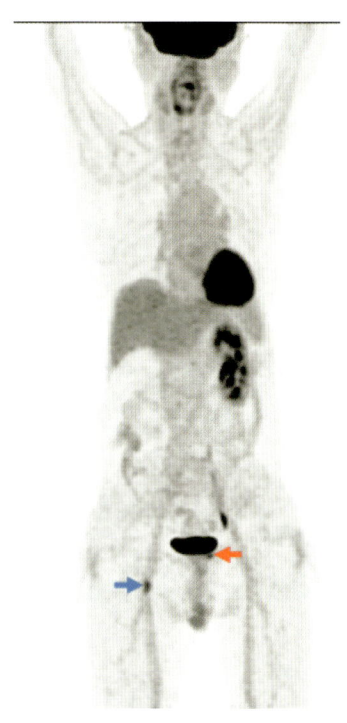

图 2-9　PET-CT 检查

最大强度投影图像示右肾缺如，胃、肝、左肾未见异常放射性浓聚灶。膀胱下方（红箭头）、右侧臀部区域（蓝箭头）见放射性浓聚灶

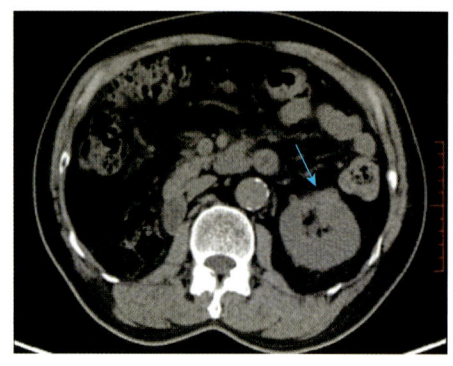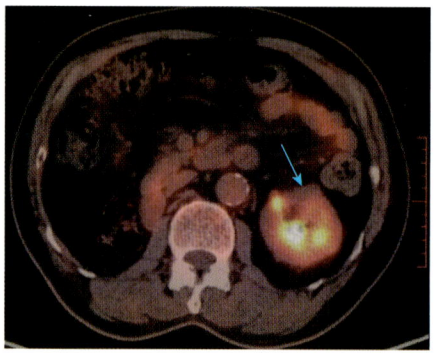

图 2-10　左肾见软组织密度结节（蓝箭头），大小约 **2.5 cm×1.7 cm**，放射性摄取略低于邻近肾实质，**SUVmax 2.4**

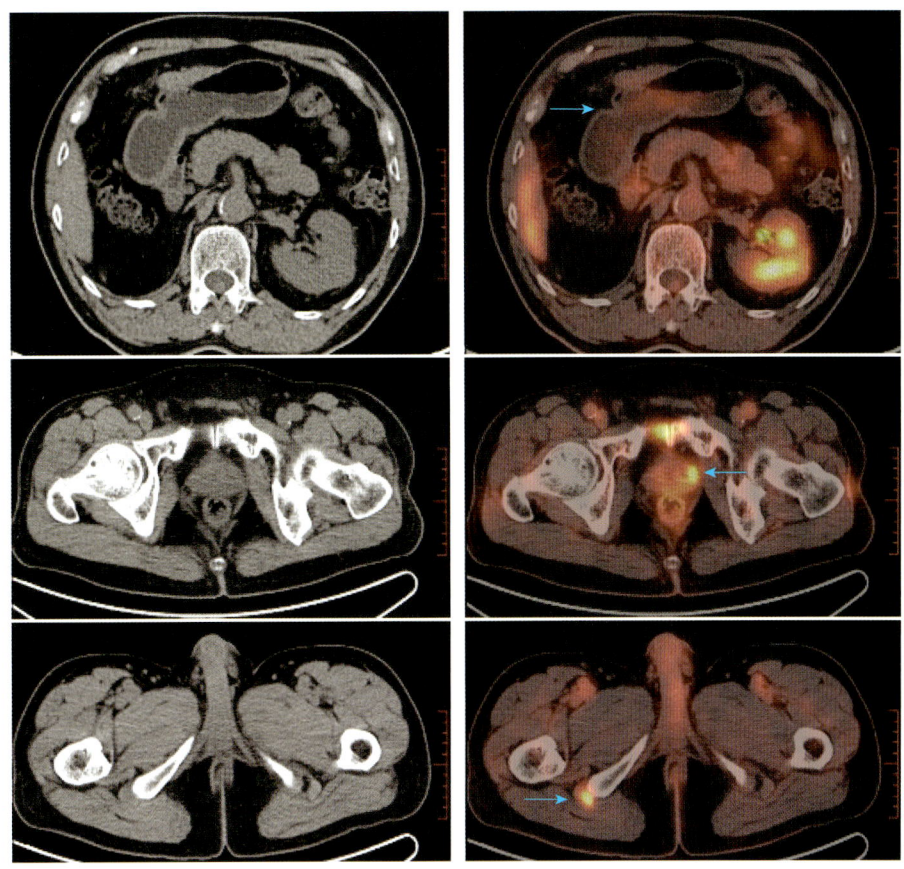

图2-11 胃壁未见局限性增厚或放射性浓聚灶。前列腺增大，左侧叶边缘可见局灶性放射性浓聚灶，SUVmax 4.8。右侧坐骨旁软组织可见局灶性放射性浓聚灶，SUVmax 5.0

9. 初步诊断

（1）胃部占位：低分化腺癌？转移瘤？

（2）胃术后改变。

（3）左肾占位，癌可能。

（4）心功能不全；

　　心脏扩大；

　　心律齐；

　　心功能Ⅰ级（NYHA分级）。

（5）高血压2级 很高危。

（6）右肾透明细胞癌根治术后。

（7）老年性耳聋。

（8）外周动脉粥样硬化。

10. 鉴别诊断

（1）胃癌：多见于老年患者，多伴有体重减轻，症状经常规抑酸药物治疗无效。胃镜下常表现为胃壁僵硬，局部可见溃疡或隆起。消化道造影常提示胃壁僵硬、破坏，可见腔内龛影或充盈缺损。胃镜下病理活检可确定诊断。

（2）消化道溃疡：多见于青年患者，常规抑酸药物治疗有效。胃镜常提示局部溃疡，周围胃壁正常，无明显破坏等。消化道造影常提示局部腔外龛影，周围胃壁未见明显破坏。胃镜病理提示炎症，未见肿瘤。但不能完全除外胃癌，须待术中冰冻及术后病理结果进一步证实。

（3）胃转移瘤：胃转移瘤在胃占位性病变中少见，其原发肿瘤多为乳腺癌、肺癌和黑色素瘤，其他则多来自卵巢、肝、结肠、胰腺等器官组织。患者在原发肿瘤临床表现的基础上出现上腹痛、黑便、贫血等症状时，要考虑是否有胃内转移的可能。溃疡性病灶由于其大小和生长部位的不同，可伴发出血、恶心、呕吐和上腹痛等并发症。胃转移性病灶的内镜检查和病理活检是观察和随访原发癌治疗效果的一个重要指标，具体原发部位需结合患者病史及活检或手术病理结果确定。

二、诊治难点与 MDT 会诊

【诊断难点】

患者于1999年接受右肾透明细胞癌根治术后，定期复查无复发征象。本次体检发现胃部占位，同时发现左肾占位，恶性肿瘤可能。提示为低分化癌，性质待定。胃部病变位于黏膜浅层，不具备典型转移癌灶特征。因此，确定胃部占位的来源及性质是本病例的主要诊断难点。需要专科医师与病理医师共同的经验和判断，这也符合多学科诊疗的优越性。

【治疗难点】

患者如为原发胃部肿瘤，首选治疗方法为手术治疗，再根据病理分期，辅助放化疗；但患者如为转移瘤，则应根据所确定肿瘤类型的标准指南进行治疗。患者既往右侧肾癌术后，术后病理明确为透明细胞癌，本次同时发现左侧肾部占位，考虑恶性可能性大。对于发生肾细胞癌的孤立肾，出现远处转移，下一步的处理方式也是本次治疗的难点。目前指南推荐对发生肾细胞癌的孤立肾尽量行部分切除，但行部分切除后，有永久透析风险；对于存在远处转移的肾癌患者，下一步能否行放化疗等综合治疗，以及具体治疗方案的制定，需要多学科诊疗来进行确定。而且患者近期接受胃部手术后，如需要行肾脏手术，有无禁忌及手术时机需要经相应专科医师讨论决定。

【MDT 专家会诊】

1. 影像科会诊意见　根据患者病史及阅本院 CT、MRI 检查结果，目前影像诊断如下：

（1）右肾术后，左肾肾癌可能性大。

（2）肝囊肿、血管瘤、左叶肝局灶性结节性增生（focal nodular hyperplasia，FNH）可能，建议随诊除外其他。

（3）左肾上腺小腺瘤？

（4）胃术后改变。建议由泌尿科进一步评估患者左肾占位性质，确定进一步治疗方案。

2. 病理科会诊意见　患者术前胃镜病理提示为低分化腺癌，肿瘤位于黏膜浅层，具黏附性，伴小血管增生及炎症反应。由于活检组织标本有限，未行进一步工作。与外科协商后决定行手术治疗，依据大体标本行进一步病理检查，以确定进一步治疗方案。手术后大体病理可见癌灶位于黏膜内，肿瘤细胞呈致密的团巢状浸润，免疫组化染色标记 PAX-8、Ki-67 为阳性，考虑为泌尿系统肿瘤来源（图2-12）。胃镜活检及手术病理标本 HE 形态有所不同，但补做胃镜活检标本 PAX-8 染色也为阳性，考虑为罕见的肾透明细胞癌转移表现。此类转移类型先前已有报道，肾癌患者中发病率约0.2%。下一步建议由泌尿外科专科评估，确定进一步治疗方案。

3. 普通外科会诊意见　患者目前处于胃部手术后，术后病理提示为透明细胞癌转移，结合影像学检查结果，左侧肾占位影像考虑为透明细胞癌可能性大，为复发转移或原发灶不定。提请病理科、泌尿外科确定进一步治疗方案。

4. 泌尿外科会诊意见　患者通过术后病理，证实胃部占位为肾透明细胞癌转移，虽病理表现不典型，但符合肾透明细胞癌相关生物学行为。然而，目前为右侧肾细胞癌复发转移，抑或是左侧新发肾透明细胞癌转移并不明确。针对患者左侧肾透明细胞癌，患者目前为孤立肾，目前主流观点支持肾部分切除控制肿瘤进展，应告知患者肾透明细胞癌术后再次复发、转移风险，术后肾功能不全，需要长期替代肾治疗等风险。患者目前考虑分期为 M1，应考虑手术切除降低肿瘤负荷，术后根据病理回报及肿瘤化疗科意见，辅助 TKI 药物口服，考虑行免疫治疗等。

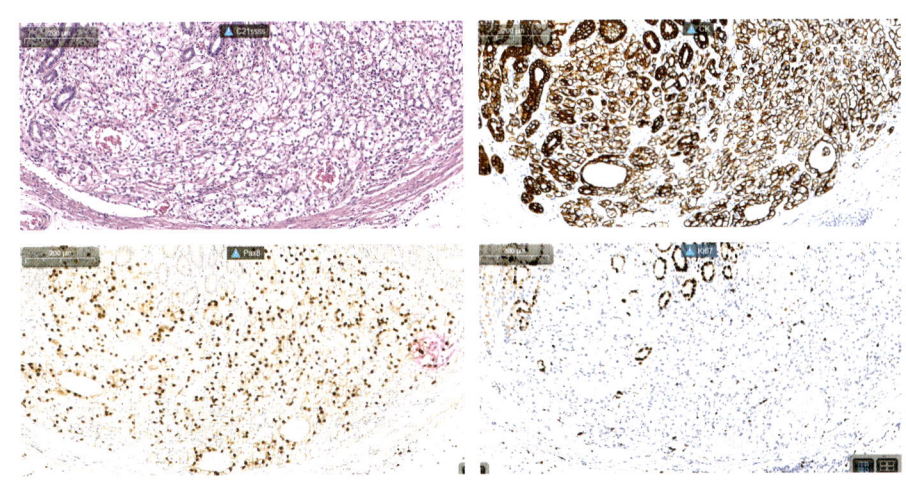

图 2-12　胃手术标本免疫组化染色
肿瘤细胞胞质透亮，免疫组化染色 PAX-8 阳性，符合肾透明细胞癌转移征象。
A．HE 染色；B．CK 广；C．PAX-8；D．Ki-67

5. 肿瘤放疗科会诊意见　结合患者病史及目前检验检查结果，患者右肾癌切除术后，胃透明细胞癌转移术后，左肾孤立肾肾癌诊断基本明确。目前无左肾外肿瘤的证据，可以考虑左肾肿瘤局部治疗、左肾部分切除术或者左肾肿瘤立体定向放疗。需要向患者本人和家属交代局部治疗后肾功能减退的风险，严重者可能需要透析。

6. 肿瘤化疗科会诊意见　患者 24 年前因右肾癌行右肾切除术，复查全身 PET/CT 肿瘤显像，提示左肾见软组织密度结节，大小约 2.5 cm×1.7 cm，胃占位。胃镜病理示低分化腺癌。2023 年 7 月 31 日远端胃癌根治切除术（毕 Ⅰ 式吻合）术后病理提示肾透明细胞癌胃转移。目前患者左肾占位，考虑肾癌可能性大，未见其他部位转移。建议评估手术治疗可行性，后根据患者耐受性行辅助治疗，定期复查。

【MDT 会诊后医患沟通】
MDT 会诊后，会诊专家与患者本人及家属进行沟通，充分告知患者及家属 MDT 会诊意见，患者及家属考虑后决定行肾部分切除术。

【MDT 会诊后治疗】
患者完善术前检查，查无绝对手术禁忌后，行机器人辅助经腹腹腔镜左肾部分切除术。术中于肾中、下极腹侧可见突出肾表面的肾肿瘤，突出部分约 2 cm×2 cm。距肿瘤边缘 0.5～1 cm 楔形切除肿瘤及部分肾组织，肿瘤切除完整。术后病理提示"透明细胞型肾细胞癌，肿瘤大小 3 cm×2.5 cm×1.6 cm，WHO/ISUP 核分级：2～3 级，未见确切脉管内癌栓及神经侵犯。癌未侵透肾被膜，肾周脂肪囊未见癌累及，手术切缘未见癌"。考虑为新发肾透明细胞癌。

三、诊治要点总结

1. 原发灶不明癌简介　原发灶不明癌是指经活检证实，但找不到原发部位的转移性恶性肿瘤，可能出现在各个器官和部位。现有报道称，其约占所有浸润癌的 2%[1]。该类肿瘤来源于多种原发灶，生物学表现各异。尸检病例系列研究显示，最常见的恶性肿瘤来源为肺、胰腺、肝胆管系统和肾，共占总病例的 60%[2]。其中，20%～25% 为低分化，组织学检查无法准确描述。需要通过一系列临床和病理学检查进一步明确其可能的原发灶。

2. 原发灶不明癌的诊断方法　对于此类患者原发灶的诊断，病史和体格检查是最重要的信息之一。此外，胸部、腹部和盆腔 CT 可以在 10%～35% 的患者中识别原发部位[3-4]。全血细胞计数、血生化、尿液分析、男性血清前列腺特异性抗原（PSA）、女性乳腺X线钼靶摄影、血清肿瘤标志物［如癌胚抗原（CEA）、CA125、CA19-9］等也有助于对其原发灶的评估。PET/CT可识别少数患者的原发部位，但有研究认为PET/CT的诊断效果并不优于单纯CT[5]。

病理学评估是原发灶不明癌，特别是低分化原发灶不明癌的金标准。其病理学评估的第一步是评估活检标本。对于原发灶不明癌患者而言，常会受限于样本过少而难以作出诊断。因此，目前推荐对于可切除的原发灶不明癌进行切除活检，以明确原发灶。

免疫组化染色（immunohistochemistry staining，IHC）是识别原发灶不明癌肿瘤谱系的重要方法。通过一些组织特异性的IHC标记物结果，结合光镜和临床特征可帮助明确原发灶，提示具体的肿瘤类型和原发部位。但也应注意，一些低分化肿瘤失去了所有特异性IHC标记，因此无法通过IHC进一步鉴定。

癌症分子分型检测是一种诊断性基因表达谱分析检测，可预测原发灶不明癌患者的肿瘤组织起源，准确率可达80%[6]。其中，基因测序技术同时还有助于发现部分原发灶不明癌患者肿瘤中的遗传变异。

3. 原发灶不明癌的治疗 在原发灶不明癌患者中，区分不同肿瘤类型对治疗和预后具有极其重要的意义。如果在检查过程中确定了解剖学原发灶，应根据所确定肿瘤类型的标准指南进行治疗。以本病例的肾透明细胞癌为例，转移灶免疫组化确诊后，即便未发现肾原发病灶，也应根据肾透明细胞癌的治疗方法进行治疗。一项回顾性研究纳入了10例通过组织学检查和IHC预测为肾透明细胞癌的原发灶不明癌患者实施肾透明细胞癌特异性靶向治疗后，患者的客观缓解率（ORR）达到40%，且中危患者中位总生存期（OS）为18.5个月[7]。由此可见，无论是否能够找到原发病灶，明确的病理学诊断都是原发灶不明癌患者治疗的最重要环节。

对于单灶的原发灶不明癌，如果没有发现其他病灶的证据，应考虑切除孤立病灶。若因位置问题不能切除，应给予根治性局部放疗。局部治疗有时可实现长时间的无病间期。如果转移灶为多发，目前尚无相关临床证据证明切除是否能够达到获益。

在无法确定原发癌类型的情况下，辅助化疗的作用尚不明确。治疗所预测肿瘤类型时，如有需要，可尝试进行辅助治疗。也有研究表明，经验性化疗可使低分化癌患者获益[8]。

参考文献

[1] Rassy E, Pavlidis N. The currently declining incidence of cancer of unknown primary. Cancer Epidemiol, 2019, 61 (Suppl 5): 139-141.

[2] Pentheroudakis G, Golfinopoulos V, Pavlidis N. Switching benchmarks in cancer of unknown primary: from autopsy to microarray. Eur J Cancer, 2007, 43 (14): 2026-2036.

[3] Karsell P R, Sheedy P F, O'Connell M J. Computed tomography in search of cancer of unknown origin. JAMA, 1982, 248 (3): 340-343.

[4] McMillan J H, Levine E, Stephens R H. Computed tomography in the evaluation of metastatic adenocarcinoma from an unknown primary site. A retrospective study. Radiology, 1982, 143 (1): 143-146.

[5] Møller A K, Loft A, Berthelsen A K, et al. A prospective comparison of ^{18}F-FDG PET/CT and CT as diagnostic tools to identify the primary tumor site in patients with extracervical carcinoma of unknown primary site. Oncologist, 2012, 17 (9): 1146-1154.

[6] Kerr S E, Schnabel C A, Sullivan P S, et al. Multisite validation study to determine performance characteristics of a 92-gene molecular cancer classifier. Clin Cancer Res, 2012, 18 (4): 3952-3960.

[7] Overby A, Duval L, Ladekarl M, et al. Carcinoma of unknown primary site (CUP) with metastatic

renal-cell carcinoma (mRCC) histologic and immunohistochemical characteristics (CUP-mRCC): results from consecutive patients treated with targeted therapy and review of literature. Clin Genitourin Cancer, 2019 (17): e32-e37.

[8] Hainsworth J D, Spigel D R, Farley C, et al. Phase Ⅱ trial of bevacizumab and erlotinib in carcinomas of unknown primary site: the Minnie Pearl Cancer Research Network. J Clin Oncol, 2007, 25 (13): 1747-1752.

（曲瑞泽　周　鑫　付　卫　曾飘娥　王　皓　叶菊香　肖　宇）

第三节　一例局部晚期胰腺癌的 MDT

一、病史简介

1. 主诉 + 现病史

77 岁男性。

主诉：上腹隐痛 1 个月。

现病史：患者 1 个月前无明显诱因出现上腹部隐痛，VAS 2～3 分，间断发作，无规律，无明显加重因素，热敷后可自行缓解。伴背部放射痛、腹胀、食欲下降。无发热、恶心、呕吐、反酸、嗳气、腹胀、腹泻、停止排气排便、皮肤巩膜黄染、呕血、黑便等。就诊于外院，考虑诊断为胃炎（未做腹部相关检查），予口服药对症治疗（具体不详），症状稍缓解。1 周前就诊我院门诊，完善腹部增强 MRI 提示胰腺颈体交界部边界不规则低强化区，界限不清，侵及胰腺背侧脂肪间隙，考虑胰腺癌可能。为行进一步诊治，门诊以"胰腺占位，胰腺癌可能"收入病房。患者自发病以来精神、睡眠可，食欲下降，二便正常，近 1 个月体重减轻 8 kg。

2. 既往史　5 年前发现幽门螺杆菌感染，经四药联合治疗，目前已痊愈。3 年前行左膝半月板微创手术治疗，术后恢复良好。否认肝炎、结核、疟疾等传染病史。否认高血压、糖尿病、心脏病、脑血管病史。否认精神疾病史。否认食物、药物过敏史。

3. 个人史　无吸烟、饮酒史。无其他不良嗜好。

4. 婚育史　适龄婚育，育有 1 女，配偶及子女体健。

5. 家族史　否认家族性遗传病史。

6. 入院查体　T 36.5℃，P 69 次/分，R 17 次/分，BP 126/79 mmHg。发育正常，营养良好，正常面容，表情自如，自主体位，神志清楚，查体合作。全身皮肤黏膜无黄染，毛发分布正常，皮下无水肿，无肝掌、蜘蛛痣。全身浅表淋巴结无肿大。头颅无畸形、压痛、包块，无眼睑水肿，结膜正常，眼球正常，巩膜无黄染，瞳孔等大等圆，对光反射正常，外耳道无异常分泌物，乳突无压痛，无听力粗试障碍。嗅觉正常。口唇无发绀，口腔黏膜正常。舌苔正常，伸舌无偏斜、震颤，齿龈正常，咽部黏膜正常，扁桃体无肿大。颈软、无抵抗，颈动脉搏动正常，颈静脉正常，气管居中，肝颈静脉回流征阴性，甲状腺正常，无压痛、震颤、血管杂音。胸廓正常，胸骨无叩痛，乳房正常对称。呼吸运动正常，肋间隙正常，语颤正常。叩诊清音，呼吸规整，双肺呼吸音清晰，无胸膜摩擦音。心前区无隆起，心尖搏动正常，心浊音界正常，心率 69 次/分，律齐，各瓣膜听诊区未闻及杂音，无心包摩擦音。腹部见专科查体。肛门及外生殖器未查。脊柱正常生理弯曲，左膝皮肤可见陈旧性手术瘢痕，四肢活动自如，无畸形、下肢静脉曲张、杵状指（趾），关节正常，下肢无水肿。四肢肌力、肌张力未见异常，双侧肱二、肱三头肌腱反射正常，双侧膝腱、跟腱反射正常，双侧 Babinski 征阴性。

7. 专科查体 ECOG 评分 2 分，皮肤、巩膜无黄染，全身浅表淋巴结未及明显肿大。腹部平坦，未见胃肠型及蠕动波，未见瘢痕。全腹软，无压痛、反跳痛、肌紧张。未触及肿物及包块，肝、脾未触及肿大。麦氏点压痛（–），Murphy 征（–）。肝区叩痛（–），移动性浊音（–）。未闻及血管杂音，肠鸣音 4 次 / 分。

8. 辅助检查

（1）血肿瘤标志物：CA19-9 1400 U/ml。

（2）胸部平扫 CT：未见明确肺部转移征象。

（3）腹盆腔增强 CT、MRI（图 2-13，图 2-14）：胰腺颈体交界部见不规则低强化区，范围约 17 mm×15 mm，界限不清，局部胰管狭窄，胰腺体尾部胰管增宽，最宽约 4 mm。侵及胰腺背侧脂肪间隙，见软组织团块，包绕腹腔干及其分支汇合部、肠系膜上动脉，脾静脉局部狭窄。腹腔未见明显肿大淋巴结。诊断：胰腺癌？

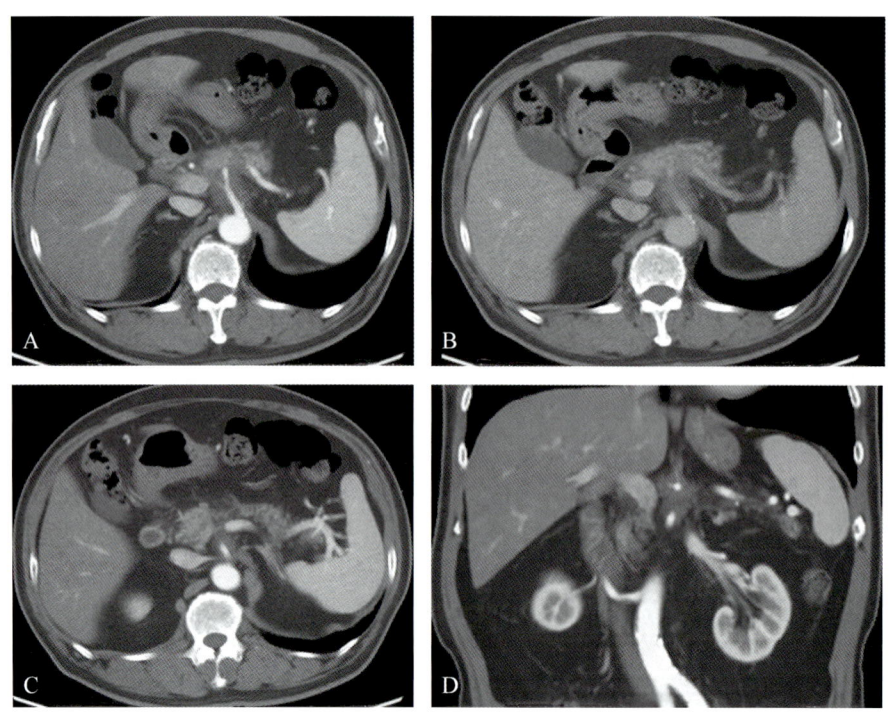

图 2-13 胰腺颈体交界部病变 CT 检查

CT 动脉期（A）和静脉期（B）显示胰腺颈体交界部低强化结节，伴腹膜后侵犯的软组织团块。包绕腹腔干及其分支汇合部，包绕范围超过 180°。动脉期（C）显示腹膜后病变包绕肠系膜上动脉。动脉期冠状位重建（D）更好地显示血管包绕情况

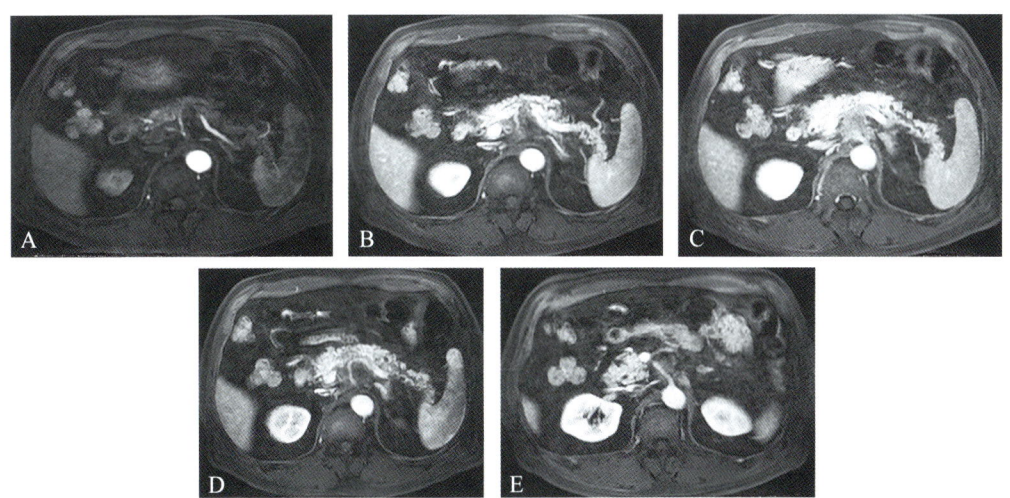

图 2-14　胰腺颈体交界部病变 MRI 检查

MRI 动脉期（A）和静脉期（B）显示胰腺颈体交界部低强化结节。延迟期（C）显示腹膜后侵犯的软组织团块。D 图显示腹膜后病变包绕腹腔干及其分支汇合部，包绕范围超过 180°。E 图显示腹膜后病变包绕肠系膜上动脉

9. 初步诊断

（1）胰腺占位性病变　癌？　cT4N0M0 Ⅲ期。

（2）幽门螺杆菌感染病史。

（3）左膝半月板术后。

10. 鉴别诊断

（1）胰腺癌：胰腺癌最常见的临床表现为腹痛、黄疸和消瘦。上腹痛、不适常是胰腺癌的首发症状，中晚期累及腹腔神经丛可以出现持续性剧烈疼痛，伴背部放射痛。食欲下降、腹胀、消化不良、恶心、呕吐等消化道症状也是常见的伴随症状。胰头部肿瘤累及胆总管时可以出现梗阻性黄疸，中晚期还可以出现消瘦和恶病质。患者可以出现血肿瘤标志物（CEA、CA19-9）升高，影像学检查可发现胰腺乏血供病变，边界不清，形态不规则，远端胰管扩张、胰体尾萎缩，可包绕累及门静脉、肠系膜上静脉、腹腔动脉、肠系膜上动脉等重要血管。该患者以腹痛伴背部放射痛起病，伴消化道症状及消瘦。血 CA19-9 显著升高。增强 CT 影像学特征符合胰腺癌表现，因此考虑临床诊断胰腺癌基本明确。仍需穿刺或术后病理进一步明确诊断。

（2）急性胰腺炎：急性胰腺炎多有暴饮暴食、胆石症、饮酒史，病情发作急骤。常为持续性剧烈的上腹痛伴背部放射痛，可伴有发热、恶心、呕吐。严重者可导致多器官功能障碍。患者血及尿淀粉酶可明显升高。超声及 CT 检查可发现胰腺水肿、边界不清、周围渗出积液、肾前筋膜增厚、胰腺坏死出血等表现。该患者的临床表现、检验结果、影像学检查结果均不符合急性胰腺炎表现。但值得注意的是，部分急性胰腺炎以胰腺癌为病因，临床易忽视，需予以鉴别。

（3）慢性胰腺炎：慢性胰腺炎可表现为胰腺肿块、梗阻性黄疸等症状，与胰腺癌鉴别诊断困难。典型的临床表现为：腹痛、体重下降、糖尿病、脂肪泻。影像学检查可发现胰腺萎缩、胰腺钙化、胰管结石、假性囊肿等。该患者未发现典型的胰腺钙化、胰管结石等表现，不符合慢性胰腺炎表现。但慢性胰腺炎是胰腺癌的危险因素，应警惕慢性胰腺炎合并胰腺癌的可能。

（4）自身免疫性胰腺炎：梗阻性黄疸是自身免疫性胰腺炎的典型症状，无腹部疼痛或有轻度上腹部疼痛，此表现较难与胰腺癌鉴别。少数患者可发展为糖尿病及胰腺外分泌功能不全。患者出现血清 IgG4 升高，影像学检查中以胰腺弥漫性肿大为典型表现，呈"腊肠样"，以胰头为主，胰腺小叶间隔消失，可用于与胰腺癌的鉴别。炎性反应和纤维化累及胰腺周围脂肪组织，出现围绕胰腺的环形低密度影。该患者影像学表现不符合自身免疫性胰腺炎。

二、诊治难点与 MDT 会诊

【诊治难点】

胰腺颈部肿瘤向腹膜后侵犯极易累及腹腔干及肠系膜上动脉。本例患者肿瘤向后方浸润累及腹腔干及其 3 个分支，包绕程度大于 180°，但未累及腹主动脉、肝固有动脉及胃十二指肠动脉。首先，对于此类患者仍存在根治性切除可能，但存在一定的 R1/2 切除风险，如术后病理提示切缘阳性，手术切除可能无法改善患者预后。术前治疗有可能使得肿瘤缩小，达到降期目的，从而提高 R0 切除概率，进而改善患者预后，但在术前治疗过程中存在病变进展风险，从而使患者丧失手术切除机会。其次，对于局部晚期患者，转化治疗方案具有较多选择，包括化疗、放化疗或诱导化疗 + 放化疗。同时，一线化疗方案也有较多选择，包括 FOLFIRINOX、改良 FOLFIRINOX、吉西他滨 + 白蛋白结合紫杉醇、吉西他滨 +S1 等方案。本例患者的治疗难点在于能否直接行联合腹腔干切除的胰体尾癌根治术，如果先行术前治疗，如何确定最佳的治疗方案。因此，需要组织 MDT 专家会诊，讨论并制定最佳的个体化治疗方案。

【第一轮 MDT 专家会诊】

1. 影像科会诊意见　患者腹部增强 CT 及增强 MRI 提示胰腺颈体交界部乏血供病变，形态不规则，边界不清，符合胰腺癌影像学表现；病变向腹膜后浸润，侵犯腹腔干及腹腔干分支汇合部，周围脂肪间隙模糊，包绕范围超过 180°。未见明显肿大淋巴结，未见明确远处转移。

2. 肿瘤内科会诊意见　患者目前缺乏病理学信息，综合影像学检查结果、临床表现以及肿瘤标志物 CA19-9 升高，考虑临床诊断胰腺癌，但仍需病理进一步证实，以获得组织以及分子病理信息。目前，影像学提示包绕腹腔干超过 180°，需要外科判断是否初始可根治性切除还是临界可切除；如临界可切除，可考虑新辅助治疗，目前尚无大规模临床试验证实最优方案，目前首选 FOLFIRINOX 三药联合或 AG 方案，其他以吉西他滨为基础的联合方案（如 GS 方案：即吉西他滨 + 替吉奥）也有临床证据以及指南推荐。但术前治疗存在病变进展风险，导致患者失去手术切除机会。如行术前治疗，需先完善病变穿刺活检，明确病理诊断，获得 MSI/MMR、HER2、BRCA、NTRK 等信息协助选择治疗方案。考虑患者年龄以及 ECOG 评分，根据耐受性可选择 GS 方案。如外科评估存在联合动脉完整切除可能，可先行根治性切除，术后行辅助化疗。

3. 普通外科意见　结合患者临床表现、肿瘤标志物水平及病变影像学特征，考虑临床诊断为胰腺癌基本明确。肿瘤包绕腹腔干超过 180°，未累及腹主动脉、肝固有动脉及胃十二指肠动脉，可考虑行联合腹腔干切除的胰体尾癌根治术，但存在 R1/2 切除风险。同时，患者肿瘤标志物 CA19-9 显著升高，大于 1000 U/ml，近期体重明显下降，不除外已存在隐匿远处转移可能。进行术前治疗具有以下优势：①使病变缩小，提高 R0 切除可能性；②术前给予一定的观察窗口期，便于除外已发生隐匿远处转移的可能。综上所述，建议患者先行转化治疗，根据局部病变治疗反应及是否出现远处转移决定是否行根治性切除术。术前治疗方案选择吉西他滨 +S1 方案，暂不予以术前放疗，以免增加术后并发症风险。

4. 肿瘤放疗科会诊意见　术前放疗可以提高局部缓解率，根据患者耐受情况可以考虑增加术前放疗。如术后病理提示 R1/2 切除，可行术后辅助放疗。

5. 消化内科会诊意见　患者胰腺颈体部占位明确，考虑恶性可能性大，如需术前明确病理诊断，可考虑行超声内镜下穿刺活检术。患者目前无梗阻性黄疸、消化道梗阻、急性胰腺炎等临床表现，暂无消化科支架植入指征。

6. 超声诊断科会诊意见　患者胰腺占位明确，如需术前明确病理诊断，可行超声定位胰腺肿物穿刺活检术。

7. 病理科会诊意见　请普外科评估能否完整切除肿瘤，或可穿刺取病理活检标本。胰腺导管腺癌间质丰富，肿瘤细胞含量偏低，若行穿刺活检需保证组织量，建议完善免疫组化、NGS 共同决定治疗方案。

◆ MDT 会诊意见总结

患者临床诊断胰腺癌基本明确，肿瘤包绕腹腔干超过 180°，为局部进展期，且不除外已存在隐匿远处转移可能，建议先行转化治疗。治疗前先行经皮超声定位胰腺肿物穿刺活检术，明确病理诊断。术前治疗方案选择吉西他滨 + 替吉奥方案。如治疗过程中肿瘤进行性缩小，肿瘤标志物水平明显下降，且未出现远处转移，可考虑行根治性切除术。

【第一轮 MDT 会诊后医患沟通】

第一轮 MDT 会诊后，术者及管床医生充分告知患者及家属 MDT 会诊意见，患者及家属亦表示担心直接手术切除存在较高 R1/2 切除风险或已存在隐匿远处转移而无法达到根治切除目的的风险，因此拒绝直接手术方案，希望进行转化治疗，根据转化治疗效果，决定是否进行根治性切除术。

【第一轮 MDT 会诊后治疗】

1. 超声引导下胰腺肿物穿刺活检术 活检病理提示高度可疑胰腺导管腺癌（图 2-15）。经与患者及家属沟通后行吉西他滨 + 替吉奥方案术前化疗。

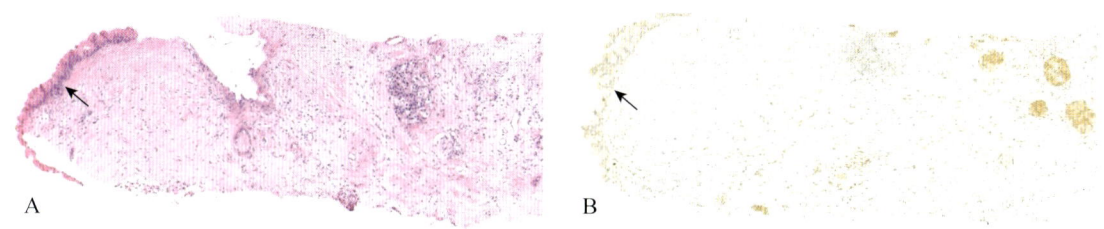

图 2-15 新辅助化疗前胰腺穿刺组织病理

组织一侧可见少量胰腺导管上皮，核轻度深染、复层化，偶见核分裂象，异型性不明显（A，HE 染色，箭头所示），SMD4 表达缺失（B，SMD4 免疫组化染色，箭头所示）。结合影像学检查结果，高度可疑胰腺导管腺癌

2. 4 个周期新辅助化疗后评估 患者腹痛、腹胀不适明显缓解，治疗期间食欲好转，体重增加 5 kg。肿瘤标志物 CA19-9 降至 57.24 U/ml。增强 CT 及 MRI（图 2-16）提示胰腺占位较前明显缩小，腹腔干及其分支周围仍可见软组织密度影，较前范围缩小，脾静脉局部受压变窄较前减轻，未见肿大淋巴结，未见远处转移。

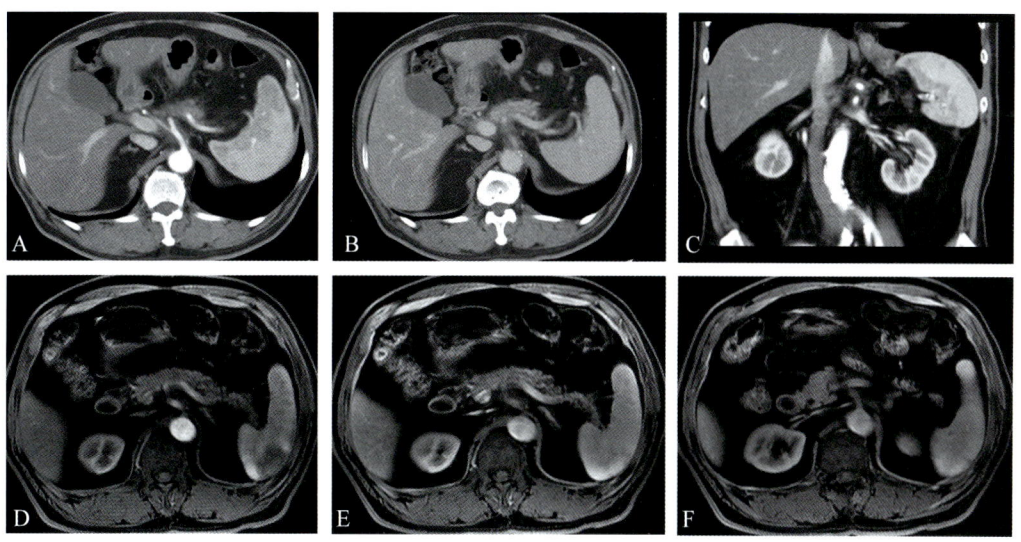

图 2-16 新辅助化疗后 CT 动脉期（A）、静脉期（B）、冠状位重建（C），MRI 动脉期（D）和静脉期（E）显示胰腺占位较前明显缩小，腹腔干及其分支周围软组织密度影较前范围缩小，肠系膜上动脉周围软组织密度影较前明显缩小（C）（F）

【诊治难点】

经过术前化疗，虽然胰腺肿物达到部分缓解，但腹腔干及其分支周围仍可见软组织密度影，是否可以进行根治性切除、术中能否达到 R0 切除仍需要 MDT 会诊进行评估。

【第二轮 MDT 专家会诊】

1. **影像科会诊意见** 治疗后腹部增强 CT 及 MRI 提示胰腺占位明显缩小，依据 RESIST 1.1 标准考虑治疗效果为部分缓解，腹腔干及其分支周围仍可见软组织密度影，未见淋巴结转移及远处转移。

2. **肿瘤内科会诊意见** 患者新辅助化疗效果可，评效为 PR，建议外科评估手术时机。建议术后依据石蜡病理结果进一步制定后续辅助化疗方案。

3. **普通外科意见** 患者术前化疗后影像学评估提示为部分缓解，腹腔干周围虽仍有软组织密度影，但患者腹痛症状明显缓解、体重增加、CA19-9 下降接近正常参考范围上限、未见远处转移征象，可考虑行腹腔镜探查、联合腹腔干切除的根治性顺行性模块化胰体尾脾切除术（DPCAR+ 后 RAMPS）。

4. **肿瘤放疗科会诊意见** 根据患者术后石蜡病理结果决定是否需要进行术后辅助放疗。

◆ **MDT 会诊意见总结**

术前治疗后，胰腺占位部分缓解，可行腹腔镜探查、联合腹腔干切除的根治性顺行性模块化胰体尾脾切除术，根据术后石蜡病理结果决定辅助化疗、放疗方案。

【第二轮 MDT 会诊后医患沟通】

第二轮 MDT 会诊后，术者及管床医生充分告知患者及家属 MDT 会诊意见，患者及家属表示患者在接受转化治疗后症状明显缓解、营养状态明显好转，希望行诊断性腹腔镜探查，争取能进行根治性切除术。

【第二轮 MDT 会诊后治疗】

患者行诊断性腹腔镜探查，未见肝及腹腔种植转移，局部可切除，遂决定行联合腹腔干切除的根治性顺行性模块化胰体尾脾切除术（DPCAR+ 后 RAMPS）。

1. **术中探查情况** 离断胃结肠韧带，显露胰腺，于胰腺颈部探及肿物，直径约 3 cm，质硬，边界不清。于胰腺下缘从右向左游离横结肠系膜，显露胰腺下缘，离断肠系膜下静脉。自下向上仔细游离胰腺背侧，显露脾静脉，结扎后离断。解剖胰腺上缘，显露肝总动脉，局部与肿瘤界限不清，显露胃十二指肠动脉，紧邻胃十二指肠动脉离断胰腺。距胃十二指肠动脉发出部位 0.5 cm 处离断肝总动脉，探查 GDA 及肝固有动脉搏动正常。沿肠系膜上动脉、腹腔干及腹主动脉左侧向头侧及背侧分离，清除腹腔干及腹主动脉左侧神经结缔组织，足侧显露左肾静脉。离断胃左动脉及静脉，根部离断腹腔干。显露左侧膈肌脚，沿肾被膜层面向头侧及左侧游离，离断肾上腺静脉，切除左肾上腺、左侧腹侧肾周脂肪囊及腹膜后组织，至脾下极。切断剩余的胃短血管，游离脾周韧带，完整切除胰体尾脾。

2. **术后病理** 高分化胰腺导管腺癌（图 2-17），肿瘤弥散分布，局灶可见神经侵犯现象。局灶胰腺内见黏液池形成。肾上腺、胰腺后表面、胰腺前表面、胰腺断端未见癌。未见淋巴结转移。术后分期 pT4N0M0 Ⅲ期。

3. **术后辅助治疗** 术后继续采用 GS 方案辅助化疗，共完成 6 个周期。

4. **术后随访** 患者术后半年每 3 个月随访一次，此后每半年随访一次，每次于门诊进行病史询问及体格检查，完善血 CA19-9、CAE 及腹盆腔增强 CT，目前随访 30 个月，未见复发及转移。

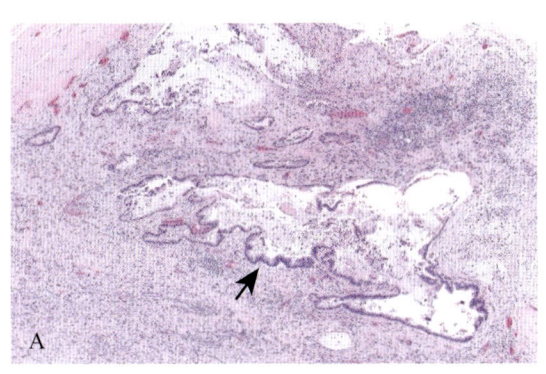 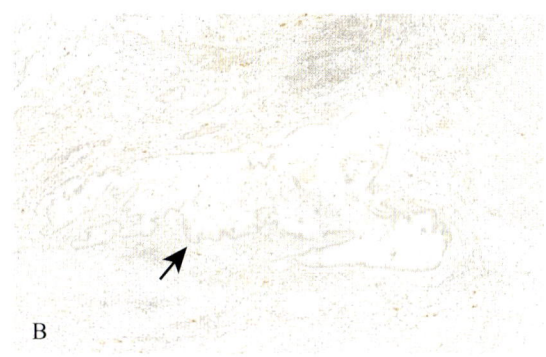

图 2-17　新辅助化疗后，手术切除标本可见高分化腺癌残留（A 中箭头所示，HE 染色），肿瘤细胞 SMD4 表达缺失（B 中箭头所示，SMD4 免疫组化染色）

三、诊治要点总结

1. 胰腺癌的诊治现状简介　胰腺导管腺癌是最常见的胰腺恶性肿瘤，占所有胰腺恶性肿瘤的 90%[1-2]。其在全球的发病率呈上升趋势，死亡率和发病率相近，恶性程度极高[3-4]。中国国家癌症中心 2022 年发布的 2016 年度统计数据显示，我国胰腺癌发病率在男性恶性肿瘤中居第 8 位，在女性恶性肿瘤中居第 12 位，胰腺癌死亡率在恶性肿瘤中居第 6 位[5]。美国癌症协会发布的数据显示胰腺癌的 5 年生存率已由 10 年前的 5%～6% 提高到目前的 9%～10%，但其整体生存率仍是所有恶性肿瘤中最低的[6-8]。手术切除是唯一可能的治愈手段，但约 80% 的患者就诊时已发生远处转移或为局部进展期，失去根治性切除机会[9-10]。因此，胰腺癌的早期诊断、早期治疗对于改善患者的预后极为重要。

2. 胰腺癌诊治的多学科会诊模式　国内外胰腺癌指南均建议通过多学科会诊模式制定诊治方案，并且已经普遍推广至临床应用。其中，NCCN 指南推荐的科室包括外科、肿瘤内科、影像科、内镜介入科、肿瘤放疗科、病理科、老年医学科、遗传咨询科、缓和医疗科[1]。CSCO 指南推荐的科室包括胰腺外科、肿瘤内科、放射治疗科、放射诊断科、病理科、肿瘤介入科、消化内科、营养科、疼痛科、内分泌科、核医学科、超声科、分子检验科[11]。

3. 胰腺癌可切除性评估标准　目前被临床专家广泛认可并应用的是 NCCN 指南推荐的胰腺癌可切除性评估标准。该标准将胰腺癌可切除性分为可切除、交界可切除及局部进展期三种类型，详见表 2-1[1]。其中，可切除胰腺癌如无远处转移及其他手术禁忌，建议行根治性切除。如患者存在高危因素（如显著升高的血 CA19-9 水平、较大的原发灶、较大的区域淋巴结、明显的体重下降、剧烈的疼痛），则可能已经存在隐匿的远处转移，术后早期原处转移风险高，因此建议行术前新辅助治疗。对于交界可切除患者，术后肿瘤残留风险高，也建议行术前新辅助治疗。而对于局部进展期患者，则建议行转化治疗。

表2-1　胰腺癌可切除性评估标准

可切除性状态	动脉	静脉
可切除	● 无动脉接触（腹腔干、肠系膜上动脉、肝总动脉）	● 无静脉（门静脉、肠系膜上静脉）接触或静脉接触范围≤180°，但无静脉轮廓不规则

续表

可切除性状态	动脉	静脉
交界可切除	胰头、钩突： • 肿瘤接触肝总动脉，但未延伸至腹腔干及肝动脉分叉，可以保证安全完整切除及动脉重建 • 肿瘤接触肠系膜上动脉范围≤180° • 需要注意肿瘤是否接触解剖变异动脉及其接触程度（副右肝动脉、替右肝动脉、替肝总动脉及各变异动脉起源） 胰腺体尾： • 肿瘤接触腹腔干范围≤180°	• 肿瘤接触门静脉/肠系膜上静脉范围>180°或肿瘤接触门静脉/肠系膜上静脉范围≤180°，同时伴有静脉轮廓不规则或栓塞，但受累静脉的近端及远端仍适合安全完整切除及静脉重建 • 肿瘤接触下腔静脉
局部进展期	胰头、钩突： • 动脉接触范围>180°（腹腔干、肠系膜上动脉、肝总动脉） 胰腺体尾： • 动脉接触范围>180°（腹腔干、肠系膜上动脉、肝总动脉） • 接触腹腔干及腹主动脉	• 由于肿瘤侵犯或闭塞（瘤栓或血栓），门静脉、肠系膜上静脉无法重建

4. 胰腺颈体部癌累及腹腔干的治疗方案选择 胰腺颈体部肿瘤向腹膜后侵犯极易累及腹腔干及肠系膜上动脉。本例患者肿瘤向后方浸润累及腹腔干及其3个分支，包绕程度大于180°，但未累及腹主动脉、肝固有动脉及胃十二指肠动脉。此类患者只要腹腔干与肠系膜上动脉在胰十二指肠前后动脉弓间的侧支循环良好，即有可能通过联合腹腔干切除的胰体尾脾切除术达到根治目的，但存在较高的R1/2切除风险。因此，2021年及既往版本NCCN指南建议将此类患者归类为交界可切除。对于此类患者建议先行新辅助治疗，根据治疗效果判断是否存在根治性切除机会[12]。而从2022年V1版NCCN指南开始，将胰腺体尾部肿瘤包绕腹腔干范围超过180°者均纳入局部进展期组。对于此类患者建议先行转化治疗，根据治疗效果判断是否存在根治性切除机会[1]。联合腹腔干切除的胰体尾癌根治术对于累及腹腔干的胰腺癌的治疗价值仍然存在争议。但近期的研究均提示其为一种较为安全的术式，90天死亡率为3.1%～3.6%[13-14]。其R0切除概率为56%～81%，中位生存期为28～37个月[13-14]，这对于交界可切除胰腺癌及局部进展期胰腺癌而言已经是相对较好的预后结局。

5. 转化治疗后可切除性评估 目前仍缺乏理想的评估胰腺癌患者转化治疗效果的手段。最常用的评估靶病灶治疗效果的评价标准为实体肿瘤反应评估标准（response evaluation criteria in solid tumors，RECIST）[15]，即根据治疗前后的CT或MRI检查所见靶病灶大小的变化来评估治疗效果，具有直观、标准化及可操作性高等优势。然而，由于胰腺癌富含间质，术前治疗后肿瘤周围组织会产生炎症反应及纤维化，即使术前治疗有效，肿瘤大小及血管受累范围也可能无明显缩小或仅部分缩小，因此仅通过影像学标准判断术前治疗后胰腺癌的可切除性尚不够精准，有可能使部分患者错失手术机会。因此，NCCN指南指出需要综合患者症状、肿瘤标志物水平及影像学特征判断术前治疗后胰腺癌的可切除性。术前治疗期间未出现影像学上明确的远处转移是行手术探查的前提，治疗后仅血管周围软组织密度影轻度增多一项指标并不是手术探查的绝对禁忌。对于术前治疗前评估为局部进展期的患者，如果血CA 19-9水平显著下降、临床症状明显改善（体能状态改善、疼痛缓解、食欲恢复、体重增加、营养状态好转），可以考虑手术探查评估根治性切除的可能[1]。

6. 诊断性腹腔镜探查的应用 对于合并高危因素的可切除患者、新辅助治疗后的交界可切除患者以及转化治疗后的局部进展期患者,均建议行术前腹腔镜探查[16]。腹腔镜探查范围包括肝、腹膜及脱落细胞学检查等。腹腔镜探查证实胰腺癌腹腔微小转移灶的阳性率为11%～56%[17]。胰腺癌腹腔脱落细胞学检查阳性率约为7.8%,此部分患者的预后更差[18]。对于已发生远处转移的患者,姑息性切除无助于预后改善,反而有可能因为延误全身系统治疗而不利于患者的远期生存。胰腺癌术后早期复发最常见的部位为肝及腹膜,部分原因是术前已存在隐匿的远处转移。因此,有必要对拟行切除手术且合并高危因素的胰腺癌患者行全面而仔细的腹腔镜探查,以发现术前影像学未检出的微小转移灶,避免姑息性切除手术。约23%逆行根治性切除的胰腺癌患者,可以通过诊断性腹腔镜探查避免不必要的开腹探查[17]。

参考文献

[1] National Comprehensive Cancer Network. NCCN clinical practice guidelines in oncology. Pancreatic adenocarcinoma. Version 1. 2022. Available from：https：//www.nccn.org/guidelines/guidelines-detail?category=1&id=1455.

[2] Park W，Chawla A，O'Reilly E M. Pancreatic cancer：a review．JAMA，2021，326（9）：851-862.

[3] GBD 2017 Pancreatic Cancer Collaborators. The global，regional，and national burden of pancreatic cancer and its attributable risk factors in 195 countries and territories，1990-2017：a systematic analysis for the Global Burden of Disease Study 2017．Lancet Gastroenterol Hepatol，2019，4（12）：934-947.

[4] Khalaf N，El-Serag H B，Abrams H R，et al. Burden of pancreatic cancer：from epidemiology to practice. Clin Gastroenterol Hepatol，2020，19（5）：876-884.

[5] Zheng R S，Zhang S W，Zeng H M，et al. Cancer incidence and mortality in China，2016. JNCC，2022，2（1）：1-9.

[6] Jemal A，Siegel R，Xu J，et al. Cancer statistics，2010．CA Cancer J Clin，2010，60（5）：277-300.

[7] Siegel R L，Miller K D，Jemal A. Cancer statistics，2020．CA Cancer J Clin，2020，70（1）：7-30.

[8] Siegel R L，Miller K D，Fuchs H E，et al. Cancer statistics，2021．CA Cancer J Clin，2021，71（1）：7-33.

[9] 中国抗癌协会胰腺癌专业委员会．中国胰腺癌综合诊治指南（2020版）．中华外科杂志，2021，59（2）：81-100.

[10] Mizrahi J D，Surana R，Valle J W，et al. Pancreatic cancer．Lancet，2020，395（10242）：2008-2020.

[11] 中国临床肿瘤学会指南工作委员会．中国临床肿瘤学会（CSCO）胰腺癌诊疗指南 2022．北京：人民卫生出版社，2022.

[12] National Comprehensive Cancer Network. NCCN clinical practice guidelines in oncology. Pancreatic adenocarcinoma. Version 2. 2021. Available from：https：//www.nccn.org/guidelines/guidelines-detail?category=1&id=1455.

[13] Loos M，Khajeh E，Mehrabi A，et al. Distal pancreatectomy with en bloc celiac axis resection（dp-car）for locally advanced pancreatic cancer：a safe and effective procedure. Ann Surg，2023，278（6）：e1210-e1215.

[14] Murakami Y，Nakagawa N，Kondo N，et al. Survival impact of distal pancreatectomy with en bloc celiac axis resection combined with neoadjuvant chemotherapy for borderline resectable or locally advanced pancreatic body carcinoma．Pancreatology，2021，21（3）：564-572.

[15] Eisenhauer E A，Therasse P，Bogaerts J，et al. New response evaluation criteria in solid tumours：

revised RECIST guideline（version 1.1）. Eur J Cancer，2009，45（2）：228-247.
[16] 中华医学会外科学分会胰腺外科学组．中国胰腺癌诊治指南（2021）．中华外科杂志，2021，59（7）：561-577.
[17] Allen V B，Gurusamy K S，Takwoingi Y，et al. Diagnostic accuracy of laparoscopy following computed tomography（CT）scanning for assessing the resectability with curative intent in pancreatic and periampullary cancer. Cochrane Database Syst Rev，2016，7（7）：CD009323.
[18] Li B Q，Wang H Y，Li L，et al. Should positive cytology revealed by intraoperative lavage preclude radical resection in resectable pancreatic cancer？：a systemic review and meta-analysis . Pancreas，2022，51（10）：1263-1276.

（李炳琦　王行雁　肖　宇　王　皓　叶菊香　裴新龙　修典荣）

第四节　一例合并肝内血管瘤栓的原发性肝癌的 MDT

一、病史简介

1．主诉 + 现病史

49 岁男性。

主诉：发现肝占位 10 余天。

现病史：患者 10 余天前查体发现肝占位。无发热、恶心、呕吐，无反酸、嗳气、腹胀、腹泻、停止排气排便，无皮肤巩膜黄染、呕血、黑便等不适。就诊于当地医院，增强 MRI 示肝右叶肿物，范围约 3.6 cm×4.7 cm×4.1 cm，合并门静脉右支及肝右静脉癌栓形成。为进一步诊治，门诊以"肝占位，肝癌可能"收入病房。患者发病以来精神可，睡眠欠佳，食欲可，二便如常，体重半个月来下降 2 kg。

2．既往史　6 年前因乏力、食欲减退就诊于外院，发现肝功能异常，乙肝五项发现"小三阳"，诊断为"急性肝炎"，保守治疗后好转，后规律体检，未发现肝功能异常，至今未行抗病毒治疗。高血压 4 年，最高 130/110 mmHg，规律服用替米沙坦 40 mg qd8，苯磺酸氨氯地平 5 mg qd8。脑梗 1 年余，规律服用阿司匹林 100 mg qd8。否认心脏病史，否认糖尿病、精神疾病史，否认手术、外伤、输血史，否认食物、药物过敏史，预防接种史不详。

3．个人史　吸烟 35 年，平均 10 支 / 天。无饮酒史。无其他不良嗜好。

4．婚育史　适龄婚育，育有 2 女 1 子，配偶及子女体健。

5．家族史　否认家族性遗传病史。

6．入院查体　T 36.0℃，P 60 次 / 分，R 20 次 / 分，BP 122/80 mmHg。发育正常，营养良好，正常面容，表情自如，自主体位，神志清楚，查体合作。全身皮肤黏膜无黄染，无皮疹、皮下出血、皮下结节、瘢痕，毛发分布正常，皮下无水肿，无肝掌、蜘蛛痣。全身浅表淋巴结无肿大。头颅无畸形、压痛、包块，无眼睑水肿，结膜正常，眼球正常，巩膜无黄染，瞳孔等大等圆，对光反射正常，外耳道无异常分泌物，乳突无压痛，粗测听力无障碍。嗅觉正常。口唇无发绀，口腔黏膜正常。舌苔正常，伸舌无偏斜、震颤，齿龈正常，咽部黏膜正常，扁桃体无肿大。颈软、无抵抗，颈动脉搏动正常，颈静脉正常，气管居中，肝颈静脉回流征阴性，甲状腺正常，无压痛、震颤、血管杂音。胸廓正常，胸骨无叩痛，乳房正常对称。呼吸运动正常，肋间隙正常，语颤正常。双肺叩诊清音，呼吸规整，双肺呼吸音清晰，无胸膜摩擦音。心前区无隆起，心尖搏动正常，心浊音界正常，心率60次/分，律齐，各瓣膜听诊区未闻及杂音，无心包摩擦音。腹部见专科查体，肛门及外生殖器未查。脊柱正常生理弯曲，四肢活动自如，无畸形、下肢静脉曲张、杵状指（趾），关节正常，下肢无水肿。四肢肌力、肌张力未见异常，双侧肱二、肱三头肌腱反射正常，双侧膝、跟腱反射正常，双侧 Babinski 征阴性。

7．专科查体　皮肤、巩膜无黄染，全身浅表淋巴结未及明显肿大。腹部平坦，无腹壁静脉曲张，未见胃肠型和蠕动波，未见瘢痕。腹部柔软，无压痛、反跳痛、肌紧张。未触及肿物及包块，肝未触及，脾未触及，麦氏点压痛（−），Murphy 征（−），肝区叩击痛（−），肾区叩击痛（−）。无移动性浊音。肠鸣音正常，4次/分。

8．辅助检查

（1）血肿瘤标志物：AFP 56.5 ng/ml↑，CA19-9 87.8 U/ml↑。

（2）术前免疫八项：HBsAg 3176 阳性↑，Anti-HBe 0.009 阳性↓，Anti-HBc 0.007 阳性↓。

（3）腹盆腔增强CT（图2-18）：肝右叶病变，癌可能，肝右静脉及门静脉右支瘤栓可能。肝硬化，门脉高压，脾大，侧支循环形成。

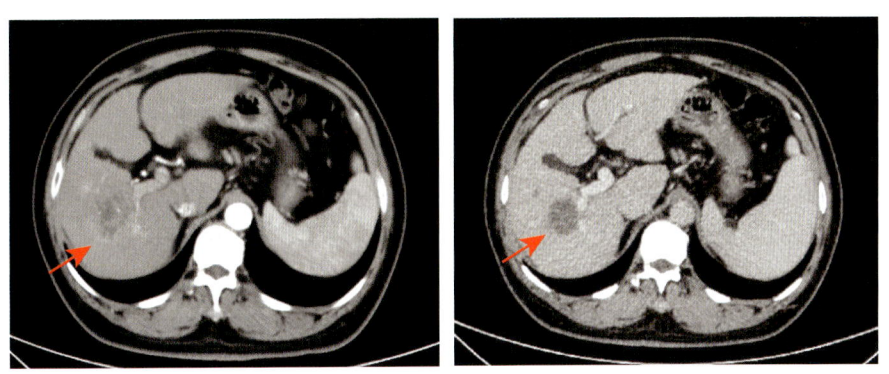

图 2-18　腹盆腔增强 CT

（4）上腹部MRI增强-肝（普美显）（图2-19）：肝右叶病变，癌可能性大，肝右静脉及门静脉右支瘤栓形成可能。肝硬化，门脉高压，脾大，侧支循环形成。

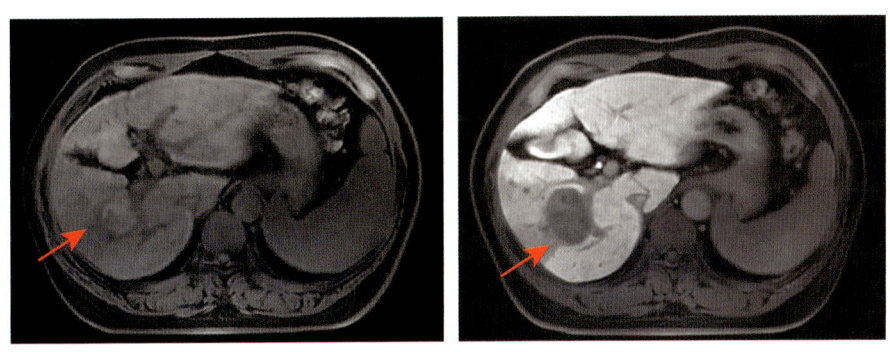

图 2-19　上腹部 MRI 增强-肝（普美显）

肝右叶见结节状稍低混杂密度影，边界不清，大小约 4.3 cm×3.7 cm×3.8 cm，增强扫描不均匀强化。肝右静脉及门静脉右支见瘤栓。

肝右叶见结节状稍低 T1 混杂 T2 信号影，大小约 4.3 cm×3.7 cm×3.8 cm，边界不清，增强扫描呈不均匀强化，肝胆期未见明显对比剂摄取。

9. 初步诊断

(1) 肝右叶占位性病变 HCC？cT4N0M0 Ⅲ b 期。

(2) 乙型病毒肝炎。

(3) 高血压 3 级（很高危）。

(4) 脑梗死病史。

10. 鉴别诊断

(1) 肝细胞肝癌：本病多见于中年男性，男女之比约为 3∶1。起病隐匿，早期缺乏典型症状。临床症状明显者，病情大多已进入中晚期。本病常在肝硬化的基础上发生，或者以转移病灶症状为首发表现，中晚期可出现肝区疼痛、肝大、黄疸、肝硬化、门脉高压、腹水等症状。患者可出现血肿瘤标志物（AFP、AFu、γ-GT_2、DCP、GPC3、GP73）升高，影像学检查通常为圆形或椭圆形肿块，边界清晰，具有强化的假包膜，可伴有肿瘤内出血坏死等表现。增强 CT 动脉期病灶的密度高于周围肝组织，但随即快速下降，低于周围正常肝组织，并持续数分钟，呈"快进快出"表现。该患者为中年男性，无典型症状。血 CA19-9 和 AFP 升高，既往有乙肝病史，入院检查结果示"小三阳"。增强 CT 检查结果符合肝细胞肝癌特征。因此考虑临床诊断肝细胞肝癌，仍需穿刺活检或术后病理以进一步明确诊断。

(2) 肝内胆管癌：好发于中老年人群。早期常无特殊临床症状，可能仅表现为肝功能轻微变化，常作为孤立的肝内肿块在影像学检查中被偶然发现。随着病情进展，患者可出现腹部不适、腹痛、乏力、恶心、上腹部肿块、发热、黄疸等，其中黄疸较为少见。若患者发生胆道梗阻，肝功能检查可出现胆红素、ALP 和 GGT 升高。合并胆管炎时，肝功能转氨酶谱可显著升高。患者可出现血清标志物 CA19-9 和 CEA 升高。ICC 在动态增强 CT 和 MRI 检查中具有典型的特殊征象，包括增强动脉期病灶周边强化和门静脉期周边廓清及延迟期中央延迟强化。由于病灶周边的肿瘤细胞弥散明显受限，而中央的纤维间质弥散受限较少，DWI 序列上可呈现靶征。此外，肝包膜回缩、邻近胆管扩张、子结节和（或）卫星结节是诊断 ICC 的辅助征象。该患者的 CA19-9 升高，既往有乙肝病史，但影像学上肿块特征与肝内胆管癌不太相符，且 AFP 有一定程度升高，故肝细胞肝癌可能性大，但肝内胆管癌不除外，需要穿刺活检或术后病理以进一步明确诊断。

(3) 肝转移癌：转移性肝肿瘤较小时，一般无症状，常在影像学检查时被发现。随着转移瘤增大，可出现上腹或肝区不适或隐痛；病情加重时，可出现乏力、发热、体重下降等；晚期患者可出现贫血、黄疸、腹水等。体检发现肝大，有时可触及坚硬的癌结节。超声、CT、MRI 和 PET 等影像学检查可见肝外原发灶和肝内多发结节。肿瘤标志物：AFP 升高者较少；CEA、CA19-9、CA125 等对消化系统、肺、卵巢等器官癌肿的肝转移具有诊断价值。该患者无肝外原发肿瘤的症状和影像学证据，故除外诊断。

(4) 肝海绵状血管瘤：多见于女性，中年人更常见，但也可见于儿童和青少年。通常无症状，可能会有腹部不适、压迫感或肝区疼痛。血液检查正常，肝功能正常。增强 CT 检查肝海绵状血管瘤可表现为高密度影，在 CT 延时扫描时可以发现病灶的高密度影起初密度不等，最后弥散为等密度团块影。肝动脉期边缘强化，结节样密度增高与腹主动脉相似。在 MRI 检查中，在 T2 相表现为明亮的高信号，犹如一个"灯泡"。该患者影像学表现不符合肝海绵状血管瘤，故除外诊断。

二、诊治难点与 MDT 会诊

【诊治难点】

患者有长期乙肝病史，AFP 升高，影像学检查增强 CT 及普美显增强 MRI 示肝右叶占位，不均匀强化，呈快进快出特征，初步诊断肝恶性肿瘤可能性大。患者肿瘤较大，位置较深，累及大血管，肝右静脉、门静脉右支可见瘤栓，未见明显远处转移，目前考虑为进展期晚期肝癌（CNLC Ⅲa 期）。本患者右叶单发病灶虽合并大血管侵犯，但尚未累及门静脉、肝静脉主干和下腔静脉，仍存在根治性切除可能，但目前分期较晚，隐匿性转移不能除外，术后易早期复发及转移。为降低术后复发率、延长术后生存期，可通过多种术前新辅助治疗方案对肿瘤降期转化治疗。目前有多种方案，如免疫治疗联合靶向药物、介入治疗、放射治疗等，但具体疗效、针对该患者更适合哪一种方法及具体方案尚待明确，若肿瘤无反应，反而会增加术前治疗期间病情进展、肿瘤发生远处转移的风险。同时患者有长期乙型肝炎病史，有肝硬化及门脉高压形成，既往脑梗死病史，需进一步考虑围手术期合并症风险。该患者的治疗难点在于手术时机的选择及围手术期管理：直接手术或先接受新辅助治疗，若接受术前综合治疗应该选择何种具体方案；计划手术切除范围，明确患者术后残余肝体积及肝功能能否代偿，是否需要进一步术前处理；有无手术禁忌，基础疾病及合并症能否耐受手术。综上几点须完善 MDT 专家会诊，针对该患者的最佳个体化治疗方案进行讨论。

【第一轮 MDT 专家会诊】

1. 影像科会诊意见 增强 CT 及增强 MRI 示肝右叶可见占位性病变，直径约 5 cm，边界尚清，增强扫描不均匀强化，动脉期强化明显，静脉期低强化，呈快进快出征象，符合肝恶性肿瘤影像学特征。肝内多发散在动脉期高强化区。肝右静脉及门静脉右支内可见异常强化影，考虑静脉瘤栓可能，门静脉主干及下腔静脉未见侵犯，未见明显肿大淋巴结及远处转移。肝边缘不光整，上腹部可见多发迂曲血管，脾大，考虑肝硬化可能，门脉高压。

2. 普外科会诊意见 患者 AFP 56.5 ng/ml，明显高于正常值，影像学检查结果特征符合肝恶性肿瘤，考虑目前肝癌诊断基本明确。但是目前肿瘤有血管侵犯，静脉瘤栓形成，处于肿瘤晚期（CNLC Ⅲa 期）、Ⅱ型门静脉瘤栓，目前仍有可能行根治性切除，因涉及肝段较多，术式范围可选择右半肝切除联合尾状叶切除，同时切除病灶及瘤栓受累血管。但肿瘤分期较晚，可能已存在隐匿性转移，若直接手术早期容易复发，影响生存期。可术前行转化治疗，如通过免疫治疗联合靶向药物、术前放疗或介入治疗使肿瘤降期，降低早期复发率，延长生存期。若肿瘤反应不佳，病情进一步进展或出现远处转移，则须重新评估手术机会。患者虽有长期肝炎病史合并肝硬化及门静脉高压，但肝功能评估 Child-Pugh 评分 A 级，计划手术切除后残余肝体积大于 45%，预计可代偿维持术后正常肝功能。同时患者胃底食管静脉曲张，脾稍大，无腹水，门脉高压可能与瘤栓相关，目前不需扩大手术特殊干预。

3. 肿瘤内科会诊意见 晚期肝癌患者伴静脉瘤栓，Child-Pugh 评分评估肝功能 A 级。CNLC Ⅲa 期，治疗目的是转化治疗以期手术切除，目前首选靶向治疗联合免疫治疗，如无治疗禁忌，可考虑免疫检查点抑制剂（PD-1/PD-L1 抑制剂）联合抗血管药物（单抗类或者 TKI 类药物）。目前可选替雷丽珠单抗联合仑伐替尼。注意患者用药期间有无不良反应，监测凝血功能、转氨酶及胆红素，警惕消化道出血及肝功能异常。

4. 肿瘤放疗科会诊意见 对可切除的晚期肝癌患者，根据指南，术前放疗也是转化治疗的一种方式。传统放疗方式创伤大、转化率低，可采用立体定向放疗（SBRT）或者 SBRT 联合靶向治疗及免疫治疗对肿瘤降期，但目前对于这种方案还处于探索阶段。可先行靶向及免疫治疗观察肿瘤退缩效果，若转化失败，可采用术前放疗局部治疗；若转化成功，可视术后情况决定是否放疗，若切缘阳性或有肿瘤残余，可行辅助放疗。

5. 介入血管外科会诊意见 对于有切除可能的肝癌患者一般不行经肝动脉化疗栓塞术（TACE），因为有报道称用 TACE 方案转化并不能延长生存期。若行根治性手术，考虑到肝硬化情况，术前计算预留残余肝已大于 45%，暂不需要术前介入干预栓塞门静脉（PVE）。介入手段相比靶向联合免疫治疗为有创方式，若患者无手术机会，可再考虑采用 TACE 治疗。

6. 感染疾病科会诊意见 患者既往有乙肝病史，入院术前免疫检查提示"小三阳"。若术前采用免疫治疗，须警惕免疫治疗对乙肝的激活。建议进一步完善乙型肝炎病毒 DNA 定量检查，明确是否处于乙肝 DNA 复制状态，警惕乙肝活动期，同时立即启动抗病毒治疗方案。

7. 超声科会诊意见 若需进行术前病理，可在超声引导下行肝穿刺活检，但因肿瘤靠近大血管且位置较深，出血风险较高，需向患者及家属充分交代风险。

8. 病理科会诊意见 若须术前病理结果，行超声引导下穿刺取标本，须注意标本量足够。转化成功后行外科手术治疗可完整切除病灶后送检免疫组化及 NGS 肿瘤基因检测，根据结果可决定术后进一步治疗措施。目前对于微卫星不稳定（MSI）、错配修复、肿瘤突变负荷（TMB）或 PD-L1 检测在肝细胞肝癌中的作用尚不明确，但免疫检查点抑制剂已显示有临床益处，在这些标记物未明确的情况下使用免疫治疗也已经被监管批准。所以若术前病理获取风险较高，可酌情考虑取舍。

◆ **MDT 会诊意见总结**

患者肝癌诊断基本明确，有大血管侵犯，静脉瘤栓形成，考虑为晚期（CNLC Ⅲa 期），Ⅱ型门静脉瘤栓。因术前获取病理风险较高且意义不明确，建议直接术前行抗血管靶向联合免疫药物转化治疗。若肿瘤反应良好，可择期行根治性手术切除。

【第一轮 MDT 会诊后医患沟通】

向患者及家属充分告知病情及 MDT 会诊意见。交代目前肿瘤分期较晚，隐匿性转移病灶不能除外，若直接手术，术后易早期转移复发，可先行靶向联合免疫治疗降期转化。但受限于肿瘤位置，术前获取病理风险过高，不能明确肿瘤免疫标志物状态，治疗期间有肿瘤反应不佳、病情进展风险，导致延误手术时机可能。同时转化治疗期间有药物引起的诸多不良反应可能，不限于消化道出血、肝功能异常、诱发乙肝活动期等。患者及家属表示知晓病情，要求先行转化治疗，若转化成功可接受根治性手术。

【第一轮 MDT 会诊后治疗】

1. 患者体重 80 kg，肝功能 A 级，根据体重计算药物用量方案 替雷利珠单抗 200 mg 静脉注射 + 甲磺酸仑伐替尼 12 mg qd 口服转化治疗，口服恩替卡韦抗病毒治疗，同时口服保肝药物。接受治疗 1 个月后患者出现黄疸，总胆红素升高至 172.7 μmol/L，转氨酶升高至 324 U/L，完善相关检查，考虑与药物性相关，停用替雷利珠单抗，继续口服抗病毒药物及保肝药物，继续观察患者病情变化。

2. 经 2 个月转化治疗后效果评估 患者体力较前好转，粪便颜色正常，复查肝功能及胆红素较前明显下降。AFP 从 56.5 U/L 下降至 24.9 U/L，腹部增强 CT 及增强 MRI 示肿瘤较前明显缩小，肝右静脉及门静脉右支瘤栓影较前减小（图 2-20）。

【第二轮 MDT 会诊意见】

1. 影像科会诊意见 患者靶向免疫治疗前，2023 年 1 月 12 日普美显 MRI 示肝右叶见结节状稍低 T1 混杂 T2 信号影，大小约 4.3 cm×3.7 cm×3.8 cm，边界尚清，DWI 呈高信号，ADC 信号减低，增强扫描呈不均匀强化，肝胆期未见明显造影剂摄取。肝右静脉及门静脉右支内可见条片状稍长 T1 稍长 T2 信号影，DWI 呈高信号，ADC 值信号减低，动脉期见明显强化，静脉期呈低强化。门静脉主干增宽。靶向免疫治疗 2 个月后，2023 年 3 月 16 日普美显 MRI 示肝右叶结节状稍高 T1 混杂 T2 信号影，较前缩小，约 3.1 cm×2.6 cm×2.4 cm，增强扫描似未强化，肝胆期未见明显造影摄取。肝右静脉及门静脉右支内可见条片状稍长 T1 稍长 T2 信号影较前略减小。治疗后腹部增强 CT 及 MRI 提示肝右叶占位明显缩小，依据 RESIST 1.1 标准，考虑治疗效果为部分缓解。

2. 普通外科会诊意见 患者经靶向免疫治疗前 AFP 56.5 μg/L，CA19-9 87.8 μg/L，靶向免疫治疗 2 个月后，AFP 54.3 μg/L，CA19-9 157 μg/L，靶病灶直径之和与基线相比缩小 30%，原肝右静脉与门静脉右支内病灶较前缩小。治疗效果为病情趋于稳定（SD）。患者目前 Child-Pugh

评分评估 A 级，ECOG-PS 1 分，CNLC Ⅲa 期，肿瘤局限于右半肝，门静脉分型为Ⅱ型，可行右半肝＋尾状叶切除，术后残余肝体积可大于 45%。患者静脉瘤栓较前减小，术后残余复发风险降低。

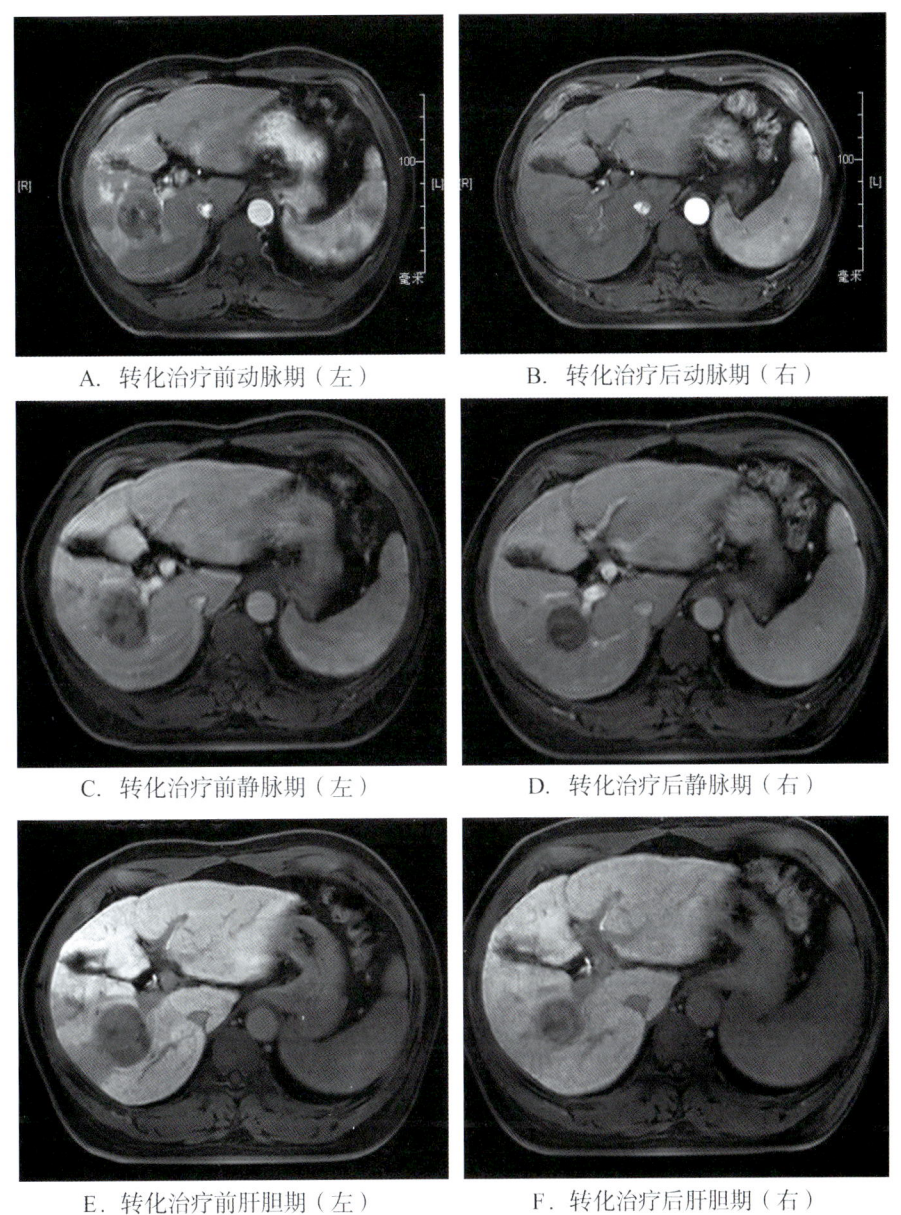

A. 转化治疗前动脉期（左）　　　　B. 转化治疗后动脉期（右）

C. 转化治疗前静脉期（左）　　　　D. 转化治疗后静脉期（右）

E. 转化治疗前肝胆期（左）　　　　F. 转化治疗后肝胆期（右）

图 2-20　转化治疗前后 MRI 检查结果

3. 肿瘤内科会诊意见　患者靶向免疫治疗后肿瘤缩小，建议外科评估手术时机。如能手术，首选手术，建议术后依据石蜡病理结果进一步制定后续辅助治疗方案。

4. 介入血管外科会诊意见　患者术后复发风险高，根据术后石蜡病理结果，可行 TACE 等治疗，预防术后复发。

5. 肿瘤放疗科会诊意见　根据患者术后石蜡病理结果决定是否需要进行术后辅助放疗。

6. 感染疾病科　患者术前 HBsAg 阳性，在接受靶向免疫治疗时已启动抗病毒治疗，效果良好。患者术后应继续行抗病毒治疗，对于采用肝切除术后的根治性肝癌患者，干扰素联合核苷与核苷酸类药物（NAs）的治疗，可以减少 HBV 相关肝癌的复发并提高生存率，且患者应每 3～6

个月检测病毒学、血生化等指标。

7. 麻醉科 患者 1 年前有脑梗死病史，规律服用阿司匹林，手术前阿司匹林需停用 7 天，术后尽快恢复用药，围术期警惕心脑血管事件发生。

◆ **MDT 会诊意见总结**

术前靶向免疫治疗后，肝占位部分缓解，可行腹腔镜探查，右半肝及尾状叶切除，根据术后石蜡病理结果决定辅助治疗方案。

【第二轮 MDT 会诊后医患沟通】

第二轮 MDT 会诊后，术者及管床医生充分告知患者及家属 MDT 会诊意见，患者及家属表示患者在接受转化治疗后病灶较前缩小，有希望能进行根治性切除术。

【第二轮 MDT 会诊后治疗】

2023 年 3 月 20 日患者行腹腔镜探查，粘连松解，右半肝及尾状叶切除，术后患者恢复良好，AFP 降至 13.2，术后 13 天出院。术后 1 个月复查 AFP 14.8。

1. 描述术中探查情况 腹腔内无腹水，胃肠、网膜未见异常。肝小结节肝硬化，质地硬。所见肝胃肠未见肿物。

2. 术后病理 （肝）靶向免疫联合治疗后切除标本，瘤床大小 3.5 cm×2.6 cm×2 cm，完全取材，呈完全凝固性坏死伴出血纤维化，周围纤维性假包膜形成、小胆管增生、神经纤维增生及多量淋巴细胞单核细胞浸润。周围肝组织呈慢性病毒性肝炎（肝炎分级：3 级；肝硬化期级：4 期，G1S4）伴明显小结节性肝硬化，其中可见多个高分化肝细胞肝癌结节，最大径 0.1 ~ 0.5 cm，及异型增生结节。肝各切缘未见肿瘤。

（右肝静脉内肿物）经免疫组化标记，为坏死伴泡沫细胞及成纤维细胞增生，伴有血栓成分。

（胆囊）慢性胆囊炎。

3. 术后辅助治疗 患者达 R0 切除，术后继续抗乙肝病毒治疗。

4. 术后随访 患者术后 2 年每 3 个月随访一次，此后每半年随访一次，每次于门诊进行病史询问及体格检查，完善血 AFP、CA19-9 及腹部影像学检查（可选 CT/MRI/B 超），目前随访 7 个月，未见复发及转移。

三、诊治要点总结

1. 肝细胞癌的诊治现状 肝细胞癌是一种原发性的肝恶性肿瘤，通常发生在慢性肝病患者中，是目前我国第 4 位常见恶性肿瘤及第 2 位肿瘤致死病因[1]。据估计，全球 72% 的肝细胞癌病例发生在亚洲，其发病率和死亡率在全球多个地区不断上升[2]。肝切除术是首选的潜在治愈性治疗方式，在严格筛选的患者中 5 年生存率高达 90%，但多数患者因基础肝功能不全或肿瘤范围过大而无法进行根治性手术。肝移植为某些不适合手术切除的患者提供了潜在治愈性治疗机会，但术后仍存在复发的风险[3]。因此，早期诊断并选择合适的治疗方案对改善患者预后十分关键。

2. 肝细胞癌诊治的多学科会诊模式 肝癌的总体治疗目标是延长患者生存期并最大限度地改善患者的生存质量。肝癌的治疗特点是多学科参与、多种治疗方法并存，应针对不同分期的肝癌患者选择合理的治疗方法。具备多学科诊疗的医学中心可以为肝癌患者提供所有潜在的可用治疗，同时评估、监测和治疗基础肝脏疾病[4-5]。《中国肝癌多学科综合治疗专家共识》推荐肝癌的多学科会诊应主要包括：影像诊断科、肝胆外科、介入血管外科、肿瘤内科、肿瘤放疗科、病理科（包括分子病理检测）、肝病内科等，必要时邀请麻醉科、营养科、护理以及其他相关学科的专家参与[6]。

3. 肝癌术前肝储备功能评估 在术前应对患者的肝储备功能及全身情况进行全面评价。通常采用肝功能 Child-Pugh 评分、吲哚菁绿清除试验或瞬时弹性成像测定肝硬度，评价肝储备功能[7-8]。肝静脉压力梯度测定可用于精确评估门静脉高压程度[9]。通常认为，肝功能 Child-Pugh A 级、吲哚菁绿 15 min 滞留率＜30% 是手术的必要条件，残余肝体积占标准肝体积的 30% 以上（无肝纤维化或肝硬化）或 40% 以上（伴有慢性肝病、肝实质损伤或肝硬化）也是手术的必要条件。

4. 肝癌的分期及手术适应证 结合中国的具体国情，依据患者的肝肿瘤、肝功能情况及体力活动状态（performance status，PS）制订了中国肝癌的分期方案（China liver cancer staging，CNLC）[10]（表2-2）及不同分期肝癌的治疗方案。

表2-2 中国肝癌的分期方案

分期	PS	Child-Pugh	肿瘤情况	影像学检查
CNLC Ⅰa	0～2分	A/B 级	单发，直径≤5 cm	无血管癌栓及肝外转移
CNLC Ⅰb	0～2分	A/B 级	单发，直径＞5 cm，或 2～3 个肿瘤，最大直径≤3 cm	无血管癌栓及肝外转移
CNLC Ⅱa	0～2分	A/B 级	2～3 个肿瘤，最大直径＞3 cm	无血管癌栓及肝外转移
CNLC Ⅱb	0～2分	A/B 级	肿瘤数目≥4 个，直径不论	无血管癌栓及肝外转移
CNLC Ⅲa	0～2分	A/B 级	不论	有血管癌栓，无肝外转移
CNLC Ⅲb	0～2分	A/B 级	不论	有肝外转移，不论血管癌栓
CNLC Ⅳ	3～4分	或 C 级	不论	不论

表2-3 不同分期肝癌的治疗方案

肝癌分期	治疗方案
CNLC Ⅰa CNLC Ⅰb CNLC Ⅱa	• 首选手术切除
CNLC Ⅱb	• 首选以 TACE 为主的非手术治疗 • 若存在以下情况可考虑手术： ①肿瘤局限在同一肝段或同侧半肝 ②同时行术中消融处理切除范围外病灶
CNLC Ⅲa	• 首选以系统抗肿瘤治疗为主的非手术治疗 • 若存在以下情况可考虑手术： ①合并门静脉分支癌栓（程式Ⅰ/Ⅱ型）且肿瘤局限于半肝，可同时行肿瘤切除及门静脉取栓 ②合并胆管癌栓但肝内病灶可切除 ③部分肝静脉受侵但肝内病灶可切除
CNLC Ⅲb	• 首选以系统抗肿瘤治疗为主的非手术治疗 • 若存在以下情况可考虑手术： 切除肿瘤同时行肝门淋巴结清扫或术后外放射治疗

5. 中晚期肝癌的治疗方案选择 基于既往的大量病例数据，中晚期肝癌切除手术后总体生存虽然不令人满意，但在缺乏其他有效治疗手段的情况下，手术切除仍可以使部分患者获益[11]。当前我国系统抗肿瘤治疗与综合治疗技术都取得了较大进步，系统抗肿瘤治疗和（或）局部治疗控制肿瘤的效果可以为中晚期肝癌患者行根治性切除、降低术后复发和改善预后提供更多选择[12]。本例患者，乙肝病史 6 年，其间未行抗病毒治疗，此次患病后检查发现肿瘤位于肝右叶并累及肝右静脉、门静脉右支，伴静脉癌栓，但并未累及门静脉主干。此类患者如与门静脉主干

距离尚可,且肿瘤并未侵及,即有可能通过右半肝切除术达到根治目的,但仍存在阳性切缘风险。根据 2021 年及既往版本 NCCN 指南,建议对此类患者行系统治疗结合手术治疗,即肝病专家给出抗病毒方案,结合肿瘤科专家及肝外科专家给出的术前新辅助治疗方案[13]。待进入缓解期后,在缓解窗口期行手术治疗,这种治疗方案可以获得更高的肿瘤缓解和根治性切除率,并降低肿瘤复发率,从而改善患者的远期预后[14]。

6. 肝癌的系统治疗 肝癌的系统治疗是在主要治疗(通常是外科手术)之外的常见治疗手段。常见的系统治疗包括系统抗肿瘤治疗、介入治疗、放射治疗等,其目的是减少术后复发,延长术后生存。对于可以切除的中晚期肝癌(CNLC Ⅱb、Ⅲa 期),通过系统治疗将肿瘤学特征较差的肝癌转化为肿瘤学特征较好的肝癌,从而减少术后复发,延长生存期。如可手术切除肝癌合并门静脉癌栓者,术前或术后行三维适形放射治疗可以提高疗效[15]。但对于外科技术上可以切除的肝癌,术前 TACE 并不能延长患者生存期[16,17]。免疫治疗联合靶向药物、免疫治疗的单药或联合治疗等策略,用于可以手术切除肝癌的术前或围术期治疗,有望进一步提高手术疗效。而对于更为早期的肝癌,术前治疗能否改善患者生存、减少复发,仍需要进一步的临床研究证实。

参考文献

[1] Zhou M, Wang H, Zeng X, et al. Mortality, morbidity, and risk factors in China and its provinces, 1990-2017: a systematic analysis for the Global Burden of Disease Study 2017. Lancet, 2019, 394 (10204): 1145-1158.

[2] Chen W, Zheng R, Baade P D, et al. Cancer statistics in China, 2015. CA Cancer J Clin, 2016, 66 (2): 115-132.

[3] Nathan H, Schulick R D, Choti M A, et al. Predictors of survival after resection of early hepatocellular carcinoma. Ann Surg, 2009, 249 (5): 799-805.

[4] Chang T T, Sawhney R, Monto A, et al. Implementation of a multidisciplinary treatment team for hepatocellular cancer at a Veterans Affairs Medical Center improves survival. HPB (Oxford), 2008, 10 (6): 405-411.

[5] Yopp A C, Mansour J C, Beg M S, et al. Establishment of a multidisciplinary hepatocellular carcinoma clinic is associated with improved clinical outcome. Ann Surg Oncol, 2013, 21 (4): 1287.

[6] 中国抗癌协会肝癌专业委员会. 中国肝癌多学科综合治疗专家共识. 临床肝胆病杂志, 2021, 37 (2): 278-285.

[7] Imamura H, Seyama Y, Kokudo N, et al. One thousand fifty-six hepatectomies without mortality in 8 years. Arch Surg, 2003, 138 (11): 1198-1206.

[8] Shen Y, Zhou C, Zhu G, et al. Liver stiffness assessed by shear wave elastography predicts postoperative liver failure in patients with hepatocellular carcinoma. J Gastrointest Surg, 2017, 21 (9): 1471-1479.

[9] Chen X, Zhai J, Cai X, et al. Severity of portal hypertension and prediction of postoperative liver failure after liver resection in patients with Child-Pugh grade A cirrhosis. Br J Surg, 2012, 99 (12): 1701-1710.

[10] 国家卫生健康委办公厅. 原发性肝癌诊疗指南(2022 年版). 临床肝胆病杂志, 2022, 38 (2): 288-303.

[11] Zhong J H, Ke Y, Gong W F, et al. Hepatic resection associated with good survival for selected patients with intermediate and advanced-stage hepatocellular carcinoma. Ann Surg, 2014, 260 (2): 329-340.

[12] Zhu X D, Huang C, Shen Y H, et al. Downstaging and resection of initially unresectable hepatocellular carcinoma with tyrosine kinase inhibitor and anti-PD-1 antibody combinations. Liver Cancer, 2021, 10 (4): 320-329.

[13] Benson A B, Michael I D, Abbott D E, et al. NCCN Guidelines insights: hepatobiliary cancers, Version 2021: featured updates to the NCCN Guidelines. J Natl Compr Canc Netw, 2021, 19 (5): 541-565.

[14] 孙惠川, 谢青, 英卫东, 等. 肝癌转化治疗中国专家共识 (2021版). 中国实用外科杂志, 2021, 41 (6): 618-632.

[15] Wei X, Jiang Y, Zhang X, et al. Neoadjuvant three-dimensional conformal radiotherapy for resectable hepatocellular carcinoma with portal vein tumor thrombus: a randomized, open-label, multicenter controlled study. J Clin Oncol, 2019, 37 (24): 2141-2151.

[16] Shi H Y, Wang S N, Wang S C, et al. Preoperative transarterial chemoembolization and resection for hepatocellular carcinoma: a nationwide Taiwan database analysis of long-term outcome predictors. J Surg Oncol, 2014, 109 (5): 487-493.

[17] Zhou W P, Lai E C, Li A J, et al. A prospective, randomized, controlled trial of preoperative transarterial chemoembolization for resectable large hepatocellular carcinoma. Ann Surg, 2009, 249 (2): 195-202.

（王高鸣　王行雁　修典荣　曾飘娥　王　皓　叶菊香　肖　宇）

第五节　一例局部进展期乳腺癌的 MDT

一、病史简介

1. 主诉 + 现病史

48 岁女性。

主诉：发现左侧乳腺肿物 6 个月。

现病史：患者于 6 个月前无意间发现左乳肿物，无疼痛、无乳头溢液，无发热，于外院诊断为"乳腺增生"，予中药治疗，治疗效果欠佳，肿物逐渐增大。2 周前患者发现左乳表面皮肤出现红肿伴破溃，就诊于我院门诊，完善乳腺彩超，检查结果：左乳肿物约 9.5 cm×7.7 cm×7.3 cm 大小，BI-RADS 5 类。行超声引导下肿物穿刺，病理诊断为乳腺黏液腺癌。为行进一步诊治，门诊以"左乳腺癌"收入病房。患者自发病来精神、睡眠情况可，食欲可，二便正常，体重无明显变化。

2. 既往史　16 年前行剖宫产手术。否认肝炎、结核、疟疾等传染病史。否认高血压、糖尿病、心脏病、脑血管病史。否认精神疾病。否认食物、药物过敏史。

3. 个人史　无吸烟、饮酒史。无其他不良嗜好。

4. 月经婚育史　月经初潮 13 岁，月经规律，5～7 天/28 天，末次月经 2023 年 4 月 25 日；适龄婚育，G1P1，育有 1 女，哺乳期 10 个月；配偶及子女体健。

5. 家族史　母亲患乳腺癌。否认家族性遗传病史。

6. 入院查体　T 36.5℃, P 69 次/分, R 17 次/分, BP 126/79 mmHg。发育正常，营养良好，正常面容，表情自如，自主体位，神志清楚，查体合作。全身皮肤黏膜无黄染，毛发分布正常，皮下无水肿,无肝掌、蜘蛛痣。左侧腋窝可扪及肿大淋巴结,直径约 2 cm,质硬,边界清,活动性差,余全身浅表淋巴结无肿大。头颅无畸形、压痛、包块,无眼睑水肿,结膜正常,眼球正常,巩膜无黄染,瞳孔等大等圆,对光反射正常,外耳道无异常分泌物,乳突无压痛,无听力粗试障碍。嗅觉正常。口唇无发绀,口腔黏膜正常。舌苔正常,伸舌无偏斜、震颤,齿龈正常,咽部黏膜正常,扁桃体无肿大。颈软、无抵抗,颈动脉搏动正常,颈静脉正常,气管居中,肝颈静脉回流征阴性,甲状腺正常,无压痛、震颤、血管杂音。胸廓正常,胸骨无叩痛,乳房见专科查体。呼吸运动正常,肋间隙正常,语颤正常。叩诊清音,呼吸规整,双肺呼吸音清晰,无胸膜摩擦音。心前区无隆起,心尖搏动正常,心浊音界正常,心率69次/分,律齐,各瓣膜听诊区未闻及杂音,无心包摩擦音。腹部见专科查体。肛门及外生殖器未查。脊柱正常生理弯曲,左膝皮肤可见陈旧性手术瘢痕,四肢活动自如,无畸形、下肢静脉曲张、杵状指(趾),关节正常,下肢无水肿。四肢肌力、肌张力未见异常,双侧肱二、肱三头肌肌腱反射正常,双侧膝腱、跟腱反射正常,双侧 Babinski 征阴性。

7. 专科查体 左侧乳房较右侧增大,左侧乳晕范围较右侧明显增大,左侧乳腺内上象限充血,乳晕区局部皮肤隆起可见破溃,伴少量渗出(图2-21)。左侧乳房中央区域可及球形肿物,约 10 cm×8 cm 大小,质硬、边界欠清、可活动,肿物表面皮肤温度升高。左侧腋窝可扪及肿大淋巴结,直径约 2 cm,质硬、边界清、活动性差。双侧乳头无溢液。右侧乳腺未及肿物,右侧腋窝未及肿大淋巴结。双侧颈部未及肿大淋巴结。

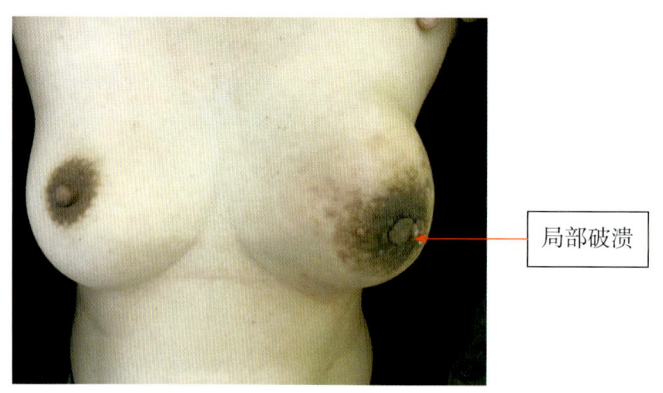

图 2-21 患者接受新辅助治疗前乳房情况
左侧乳房皮肤可见充血及破溃

8. 辅助检查

(1) 血肿瘤标志物:CEA 及 CA15-3 等均正常。

(2) 血常规、肝功能、肾功能等未见异常。

(3) 乳腺超声:右乳结构层次清晰,左乳结构层次不清晰,左乳深方见一低回声包块,范围约 9.5 cm×7.7 cm×7.3 cm,衰减明显,肿瘤边缘不光整,可见成角,内部为低回声,可见细点样强回声,周围腺体结构扭曲,结节周围与导管探查不清,局部皮肤增厚约 0.5 cm,未见内陷。CDFI:可显示范围内少量血流信号。左侧腋窝可见一肿大淋巴结,大小约 1.8 cm×1.4 cm,结构欠清,其内可见血流信号。右侧腋下未见明显肿大淋巴结。左侧锁骨上未见明显异常肿大淋巴结,诊断结论:左乳实性结节(几乎充满腺体)——符合 BI-RADS 5 类。左侧腋窝肿大淋巴结——转移性可能。

(4) 腹部超声:肝胆胰脾及腹腔淋巴结未见异常。

(5) 乳腺钼靶(图2-22):诊断印象:双侧乳腺呈多量腺体型。双侧乳腺可见多发钙化灶,左乳腺体致密,较对侧乳腺密度明显增高,结构紊乱,皮肤增厚,乳头内陷,左腋下见略大淋巴结。诊断结论:左侧乳腺癌,BI-RADS 5 类;双侧乳腺钙化灶,BI-RADS 2 类。

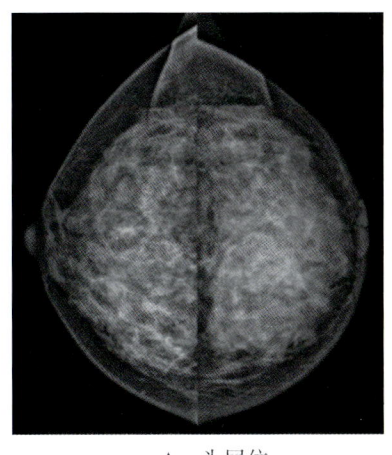
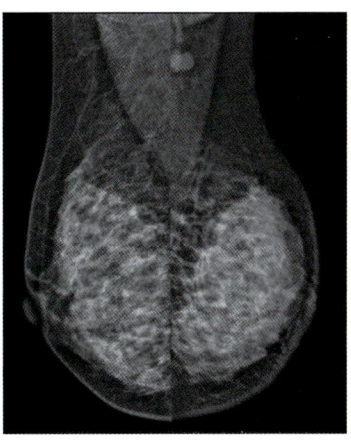
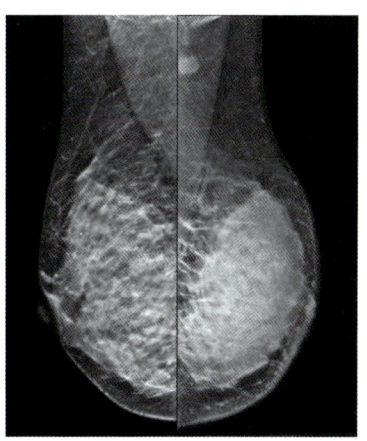

A. 头尾位　　　　　B. 内外侧斜位　　　　　C. 内外侧斜位

图 2-22　乳腺钼靶摄影

左侧乳腺腺体致密，较右侧乳腺密度明显增高。左侧腺体结构扭曲，腺体内见点状钙化，局部皮肤增厚，乳头内陷。左侧腋下淋巴结肿大

（6）胸部 CT（图 2-23）：左乳体积增大，见一较大团块状软组织密度影，大小约 100 mm×70 mm×52 mm，边界欠清，左乳皮肤增厚。双侧腋下见多发淋巴结，较大者位于左侧，短径约 11 mm。双肺见散在多发实性小结节，大者约 5 mm×4 mm。气管及主要支气管开口通畅。肺门、纵隔未见肿大淋巴结，胸腔内未见积液征。诊断结论：左乳癌；双侧腋下多发淋巴结，左侧部分肿大，转移可能。

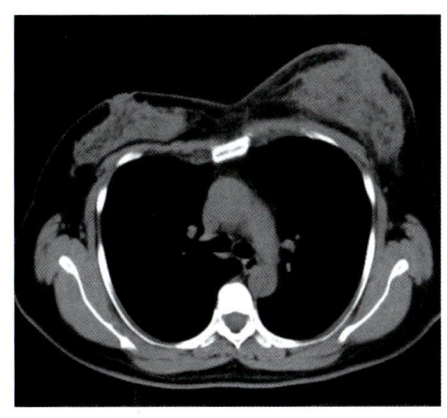
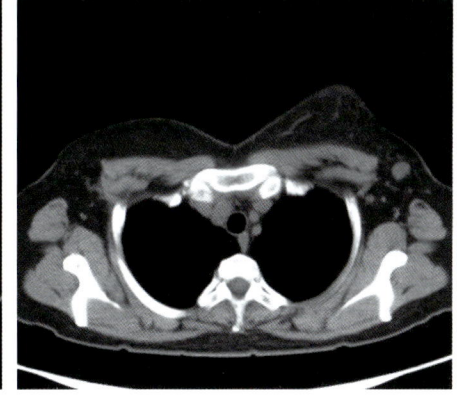

图 2-23　胸部 CT 纵隔窗
左侧乳腺肿块，乳头凹陷及局部表面皮肤增厚。左侧腋窝见肿大淋巴结

（7）全身骨扫描：未见骨转移病灶。
（8）头颅 MRI：未见异常。
（9）完善超声引导下左乳腺病变穿刺活检术，病理诊断为：1#（左乳腺肿物）穿刺：符合乳腺富细胞型黏液癌，组织学评分 6 分，中分化（图 2-24）。免疫组化结果：ER（30%，3+），PR（＜1%，3+），Ki-67（20%+），HER-2（2+ 偏弱）。FISH 阴性。

9. 初步诊断

（1）左侧乳腺癌，cT4bN2M0 Ⅲ b 期，Luminal B 型、Her2 阴性。
（2）剖宫产术后。

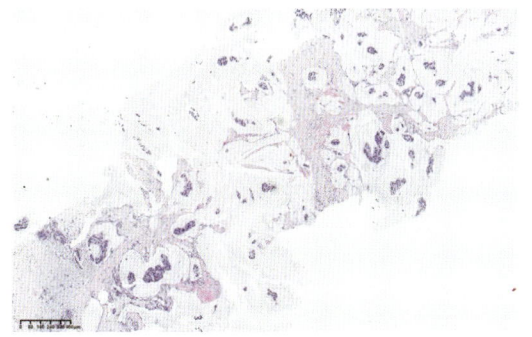

图 2-24　乳腺癌穿刺标本 HE 切片染色
显示乳腺黏液癌

10. 鉴别诊断

（1）乳腺癌：乳腺癌最常见的临床表现为无痛性肿块，肿块增大后可侵及皮肤，可伴腋窝肿大淋巴结。影像学检查可发现乳腺肿物边界不清、形态不规则。穿刺病理可确诊。该患者以发现左侧乳腺肿物起病，肿物质地硬、侵及表面皮肤，影像学检查发现左侧乳腺肿物边界不清、形态不规则、周围结构扭曲。腋窝肿大淋巴结结构不清。超声引导下行左侧乳腺肿物穿刺诊断为乳腺癌。因此可明确诊断为乳腺癌。结合查体及影像学检查，分期诊断为cT4bN2M0 Ⅲb期，结合免疫组化结果，分型诊断为Luminal B、Her2阴性型。

（2）乳腺分叶状肿瘤：乳腺分叶状肿瘤发病高峰年龄在40～50岁，可以是良性、交界性和恶性。患者多表现为乳房内无痛性肿块，在较长的病程中肿物逐渐增大，少数可表现为乳腺肿块迅速增大，甚至占据整个乳房。查体可及乳房内圆形或者分叶状肿块，边界一般较为清晰，活动度好，一般不伴腋窝淋巴结肿大。超声检查常发现肿物边界清晰、回声不均匀、血流丰富。粗针穿刺活检或切除活检可明确诊断。该患者左侧乳房无痛性肿块，肿块逐渐增大，应考虑此诊断。但该患者左侧乳腺肿物质地硬，侵及局部皮肤，伴腋窝肿大淋巴结，结合影像学检查及穿刺病理结果，可明确除外此诊断。

（3）乳腺纤维腺瘤：乳腺纤维腺瘤是青年女性常见的乳房良性肿瘤，高发年龄为20～25岁，多表现为乳房内无痛性肿块，体积偏小，增长缓慢，质地韧，似皮球的弹性感，表面光滑，易于推动。影像学检查提示肿物形态规则、边界清晰，不伴腋窝淋巴结肿大。该患者左侧乳腺肿物质地硬、侵及局部皮肤、伴腋窝肿大淋巴结，结合影像学检查及穿刺病理结果，可明确除外此诊断。

二、诊治难点与MDT会诊

【诊治难点】

患者为48岁女性，左侧乳腺癌诊断明确，CT4bN2M0 Ⅲb期，Luminal B型、Her2阴性型。如果选择直接手术，存在一定的R1/2切除风险，如术后病理提示切缘阳性，术后复发率高，属于不可切除局部进展期乳腺癌。

根据美国国立综合癌症网络（NCCN）制定的临床实践指南和中国临床肿瘤学会（CSCO）乳腺癌诊疗指南，患者属于局部进展期乳腺癌，建议先行新辅助治疗，及时评估新辅助治疗效果，再决定后续治疗方案。术前新辅助治疗有可能使得肿瘤缩小，达到降期目的，从而提高R0切除概率，进而改善患者预后。该患者乳腺癌病理免疫组化HR阳性、HER2阴性，为LuminalB型，可选择蒽环药物联合紫杉类药物方案进行新辅助化疗。

患者在完成2个周期的AT方案新辅助化疗后，左侧乳腺皮肤红肿范围较前缩小，左侧乳腺肿物较前变小，复查超声提示为：左侧乳腺肿物7.8 cm×6.5 cm×6.0 cm，左侧腋窝淋巴结约1.5 cm×1.2 cm大小。根据实体肿瘤疗效评估（response evaluation criteria in solid tumors，RECIST）标准评估疗效为疾病稳定（stable disease，SD）。继续完成2个周期的AT方案新辅助化疗，左侧乳腺肿物及左侧腋窝淋巴结大小较前无明显变化。再次根据RECIST 1.1标准评估疗效为SD（缩小）。

目前的治疗难点在于：患者AT方案化疗4周期后，近期疗效评估为SD（缩小），选择继续原方案化疗还是更换新辅助治疗方案，或者是停新辅助治疗，直接选择手术治疗。如果直接选择手术治疗，胸壁局部缺损范围大，需行皮瓣转移修复胸壁创面。因此，需要组织MDT专家会诊，讨论并制定最佳的个体化治疗方案。

【第一轮MDT专家会诊】

1. 超声科会诊意见 患者左侧乳腺深方低回声肿物，范围约9.5 cm×7.7 cm×7.3 cm，肿物边缘不光整，可见成角，其内可见细点样强回声，周围腺体结构扭曲，皮肤增厚，考虑为乳腺癌可能性大。合并左侧腋窝淋巴结肿大，约 1.8 cm×1.4 cm 大小，结构欠清，其内可见血流信号，考虑转移可能。经过 2 周期 AT 方案新辅助治疗后，复查超声提示左侧乳腺肿物 7.8 cm×6.5 cm×6.0 cm，左侧腋窝淋巴结约 1.5 cm×1.2 cm 大小。完成 4 周期 AT 方案新辅助治疗后，再次复查超声提示左侧乳腺肿物及左侧腋窝淋巴结均较前无明显变化。

2. 普通外科会诊意见 结合患者初诊时临床表现、影像学特征及穿刺病理，考虑左侧乳腺癌，cT4bN2M0 Ⅲb 期，诊断明确。患者肿瘤直径约 10 cm，伴腋窝淋巴结转移，属于局部进展期乳腺癌，不宜直接手术治疗，根据 NCCN 及 CSCO 乳腺癌诊疗指南，应先行新辅助治疗。完成 2 周期 AT 方案新辅助化疗后，评估治疗效果为 SD。完成 4 周期 AT 方案新辅助化疗后，评估治疗效果为 SD，但是乳腺肿物有缩小。目前可继续完成既定的 6 周期 AT 方案新辅助治疗，之后手术，术后依据病理情况进行后续强化治疗。

3. 肿瘤化疗科会诊意见 患者左侧乳腺癌，cT4bN2M0 Ⅲb 期，初诊时属于不可切除局部进展期乳腺癌，行 4 周期 AT 方案新辅助化疗后，评估治疗效果为 SD。建议继续进行 2 周期 AT 方案新辅助化疗，完成既定的 6 周期新辅助化疗，根据治疗情况选择手术治疗。不建议进行新辅助内分泌治疗。需要向患者及家属充分说明，在继续新辅助治疗过程中，病情有出现进展的风险。

4. 成形科会诊意见 患者局部进展期乳腺癌，肿瘤直径大，累及皮肤范围广泛，切除后皮肤缺损范围大，可考虑选择局部邻近皮瓣转移行创面修复术，可行腹部阅读者皮瓣或者背阔肌皮瓣转移修复创面。背阔肌皮瓣术中需变换体位，损伤部分背阔肌功能，而腹部阅读者皮瓣无需术中变换体位，对腹部肌肉功能无损伤，因此可优先选择腹部皮瓣来修复创面。

【第一次 MDT 会诊意见总结】

患者左侧乳腺癌，cT4bN2M0 Ⅲb 期诊断明确。目前肿瘤直径大，累及皮肤范围广泛，不宜直接手术治疗，宜行新辅助治疗。患者肿瘤分子分型为 Luminal B 型、Her2 阴性，根据 NCCN 及 CSCO 乳腺癌诊疗指南，完成 4 周期 AT 方案新辅助化疗后，评估治疗效果为 SD（缩小）。建议继续进行 2 周期 AT 方案新辅助化疗，完成既定的 6 周期新辅助化疗，根据治疗情况选择手术治疗。继续新辅助治疗过程中，病情有出现进展的风险，需要向患者及家属充分说明。

【第一轮 MDT 会诊后医患沟通】

第一轮 MDT 会诊后，术者及管床医生充分告知患者及家属 MDT 会诊意见，患者及家属表示同意 MDT 会诊意见，希望完成既定的 6 周期 AT 方案新辅助化疗，根据治疗情况选择手术治疗。

【第一轮 MDT 会诊后治疗】

（1）患者完成既定 6 周期 AT 方案新辅助治疗后，左侧乳房皮肤红肿范围较前明显变小（图 2-25）。复查超声提示左侧乳腺肿物及腋窝淋巴结较前无明显变化，超声提示左侧乳腺肿物大小 7.2 cm×6.3 cm×6.0 cm，左侧腋窝淋巴结约 1.4 cm×1.2 cm 大小。根据 RECIST 1.1 标准评估治疗效果为疾病稳定 SD（缩小）。患者在进行 6 周期 AT 方案新辅助治疗过程中，耐受性良好，未出现明显新辅助化疗副作用。

（2）与患者及家属充分沟通病情后，患者及家属同意接受手术治疗。患者于全麻下行左侧乳腺癌改良根治术及左侧腋窝淋巴结清扫术。术中充分切除左侧乳腺肿物表面皮肤，术中切取皮肤切缘送冰冻病理，证实未见癌残留。术中清除左侧腋窝Ⅰ/Ⅱ/Ⅲ组淋巴结。切除后皮肤缺损范

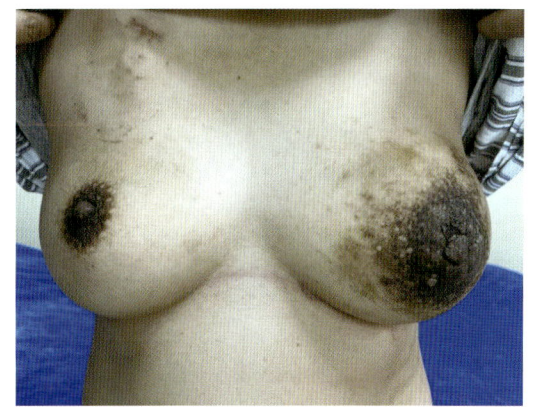

图 2-25 患者完成新辅助治疗 6 周期后，左侧乳房皮肤充血红肿消退

围约 18 cm×15 cm 大小，无法直接缝合切口（图 2-26）。请成形科医生台上会诊行腹部阅读者皮瓣转移修复关闭创面（图 2-27）。皮瓣转移后皮肤无明显张力。术后切口愈合良好。

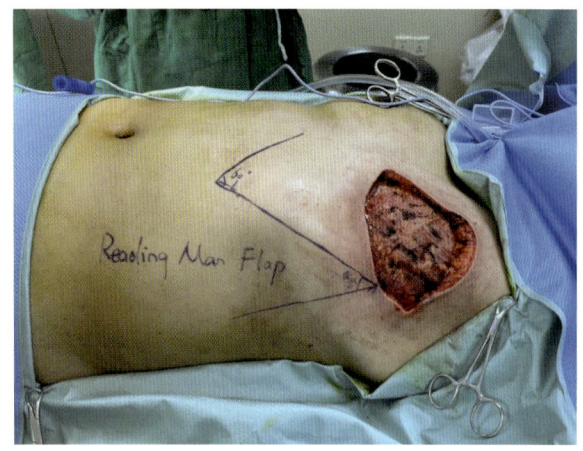

图 2-26　左侧乳腺切除后导致的胸壁缺损创面及设计皮瓣辅助线

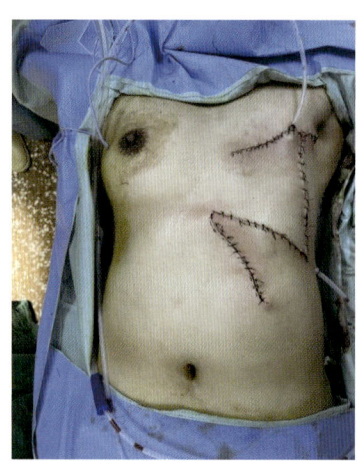

图 2-27　皮瓣转位缝合后情况

（3）术后病理：①（左侧乳腺）乳腺癌新辅助化疗后根治术标本：乳腺实质内可见大范围黏液池形成，几乎占据整个乳腺，其中可见极少量浸润癌残留（图 2-28），残留癌部分为少细胞亚型黏液癌，部分为浸润性微乳头状癌（后者核级更高），组织学评分 3+3+1=7 分，中分化；癌呈非向心性消退，残余癌几乎分布于整个乳腺，残留浸润癌最大范围约 10 cm×8.5 cm，但残余癌细胞的数量极少，最大一灶残余癌最大径约 3 mm（ypT1a）。Miller-Payne 肿瘤细胞消退分级约 4 级。浸润癌免疫组化结果：ER（90%，3+），PR（2%，1+），HER-2（2+ 偏弱，残余癌过少，结合既往新辅助前的 HER2-FISH 结果，不建议重复做 HER2-FISH 检测），Ki-67（25%+）。② RCB 评估系统：淋巴结可见癌转移（2/16），转移癌最大径约 8 mm，两枚阳性淋巴结均伴治疗后改变；14 枚阴性淋巴结中 3 枚伴治疗后改变，其余无治疗后改变。ypAJCC：ypN1（2/16），共 5 枚淋巴结伴治疗后改变。RCB 评估结果：残留瘤床最大径 100 mm；残留瘤床次大径 85 mm；残留癌细胞密度 3%；原位癌所占比例 0%；阳性淋巴结数目 2 枚；最大转移灶直径 8 mm；RCB 值 3.2305；RCB 分级 Ⅱ级。

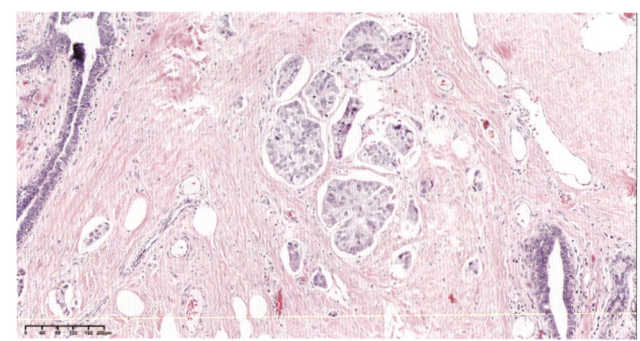

图 2-28　新辅助治疗术后标本 HE 切片染色

除少量黏液癌残留（此图未显示）外，还可见少量浸润微乳头状癌残留，后者核级别偏高

【诊治难点】

患者左侧局部进展期乳腺癌，cT4bN2M0 Ⅲb 期，完成 AT 方案 6 周期新辅助化疗后手术，

术后病理诊断为 ypT1aN1M0、Luminal B、Her2 阴性，淋巴结可见癌转移，2/16，共 5 枚淋巴结伴治疗后改变。关于术后如何制定合适的综合治疗方案，需要再次 MDT 讨论。

【第二轮 MDT 专家会诊】

1. 普通外科会诊意见 患者左侧局部进展期乳腺癌，cT4bN2M0 Ⅲb 期，完成 AT 方案 6 周期新辅助化疗后，根据 RECIST1.1 标准评估为 SD 缩小。已行左侧乳腺癌改良根治术及左侧腋窝淋巴结清扫术，术中请成形科会诊，行腹部阅读者皮瓣转移修复创面。术后患者恢复顺利。术后病理诊断为 ypT1aN1M0、Luminal B、Her2 阴性，Miller-Payne 肿瘤细胞消退分级为 4 级、RCB 评估系统分级为 Ⅱ 级，术后需要进行内分泌强化治疗及放射治疗。

2. 肿瘤化疗科会诊意见 患者左侧局部进展期乳腺癌，cT4bN2M0 Ⅲb 期，完成 AT 方案 6 周期新辅助化疗后手术，术后病理诊断为 ypT1aN1M0、Luminal B、Her2 阴性。手术后病理提示淋巴结可见癌转移，2/16，共 5 枚淋巴结伴治疗后改变。根据 NCCN 及 CSCO 乳腺癌诊治指南，患者属于绝经前复发风险高危者，术后内分泌治疗建议卵巢功能抑制 OFS 联合 AI 治疗，建议加用 2 年 CDK4/6 抑制剂（阿贝西利）强化治疗。患者母亲有乳腺癌，建议行 *BRCA1/2* 基因检测，如果 BRCA 有胚系突变，可采用奥拉帕利辅助强化治疗。

3. 肿瘤放疗科会诊意见 患者诊断为左侧乳腺癌 cT4bN2M0 Ⅲb 期，经新辅助化疗后，行左侧乳腺癌改良根治术，术后病理诊断为 ypT1aN1M0，淋巴结 2/16，共 5 枚淋巴结可见治疗后反应。根据术前治疗肿瘤分期累及范围广，为 cT4bN2M0 Ⅲb 期，术后仍有淋巴结转移。建议术后左侧胸壁及左侧锁骨上下区放疗，DT5OGY/2GY/25f，5w。

【第二次 MDT 会诊意见总结】

患者左侧局部进展期乳腺癌，cT4bN2M0 Ⅲb 期，完成 AT 方案 6 周期新辅助化疗后手术，术后病理诊断为 ypT1aN1M0、Luminal B、Her2 阴性。术后建议采取内分泌强化治疗方案，卵巢功能抑制联合 AI 治疗 5～10 年，CDK4/6 抑制剂（阿贝西利）2 年辅助强化，并对左侧胸壁及左侧锁骨上下区进行放射治疗。

【第二轮 MDT 会诊后治疗】

1. 术后放射治疗 患者术后顺利完成左侧胸壁及左侧锁骨上下区放疗，DT5OGY/2GY/25f，5w。

2. 术后内分泌治疗 术后予卵巢功能抑制联合 CDK4/6 抑制剂（阿贝西利）及 AI 治疗。术后行 *BRCA1/2* 基因检测，无胚系 *BRCA1/2* 突变。

3. 术后随访 患者术后每 3 个月随访一次，完成乳腺及腋窝超声、颈部淋巴结超声、胸部 CT 复查未见异常。计划术后 2 年内每 3 个月随访一次，2～5 年内每半年随访一次，之后每年随访一次。

三、诊治要点总结

1. 乳腺癌的诊治现状 2020 年世界卫生组织国际癌症研究机构发布的数据显示，乳腺癌已经取代肺癌，成为全球第一大癌症[1]。2020 年，全球新增癌症患者共计 1929 万人，其中乳腺癌新发病例高达 226 万例，约占新发癌症病例的 11.4%，在新确诊的患者中，每 8 名中就有 1 名是乳腺癌患者。在我国，乳腺癌是女性最常见的恶性肿瘤之一，其发病率位列女性恶性肿瘤之首，呈逐年上升且有年轻化趋势。我国当前乳腺癌患者数量已达到 100 多万，每年新发乳腺癌患者 42 万例，死亡 12 万例。

乳腺癌的治疗方法主要包括手术、放疗、化疗、内分泌治疗和靶向治疗。针对不同病情和患者的需求，医生会制订个性化的治疗方案，以期达到最佳治疗效果。局部进展期乳腺癌分为局部可切除和局部不可切除两种情况，前者包含 T3N1M0 Ⅲa 期，后者包含 TanyN2M0 Ⅲa 期，

T4NanyM0 Ⅲb 期，TanyN3M0 Ⅲc 期乳腺癌[2]。对于局部不可切除进展期乳腺癌，NCCN 及 CSCO 诊疗指南均建议先行新辅助治疗，根据治疗效果选择后续治疗方案[2-3]。

2. 乳腺癌诊治的多学科会诊模式　　进展期乳腺癌的诊断和治疗较早期乳腺癌更加复杂，需要综合考虑众多因素，因此常常需要多学科会诊讨论。进展期乳腺癌的治疗团队需要整合肿瘤化疗科、乳腺外科、放疗科、影像科、病理科、心理医生、社会工作者、护理工作者和姑息治疗专家等多学科的专业人员。肿瘤专科护士或医生助理也应加入这一团队。在关键的节点上，通过多学科联合会诊，为患者制定个体化的治疗方案[4]。

3. 局部进展期乳腺癌新辅助治疗方案选择　　对于局部进展期乳腺癌，目前不推荐采用"较弱"方案作为初始方案以筛选敏感人群，推荐采用循证医学证据提示最强、最有效的方案作为新辅助治疗的初选方案。对于 Luminal 型局部进展期乳腺癌，ALTERNATE 研究中新辅助内分泌治疗的 pCR 率仅为 1%，鉴于新辅助内分泌治疗效果与化疗相比仍有一定的差距，目前推荐对于绝大多数中高复发风险的 Luminal 型患者，首选新辅助化疗[5]。化疗方案可选择 TAC 或 AT 联合化疗方案[3]。

4. 局部进展期乳腺癌创面修复方法选择　　部分局部进展期乳腺癌侵及皮肤范围广，为了确保肿瘤完全切除，达到皮肤切缘阴性，往往需要切除肿瘤表面较多的皮肤组织，从而造成较大面积的皮肤缺损。

虽然皮肤移植是一种简单且有效的修复方式，但修复后无法承受后续的放射治疗，因此皮瓣修复是较为理想的选择。乳腺癌术后的胸壁缺损，既往多采用背阔肌肌皮瓣移转进行修复，但该手术方式创伤相对较大，且会损伤功能区肌肉组织，造成一定程度的功能下降[6]。

阅读者皮瓣最初由 Mutaf 等报道[7]，主要用于面部下肢等部位圆形皮肤缺损的覆盖，效果良好。本手术应用阅读者皮瓣修复乳腺癌术后的胸壁缺损。利用不对等的"Z"形设计，用两个皮瓣来进行皮肤缺损的修复。第一个矩形皮瓣利用和"Z"形轴线平行方向的组织松动性来覆盖原发缺损；第二个三角形皮瓣利用和轴线垂直方向的组织松动性来覆盖第一个皮瓣供区的继发缺损。两个皮瓣的应用充分调动了创面周围组织的松动度，极大地减少了缝合切口的张力，有效避免了周围组织因过度牵拉造成的变形移位和血运障碍[8]。

菱形皮瓣也是修复胸壁缺损的常用方法。与菱形皮瓣相比，虽然阅读者皮瓣的切口瘢痕更长，但是阅读者皮瓣对于健康组织的去除量明显减少，而且缝合后阅读者皮瓣张力明显小于菱形皮瓣，因此采用阅读者皮瓣用于修复较大的皮肤缺损更具优势[9-10]。

5. 乳腺癌新辅助治疗后病理评估　　当前实施新辅助治疗的一个重要目的，即通过新辅助治疗进行体内药敏研究，对全疗程新辅助治疗后筛选出的 non-pCR 患者予以辅助强化治疗，从而改善患者的整体预后[11]。乳腺癌新辅助治疗后的病理评估对术后综合治疗措施的制定极为关键。病理完全缓解（pathological complete response，pCR）分为两种情况：① Total pCR（tpCR）：乳腺原发灶无浸润性癌，且区域淋巴结无浸润性癌细胞；残留乳腺脉管内浸润性肿瘤或经淋巴结内残余孤立肿瘤细胞不能判定为 pCR；可以允许乳房原发病灶内有导管原位癌残留。② Breast pCR（bpCR）：乳腺原发灶在新辅助治疗后无浸润性癌残留。

Miller&Payne 系统（MP 分级系统）：对比新辅助治疗后残余浸润癌比治疗前粗针活检标本中癌的减少程度，评估治疗后乳腺标本中残余浸润癌细胞的丰富程度。共分为五级。1 级：浸润性癌细胞数量无改变；2 级：浸润性癌细胞轻度减少，减少不超过 30%；3 级：浸润性癌细胞减少 30%～90%；4 级：浸润性癌细胞明显减少超过 90%；5 级：原发灶瘤床部位未见浸润性癌细胞残留（允许导管原位癌残留）。但是 MP 系统仅评估原发灶，不评估区域淋巴结，这是 MP 系统最大的弊端。

RCB（residual cancer burden，残余肿瘤负荷）系统：RCB 系统是国际乳腺协作组推荐用于评估新辅助治疗疗效的另一种方法，适用于不同亚型浸润性乳腺癌新辅助治疗后的病理评估。根据乳腺原发灶残余肿瘤范围（mm×mm）、残余肿瘤的细胞密度（%）、原位癌所占比例（%）、阳性淋巴结个数和淋巴结转移癌最大径（mm），可获得RCB指数及对应的RCB分级。RCB系统已通过长期数据的临床验证，可同时评价新辅助治疗后的乳腺原发灶及区域淋巴结状况，是一种可量化残余肿瘤的评估系统。RCB分级分为0、1、2、3共四级，其中RCB-0和RCB-1患者无复发生存率和总生存率均优于RCB-3的患者。

6. Luminal B型乳腺癌全疗程新辅助治疗后辅助治疗方案的制定 乳腺癌新辅助治疗后获得pCR的患者整体预后显著好于non-pCR患者，不同亚型新辅助治疗后的non-pCR患者，采用相应的化疗、靶向治疗及内分泌治疗予以辅助强化，可显著改善预后[12]。Monarch E研究中对于HR阳性、Her2阴性乳腺癌具有临床病理高危因素的患者（腋窝阳性淋巴结≥4枚，或阳性淋巴结1～3枚并至少符合以下情况之一：组织学分级3级或肿物直径≥5 cm）接受内分泌联合阿贝西利2年的辅助强化治疗相比单纯内分泌治疗可显著降低肿瘤复发风险，因此国内外指南推荐对复发风险为高危的早期乳腺癌患者采用常规内分泌治疗联合阿贝西利予以辅助强化。阿贝西利常见副作用为腹泻和中性粒细胞减少，在治疗过程中应注意监测毒副作用，根据副作用严重程度调整阿贝西利治疗剂量并采取对症治疗，保证患者全程安全用药[13-14]。

参考文献

[1] National Comprehensive Cancer Network，NCCN clinical practice guidelines in oncology．Breast Cancer．Version 1．2023．

[2] 中国临床肿瘤学会指南工作委员会．中国临床肿瘤学会（CSCO）乳腺癌诊疗指南2023．北京：人民卫生出版社，2023．

[4] 中国女医师协会乳腺疾病研究中心．中国进展期乳腺癌共识指南2020（CABC 3）．癌症进展，2020，18（19）：1945-1964．

[5] Ellis M J，Suman V J，Hoog J，et al. Ki-67 proliferation index as a tool for chemotherapy decisions during and after neoadjuvant aromatase inhibitor treatment of breast cancer：results from the American College of Surgeons Oncology group Z1031 trial（alliance）．J Clin Oncol，2017，35（10）：1061-1069．

[6] Lu L，Yue Y，Wang L，et al.Latissimus dorsi myocutaneous fap repair is effective after neoadjuvant chemotherapy for locally advanced breast cancer.World Journal of Surgical Oncology，2022，20（1）：134.

[7] Mutaf M，Sunay M，Bulut O.The "reading man" procedure：a new technique for the closure of circular skin defects. Ann Plast Surg，2008，60（4）：420-425．

[8] 马建勋，杨欣，布希，等．阅读者皮瓣在乳腺啊术后胸壁创面修复中的应用．中国美容整形外科杂志，2022，33（11）：696-698．

[9] 刘晓峰，周同葵，巩梦童，等．阅读者皮瓣于菱形皮瓣在面部皮肤肿物切除后皮肤缺损重建中的临床应用．中国美容整形外科杂志，2021，32（3）：136-139．

[10] Kazuyuki K，Hiroyuki T，Atsumori H. Rhomboid flap reconstruction after mastectomy for locally advanced breast cancer. J Nippon Med Sch，2021，88（1）：63-70．

[11] 魏兵，杨文涛，步宏．乳腺癌新辅助治疗的病理诊断专家共识（2020版）．中华病理学杂志，2020，49（4）：296-298．

[12] 《中国乳腺癌新辅助治疗专家共识（2022年版）》专家组，邵志敏．中国乳腺癌新辅助治疗专家共识（2022年版）．中国癌症杂志，2022，32（1）：80-89．

[13] Johnston S R D，Harbeck N，Hegg R，et al. Abemaciclib combined with endocrine therapy for the

adjuvant treatment of HR+, HER2-, node-positive, high-risk, early breast cancer (monarchE). J Clin Oncol, 2020, 38 (34): 3987-3998.
[14] Loibl S, Marm É F, Martin M, et al. Palbociclib for residual high-risk invasive HR-positive and HER2-negative early breast cancer-the Penelope-B trial. J Clin Oncol, 2021, 39 (14): 1518-1530.

(彭　颖　赵红梅　王墨培　贺慧颖　裴新龙　姜玉良)

第六节　一例妊娠期乳腺癌的 MDT

一、病史简介

1. 主诉 + 现病史
39 岁女性。

主诉：发现右乳肿物 1 个月余。

现病史：患者 1 个多月前（2021 年 8 月，孕 18 周）自扪及右乳肿物，位于乳头上方，约"鸡蛋"大小，质硬、可活动、无疼痛，无皮肤、乳头异常。就诊于我院门诊，行乳腺超声示：右乳实性结节，大小约 5.2 cm × 2.3 cm，符合 BI-RADS 5 类，建议穿刺活检；右侧腋下可见多发肿大淋巴结，大者约 2.3 cm × 1.5cm，建议穿刺活检。2021 年 8 月 18 日行超声引导下右乳实性肿物穿刺活检术及右腋下淋巴结穿刺活检术，后病理回报：（右侧乳腺肿物）浸润性乳腺癌，非特指型，组织学评分 7～8 分，中 - 低分化，局灶伴坏死，未见明确脉管内癌栓及神经侵犯；免疫组化：ER（90% ++～+++），PR（95% +++），HER2（1+），Ki-67（70%+）。（右腋窝淋巴结）送检纤维结缔组织内可见癌浸润，结合病史及免疫组化结果，符合乳腺癌转移；免疫组化：ER（90% ++～+++），PR（95% +++），HER2（0），Ki-67（70%+）。现为进一步诊治收入院。患者目前孕 24^{+2} 周，精神、体力可，睡眠、食欲好，二便正常，孕期体重增加约 5 kg。

2. 既往史
甲状腺功能减低病史 1 年余，目前口服优甲乐治疗，病情稳定。室性早搏病史 1 年余，未用药；半月前动态心电图示：24 h 平均心率 90 次 / 分，最慢 62 次 / 分，最快 137 次 / 分，室性早搏 1802 次，有 2 阵室性二联律和 38 阵室性三联律。无传染病史，无其他慢性病史，无手术、外伤史，无食物、药物过敏史。

3. 个人史
无吸烟、饮酒史，无化学性、放射性物质接触史。

4. 月经婚育史
月经初潮 12 岁，月经规律，量中等，LMP 2021 年 4 月 6 日。适龄结婚，G3P0，2014 年胚胎停育、15 或 16 三体，2017 年胚胎停育、15 或 16 三体，2021 年 4 月 24 日因不良孕产史于我院生殖中心行胚胎移植术（PGD），现宫内孕 24^{+2} 周。

5. 家族史
父亲因"心脏病"去世，母亲健在；外婆、舅舅患胃癌，姑姑患肺癌。

6. 入院查体
T 36.5℃，P 98 次 / 分，R 20 次 / 分，BP 106/68 mmHg，体表面积 1.61m^2，ECOG 1 分。神志清，精神好。皮肤黏膜无苍白、黄染。右腋窝可及肿大淋巴结，直径约 2 cm，质硬、可活动、无压痛；锁骨上等其他浅表淋巴结无肿大。右乳乳头上方可触及肿物，大小约 6 cm × 4 cm，质硬、可活动、无压痛，无皮肤红肿、破溃、橘皮样变，无乳头内陷、溢液；左乳正常，未及肿物。双肺呼吸音清，无胸膜摩擦音。心率 98 次 / 分，律齐，各瓣膜听诊区未闻及杂音，无心包摩擦音。腹膨隆，无压痛、反跳痛，腹部无包块，肝、脾肋下未及，无移动性浊音，肠鸣音正常。双下肢无水肿。

7. 辅助检查

(1) 肿瘤标志物：CA15-3 64.3（IU/ml）↑，CEA 11.9（ng/ml）↑，CA125 13（U/ml）。

(2) 乳腺超声：右乳实性占位性病变，位于10—12点钟方向，距离乳头1.5 cm处，大小约5.3 cm×2.5 cm，符合BI-RADS 6类；右腋下多发肿大淋巴结，大者约2.7 cm×1.7 cm，考虑转移。

(3) 颈部超声：双颈及锁骨上未见肿大淋巴结。

(4) 腹部超声：未见转移征象。

(5) 血尿便常规、肝肾功能、电解质、凝血大致正常。

(6) 甲状腺功能：FT_4 0.87（ng/dl）↓，TSH 1.03（μIU/ml），FT_3、TT_4、TT_3 正常。

(7) 心电图：正常。

8. 初步诊断

(1) 右乳浸润性癌非特殊型 cT3N1Mx Ⅲa期？Luminal B型（HER2阴性）右腋窝淋巴结转移。

(2) 宫内孕 24^{+2} 周（PGD术后）。

(3) 甲状腺功能减退。

(4) 室性早搏。

二、诊治难点与MDT会诊

【诊治难点】

患者为妊娠期乳腺癌，诊疗需兼顾患者疗效和胎儿安全。患者为39岁的高龄产妇，因既往多次胚胎停育行PGD术后，目前孕 24^{+2} 周，胎儿为"珍贵儿"。患者孕中期诊断右乳浸润性癌，因影像学检查受限、分期cT3N1Mx，乳腺肿块偏大、有腋窝淋巴结转移，Luminal B型（HER2阴性），Ki-67 70%，提示肿瘤增殖活跃。治疗决策需综合考虑肿瘤、孕期、患方、胎儿以及医疗伦理等多方面因素。从乳腺癌角度，建议积极抗肿瘤治疗，以延长患者生存期；但需综合考虑手术、化疗的顺序和时机，具体用药选择，终止妊娠的指征和分娩时机，治疗对患者和胎儿的不良影响以及如何监测。妊娠期乳腺癌属于妊娠高风险红色预警，有病情恶化成为危重症的可能，是对医院多学科综合诊疗能力的考验。

【第一轮MDT专家会诊】

1. 肿瘤化疗科会诊意见 患者为妊娠期乳腺癌，是否考虑终止妊娠、之后再行乳腺癌治疗，还是在妊娠状态下行抗肿瘤治疗，需向患方充分告知利弊并协商讨论。如患方选择继续妊娠，从我科角度主要有两种策略：第一种是先手术，术后化疗；第二种是先化疗，之后再行手术。根据目前的文献数据，孕24周可以化疗，建议在孕34周前停止化疗，为分娩创造安全条件。患者如果先行化疗，存在化疗无效、肿瘤进展的风险，同时化疗的副反应可能会影响胎儿发育。药物选择方面要充分考虑安全性，目前有证据显示蒽环类药物可在孕期使用；紫杉类药物的证据有限，且用药过程中需使用糖皮质激素，有额外的风险。患者胚胎移植术后，胎儿为珍贵儿，如孕≥28周后再行化疗，一旦出现严重副反应，可考虑及时终止妊娠，胎儿仍有存活的机会；但目前孕24周+，距离28周还有近1个月的时间，结合患者肿瘤的生物学行为，乳腺癌有进展风险；考虑到胎儿的珍贵性，可选择蒽环类单药化疗，在治疗过程中需密切监测骨髓抑制、心脏毒性等副反应，细胞毒药物对胎儿的远期影响尚不明确。

2. 普外科会诊意见 患者右乳浸润性癌病理诊断明确，cT3N1Mx、至少为Ⅲa期。如果进行手术，术后需要行辅助化疗，术后化疗延迟可能会导致不良预后，所以妊娠期间行化疗难以避免。此外，患者肿瘤偏大，先行化疗可争取肿瘤缩小的机会，利于后期手术，且尚不明确是否存在远处转移。因此，目前不建议手术，建议先行化疗。但是，先化疗存在肿瘤进展风险，如两周期化疗后患者病情进展，到时可考虑先分娩、再抗肿瘤治疗；或者继续妊娠、进行乳腺癌手术，但这种情况下可能需要植皮，手术风险更高。

3. 产科会诊意见 患者为妊娠期乳腺癌，治疗需充分尊重患者本人和家属的意愿，尽量保全孕妇和胎儿两方面，但首先需考虑孕妇的安全。患者有不良孕史，PGD 术后，目前 39 岁，如果终止妊娠，再怀孕的概率低。以目前的技术条件，大于 28 周、体重大于 1 kg 的胎儿有机会存活。患者已明确诊断乳腺癌，不建议单纯等待，应积极治疗，考虑到蒽环类药物通过胎盘的量少，建议先行化疗。高龄产妇本就存在胎膜早破、流产等风险，化疗后可能出现胎儿发育不良、流产、感染、胎死宫内等不良结局，对胎儿的远期影响不可预知。在化疗过程中仍需合并使用降低副反应的药物，如恶心、呕吐副反应大，不用药处理，同样不利于胎儿生长发育。在化疗过程中需密切监测胎儿的情况，评估胎儿生长发育是否受影响，必要时调整治疗。

4. 药剂科会诊意见 如果患者选择在继续妊娠的情况下接受化疗，建议使用蒽环类药物（如多柔比星）。在多柔比星的说明书上，会标注"妊娠期妇女禁用"，超适应证用药需向患者充分告知。目前的毒性数据多基于动物实验，输尿管异常或畸形足等不良妊娠结局的发生率约为 3%。在对胎儿生长发育的影响方面，国外有 50 余例随访 18 年的数据未见智力发育异常，但毕竟样本量有限，不除外存在远期风险。治疗过程中，可考虑进行化疗药物的血药浓度监测。

5. 心内科会诊意见 患者 HOLTER 检查示室性早搏的频率在 1000～2000 次/24 h，一般无需处理，超过 1 万次或全天的 10% 时再考虑药物干预，如患者孕期心律失常发展至需要干预的程度，可选择利多卡因。患者心率在 150 次/分以下相对安全，目前患者心率不超过 100 次/分，属安全范围。化疗应尽量选择不影响心肌的药物，如难以避免，需通过超声心动定期监测心功能。化疗药物对胎儿的影响目前尚无法判断，建议必要时终止妊娠。

◆ **MDT 会诊意见总结**

患者乳腺癌诊断明确，至少为局部晚期，建议积极治疗；患者处于孕中期，抗肿瘤治疗困难，需兼顾患者预后和胎儿安全。拟与医务处进行多科谈话沟通，向患方充分告知继续妊娠和抗肿瘤治疗的利弊风险，并协商讨论，充分尊重患方意愿。如患者要求继续妊娠，建议先行化疗，优选多柔比星单药，并于孕 34 周前停止化疗，为分娩创造安全条件。患者为高风险孕产妇，如确定接受化疗，将与产科进行患者共管，密切监测胎儿情况，为母亲和胎儿的生命安全保驾护航。

【第一轮 MDT 会诊后治疗】

（1）经多科共同充分沟通，患者坚决要求继续妊娠，同意行化疗，知晓风险。

（2）行中心静脉置管后，予多柔比星单药化疗 2 周期（60 mg/m^2），根据体表面积变化调整剂量，于孕 24^{+6} 周行第 1 周期化疗（50 mg d1；40 mg d2），于孕 29 周行第 2 周期化疗（50 mg d1；45 mg d2）。

（3）副反应：Ⅰ度白细胞减低；辅以 5-HT$_3$ 受体拮抗剂联合 NK1 抑制剂止吐，妊娠期安全性分级均为 B 级，无明显胃肠反应。

（4）疗效：2 周期后超声评效缩小的 SD；右乳肿物由 5.3 cm×2.5 cm 缩小至 4.4 cm×2.5 cm，右腋窝淋巴结无明显变化，肿瘤标记物 CEA、CA15-3 均下降。

（5）产科：共管协作，产科每日看患者，密切监测孕妇状态及胎心，期间完善 OGTT，结果正常。

【诊治难点】

患者经 2 周期多柔比星化疗后，右乳肿物缩小，治疗有效，化疗耐受良好。患者目前孕 32^{+3} 周，2 周前开始出现双下肢水肿，逐渐加重，约 3 天后肿至膝关节下方。需多学科会诊讨论进一步治疗策略，明确终止妊娠时机和乳腺手术时机。

【第二轮 MDT 专家会诊】

1. 肿瘤化疗科会诊意见　患者右侧乳腺癌，cT3N1Mx、至少为Ⅲa期，已行2周期多柔比星化疗，Ⅰ度骨髓抑制，无明显消化道反应，化疗耐受性较好。复查肿瘤较前缩小，因影像学检查受限、超声评效SD，治疗有效。单纯从乳腺癌角度，化疗优选蒽环类4周期、序贯紫杉类4周期，当前化疗疗程不足，可继续多柔比星化疗；此外，目前右乳肿物缩小，可及时行乳腺癌手术，化疗不足的部分可于术后进行。患者已孕32^{+3}周，出现双下肢水肿症状，基于安全性考虑，可观察等待至孕34周先分娩，后继续抗肿瘤治疗；如继续第3周期化疗，需注意化疗后终止妊娠的时机，建议计划分娩前3周内应停化疗，避免分娩时因骨髓抑制增加产妇及新生儿感染风险。如产科评估现阶段有终止妊娠指征，可终止妊娠后再行抗肿瘤治疗，同时需结合患方意愿。

2. 普外科会诊意见　患者经2周期多柔比星化疗后，右乳肿物较前缩小，血肿瘤标记物下降，考虑治疗有效。单纯从右乳局部病变考虑，可行手术，但患者未完全除外远处转移，且孕32周手术存在早产风险，目前不建议手术。建议待终止妊娠后，全面完善分期检查，包括胸腹部CT、全身骨扫描等，根据肿瘤最终分期和患者意愿决定行手术或继续化疗。

3. 产科会诊意见　患者目前孕32^{+3}周，孕34周分娩的胎儿远期预后和足月儿相当；在孕34周之前，胎儿在母体内每多停留1天，存活率增加1%～3%。患者双下肢水肿症状与孕期循环变化有关，目前血白蛋白34.7 g/L，属于可接受的范围。建议继续化疗1周期或观察等待，约2周后再促胎肺成熟、终止妊娠，将更利于胎儿的预后。

◆ **MDT 会诊意见总结**

目前情况下，可继续第3周期化疗，之后由产科适时终止妊娠，也可观察等待，终止妊娠后再行抗肿瘤治疗，妊娠期间暂不行乳腺癌手术，具体需与患者及家属沟通后，结合患方意愿决定。

【第二轮 MDT 会诊后治疗】

（1）经充分沟通，患者要求继续第3周期化疗，知晓分娩时骨髓抑制风险，于孕33周行第3周期多柔比星化疗（50 mg d1；50 mg d2），化疗期间密切监测血常规。

（2）患者孕34^{+1}周（2021年12月1日）因"重度子痫前期"行剖宫产终止妊娠，娩出一男婴，婴儿状况好。

（3）分娩后第6天患者出现Ⅱ度白细胞减低、Ⅲ度中性粒细胞减低，G-CSF治疗后恢复。

（4）患者产后复查超声示右乳肿物继续缩小至3.5 cm×1.9 cm，右腋窝肿大淋巴结缩小至2.3 cm×1.0 cm，评效PR；同时，完善胸腹部CT、颅脑MRI、骨扫描未见远处转移征象，最终分期cT3N1M0 Ⅲa期。

（5）产后1个月余，患者按计划继续进行新辅助化疗，因已分娩，调整为EC方案化疗1周期，后序贯白蛋白紫杉醇化疗4周期。

（6）患者于2022年4月25日于我院普外科行右乳癌改良根治术，术后病理示：（右乳）浸润性癌非特殊型，癌床范围最大径1.2 cm，MP 3级，组织学Ⅱ级，可见脉管癌栓；腋窝淋巴结可见癌转移（10/17），均为宏转移，其中2枚有化疗反应。免疫组化：ER（90%+++），PR（80%+++），HER-2（1+），Ki-67（1%+）。患者新辅助化疗反应良好，但腋窝淋巴结转移数目多（初诊临床分期存在N分期低估的局限性），有强化辅助内分泌治疗指征。患者术后接受依西美坦+阿贝西利+戈舍瑞林治疗至今，其间行局部放疗。目前患者与婴儿均状况良好。

三、诊治要点总结

1. 流行病学　妊娠期乳腺癌（breast cancer in pregnancy，BCP），即为女性妊娠期间确诊的乳腺癌，发病率约为1/3000，约占45岁以下女性乳腺癌患者的4%。在我国，绝经前乳腺癌患者所占比例高，约为60%。随着"二孩""三孩"政策相继开放、辅助生殖技术普及、女性妊娠次数增加、生育年龄推迟，BCP发病率呈上升趋势，因此受到越来越多的关注[1-3]。本例患者为39岁的高龄产妇，胚胎移植术后宫内孕，孕中期诊断乳腺癌。

2. 多学科诊疗模式 妊娠期乳腺癌的诊疗需兼顾患者预后和胎儿安全，其治疗不但涉及多个医学领域，还涉及"生育和流产"等伦理学范畴。如何早期诊断、规范治疗、提高母婴生存率是目前亟须解决的临床困境。一旦确诊BCP，应通过多学科讨论，根据肿瘤进展风险及妊娠状态，结合患方意愿，制定个体化治疗方案。多学科诊疗团队需要包括普（乳腺）外科、肿瘤科、产科、新生儿科、临床药学、其他相关科室等，并强调将"多学科协作"和"患方知情同意"贯穿全诊疗过程[2-6]。本例患者的成功救治得益于我院的多学科合作平台，医务处等部门的大力支持也保证了医患沟通的良好实施。

3. 诊断 女性妊娠后，乳腺血流、组织密度均显著增加，较小的肿块通常难以被发现，大多数妊娠期乳腺癌患者就诊时乳腺肿块已较大，50%以上已出现腋窝淋巴结转移，存在严重的"诊断延迟"现象。与同龄非妊娠期乳腺癌相比，BCP分期较晚，组织学分级更高，多为激素受体阴性。建议产科医生在妊娠早期即开始对孕妇进行乳腺及腋窝查体，当发现乳腺肿块或皮肤异常、可疑淋巴结肿大时，需密切随访或进一步检查，努力提高BCP的早期诊断率[3,7-8]。

对妊娠期女性进行任何的影像学检查前均应考虑射线对胎儿的影响。优先推荐通过超声评估妊娠期女性乳腺及区域淋巴结情况；乳腺钼靶辐射剂量远低于胎儿致畸辐射暴露阈值，应用腹部屏蔽会进一步减少辐射，但妊娠女性乳腺致密，影响钼靶检查的敏感性；乳腺增强MRI检查禁用于妊娠期女性。由于影像学检查受限，BCP患者远处转移评估不足，禁用CT和核素检查，可选择腹部超声、腹部屏蔽下的胸部X线检查进行筛查，必要时可考虑胸部和腰椎MRI平扫[2-3,9-11]。本例患者初诊时仅进行了安全性最好的超声检查评估乳腺及区域淋巴结情况、除外腹部和颈部转移，未行相关检查除外肺、骨转移，分期"cT3N1Mx"。

由于妊娠期乳腺存在不典型增生分化，病理诊断容易出现假阳性，推荐空心针活检进行病理组织学诊断。同时，临床医生在填写病理申请单时需注明患者处于妊娠期[3,12]。

4. 是否终止妊娠 妊娠期乳腺癌患者属于妊娠高风险红色预警，需转诊至三级医疗机构，并接受"专人专册专案"的高风险孕产妇管理。是否终止妊娠是BCP诊疗首先需明确的问题，需与患方充分讨论，并尊重患方意愿。必须强调，手术应激、抗肿瘤药物等治疗均可能对胎儿造成影响[2]。

对于妊娠<13周的孕早期患者，进行乳腺癌手术会增加流产风险，化疗可导致胎儿畸形率达20%[13]。因此，如果患者有继续妊娠意愿，需充分权衡母亲生存和胎儿安全之间的平衡。可根据肿瘤生物学行为、分期、肿瘤负荷等，评估是否可于密切监测下观察等待至妊娠13周后启动抗肿瘤治疗，经评估可能存在不良预后的患者应尽早终止妊娠。如孕早期患者不愿终止妊娠，且必须马上接受抗肿瘤治疗，对于治疗方法的选择需特别谨慎[2-3]。

对于妊娠13～28周的孕中期患者，可在病情评估后进行手术及化疗，尽可能在妊娠≥34周后选择顺产或剖宫产。妊娠28～34周的患者，可酌情选择促胎肺成熟、终止妊娠后再手术及放化疗。妊娠≥34周的患者建议分娩后再完善乳腺癌评估并进行规范治疗。对于孕中晚期BCP，终止妊娠并不能改善患者预后，在尽可能保证母胎安全的基础上，妊娠期的有效治疗可使患者获益，终止妊娠的指征同正常孕妇[14-15]。本例患者两次MDT会诊分别处于孕24^{+2}周、孕32^{+3}周，患者最终于孕34^{+1}周因"重度子痫前期"行剖宫产终止妊娠。

5. 抗肿瘤治疗选择 乳腺癌有手术、化疗、放疗、内分泌治疗、抗HER2靶向治疗等多种治疗手段。由于乳腺癌放疗剂量超过胎儿耐受的辐射剂量，内分泌和靶向治疗存在诱发畸形和羊水过少的风险，均禁用于妊娠期患者，建议推迟至产后进行[2-3,11]。因此，BCP患者抗肿瘤治疗选择主要为手术和化疗。

按照一般乳腺癌的标准治疗原则：如患者确诊时为可手术乳腺癌（T1-3，N0-1，M0），可先行手术，术后根据复发风险行辅助治疗；如患者为局部晚期不可手术乳腺癌（cT4或N2-3），或患者有保乳意愿，但肿瘤偏大、未达保乳条件，需先行新辅助治疗，以降期利于手术；如患者为三阴性或HER2阳性乳腺癌，且肿瘤直径＞2 cm或淋巴结阳性，可优选新辅助治疗；如患者确诊时为Ⅳ期转移性乳腺癌，则应以全身药物治疗为主[11,16]。本例患者分期cT3N1Mx，为Luminal B型（HER2阴性），Ki-67 70%，有化疗指征；从局部分期评估，可先行手术，术后化疗；考虑肿瘤偏大，且不明确是否存在远处转移，建议先行化疗。

对于可手术乳腺癌，延迟手术可能存在肿瘤进展风险。妊娠≥28周行手术导致的胎儿早产率为1.5%～2.0%，因此建议BCP患者于13～27周时行乳腺手术[17]。BCP患者不优先推荐保乳术；对于有强烈保乳意愿的妊娠≥13周的患者，可考虑行新辅助化疗，分娩后行手术，术后给予放疗；同时需告知患者由于生育后乳房复旧，可能出现保乳外观不理想[2-3]。

6. 化疗方案选择及实施　化疗可能导致妊娠期高血压、胎儿宫内发育迟缓、胎儿出生体质量减轻以及胎儿早产等问题，必须接受化疗的BCP患者应于孕中晚期（妊娠≥13周）进行，化疗期间应加强母亲监测及胎儿发育各项指标评估。孕34周后或计划分娩前3周内应停止化疗，避免分娩时因骨髓抑制增加产妇及新生儿感染和出血的风险[2-3,11,18]。

妊娠期乳腺癌化疗方案选择无高级别证据支持，均为小样本队列研究或回顾性研究。NCCN指南指出，可参照一般的乳腺癌，以蒽环类和（或）紫杉类药物为基石[11]。蒽环类药物在BCP患者中被广泛应用，如多柔比星、表柔比星、多柔比星脂质体；其中多柔比星在羊水中几乎检测不到，因而较安全[18-19]。妊娠期使用紫杉类药物的证据有限，如果临床必须使用，紫杉醇的安全性优于多西他赛，建议在孕中晚期以周疗的方式进行[11,13]。环磷酰胺在孕中晚期的致畸率为1%，使用相对安全，但需考虑患者个体差异。铂类药物的应用数据十分有限，有研究显示其可增加小胎龄儿风险，不作为优先推荐。剂量密集方案由于支持用药较多及血液学毒性较大，通常不推荐用于BCP患者[20]。综上，BCP患者化疗优选以蒽环类为基础的方案[21-22]，如蒽环类联合环磷酰胺、蒽环类单药。在本例患者的诊治中，肿瘤科医生综合指南和文献数据，兼顾肿瘤治疗和母胎安全，在多学科讨论、充分评估的基础上，与患方共同商讨，最终在妊娠期采用了单药多柔比星化疗。

参考文献

[1] De Haan J，Verheecke M，VAN Calsteren K，et al. Oncological management and obstetric and neonatal outcomes for women diagnosed with cancer during pregnancy：a 20-year international cohort study of 1170 patients. Lancet Oncol，2018，19（3）：337-346.

[2] 中国人体健康科技促进会生育力保护与保存专业委员会，国际妇科内分泌学会中国妇科内分泌学分会. 妊娠期乳腺癌患者生育力保护专家共识. 中国临床医生杂志，2022，50（7）：772-777.

[3] 中华医学会外科学分会乳腺外科学组. 中国妊娠期与哺乳期乳腺癌临床实践指南（2022版）. 中国实用外科杂志，2022，42（2）：146-150.

[4] Amant F，Loibl S，Neven P，et al. Breast cancer in pregnancy. Lancet，2012，379（9815）：570-579.

[5] Azim H A Jr，Santoro L，Russell-Edu W，et al. Prognosis of pregnancy-associated breast cancer：a meta-analysis of 30 studies. Cancer Treat Rev，2012，38（7）：834-842.

[6] Bae S Y，Kim K S，Kim J S，et al. Neoadjuvant chemotherapy and prognosis of pregnancy-associated breast cancer：a time-trends study of the Korean breast cancer registry database. J Breast Cancer，2018，21（4）：425-432.

[7] Pctrek J A. Breast cancer during pregnancy. Cancer，1994，74（1）：518-527.
[8] Pavlidis N，Penthel'madakis G. The pregnant mother with breast cancer：diagnostic and therapeutic management. Cancer Treat Rev，2005，31（6）：439-447.
[9] Committee on Obstetric Practice. Committee Opinion No.723：guidelines for diagnostic imaging during pregnancy and lactation. Obstet Gynecol，2017，130（4）：e210-e216.
[10] Robbins J，Jeffries D，Roubidoux M，et al. Accuracy of diagnostic mammography and breast ultrasound during pregnancy and lactation. Am J Roentgenol，2011，196（3）：716-722.
[11] National Comprehensive Cancer Network. NCCN clinical practice guidelines in oncology. Breast cancer. Version 5. 2023.
[12] Mitre B K，Kanbour A I，Mauser N，et al. Fine needle aspiration biopsy of breast carcinoma in pregnancy and lactation. Acta Cytol，1997，41（4）：1121-1130.
[13] Peccatori F A，Azim Ha J R，Orecchia R，et al. Cancer，pregnancy and fertility：ESMO Clinical Practice Guidelines for diagnosis，treatment and follow-up. Ann Oncol，2013，24（suppl6）：vi160-170.
[14] Amant F，Vandenbroucke T，Verheecke M，et al. Pediatric outcome after maternal cancer diagnosed during pregnancy. N Engl J Med，2015，373（19）：1824-1834.
[15] Yu H H，Cheung P S，Leung R C，et al. Current management of pregnancy-associated breast cancer. Hong Kong Med J，2017，23（4）：387-394.
[16] 中国临床肿瘤学会指南工作委员会．中国临床肿瘤学会（CSCO）乳腺癌诊疗指南．2023.V1. 北京：人民卫生出版社，2023.
[17] Blundo C，Giroda M，Fusco N，et al. Early breast cancers during pregnancy treated with breast-conserving surgery in the first trimester of gestation：a feasibility study. Front Oncol，2021（11）：723693.
[18] Dalmartello M，Negri E，LA Vecchia C，et al. Frequency of regnancy-associated cancer：a systematic review of population-based studies. Cancers（Basel），2020，12（6）：1356.
[19] Framarino-der-malatesta M，Sammartino P，Napoli A. Does anthracycline-based chemotherapy in pregnant women with cancer offer safe cardiac and neurodevelopmental outcomes for the developing fetus?. BMC Cancer，2017，17（1）：777.
[20] Loibl S，Schmidt A，Gentilini O，et al. Breast cancer diagnosed during pregnancy：adapting recent advances in breast cancer care for pregnant patients . JAMA Oncol，2015，1（8）：1145-1153.
[21] Amant F，Van Calsteren K，Halaska M J，et al. Long-term cognitive and cardiac outcomes after prenatal exposure to chemotherapy in children aged 18 months or older：an observational study. Lancet Oncol，2012，13（3）：256-264.
[22] Germann N，Goffinet F，Goldwaaser F. Anthracyclines during pregnancy：embryo-fetal outcome in 160 patients. Ann Oncol，2004，15（1）：146-150.

（修　萌　王墨培　赵红梅）

第三章 骨科 MDT 病例

第一节 两例下肢骨缺损的 MDT

病例 1 骨折不愈合合并大段骨缺损的 MDT

一、病史简介

1. 主诉 + 现病史

63 岁男性。

主诉：右胫骨骨折术后不愈合 1 年余。

现病史：患者 1 年多前骑车摔倒致右小腿外伤。右小腿疼痛、肿胀、活动受限，受伤部位有软组织开放性损伤，就诊于外院，诊断右侧胫骨开放性骨折，失血性休克，急诊行手术治疗。术后伤口持续不愈合，就诊于当地上级医院，考虑骨折不愈合，行右侧胫骨死骨取出术，术后恢复差。受伤至今右小腿无法负重，靠双拐下地活动，后至我院门诊就诊。入院前行 X 线检查提示：右胫骨中段骨质缺如，右侧腓骨中下段可见斜行骨折线，断端移位成角，其内可见内固定物。现为进一步诊治，收治入院。患者自受伤以来神志清，精神状态一般，胃纳可，睡眠可，二便正常，体重无明显变化。

2. 既往史 1 年多前行右侧胫骨开放性损伤清创术 + 骨折复位固定术 + 右侧胫骨死骨取出术。否认肝炎、结核、疟疾等传染病史。否认高血压、糖尿病、心脏病、脑血管病史。否认精神疾病。否认食物、药物过敏史。

3. 个人史 无吸烟、饮酒史。无其他不良嗜好。

4. 婚育史 适龄婚育，配偶及子女体健。

5. 家族史 否认家族性遗传病史。

6. 入院查体 T 36.3℃，P 74 次/分，R 16 次/分，BP 120/70 mmHg。发育正常，营养良好，正常面容，表情自如，神志清楚，查体合作。全身皮肤黏膜无黄染，右侧小腿可见手术瘢痕，局部皮肤挛缩，皮下无水肿，无肝掌、蜘蛛痣。全身浅表淋巴结无肿大。头颅无畸形、压痛、包块，无眼睑水肿，结膜正常，眼球正常，巩膜无黄染，瞳孔等大、等圆，对光反射正常，外耳道无异常分泌物，乳突无压痛，无听力粗试障碍。嗅觉正常。口唇无发绀，口腔黏膜正常。舌苔正常，伸舌无偏斜、震颤，齿龈正常，咽部黏膜正常，扁桃体无肿大。颈软、无抵抗，颈动脉搏动正常，颈静脉正常，气管居中，肝颈静脉回流征阴性，甲状腺正常，无压痛、震颤、血管杂音。胸廓正常，胸骨无叩痛，乳房正常对称。呼吸运动正常，肋间隙正常，语颤正常。叩诊清音，呼吸规整，双肺呼吸音清晰，无胸膜摩擦音。心前区无隆起，心尖搏动正常，心浊音界正常，心率 74 次/分，律齐，各瓣膜听诊区未闻及杂音，无心包摩擦音。

7. 专科查体 脊柱正常生理弯曲，双上肢活动自如。扶拐杖左腿单腿站立，右小腿胫前可见陈旧手术瘢痕，软组织条件差，皮肤色素沉着明显，小腿整体软组织萎缩，小腿内翻畸形（图

3-1),患侧下肢长度较对侧短约 5 cm。右下肢皮肤感觉正常,足背动脉可及搏动。右膝关节及足趾活动正常,踝关节无法自主活动。

8. 辅助检查

实验室检查

(1) 血常规:WBC 6.59×10^9/L,RBC 5.34×10^{12}/L,HGB 168g/L,N% 56.1%,PLT 262×10^9/L。

(2) 红细胞沉降率:ESR 2 mm/h。

(3) 凝血、肝肾功能、电解质、尿常规、术前免疫八项未见明显异常。

影像学检查

(1) 双下肢全长正位 X 线(图 3-2):右小腿内翻畸形,成角约 16.5°,胫骨中段缺损,长度约 18 cm,腓骨成角畸形,可见内固定物。患侧下肢长度较对侧短约 10 cm。

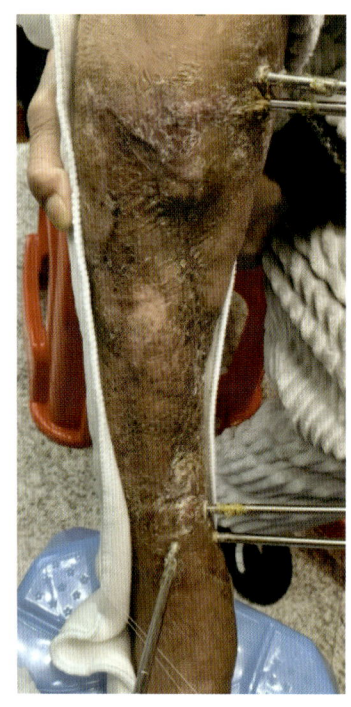

图 3-1 右小腿外观

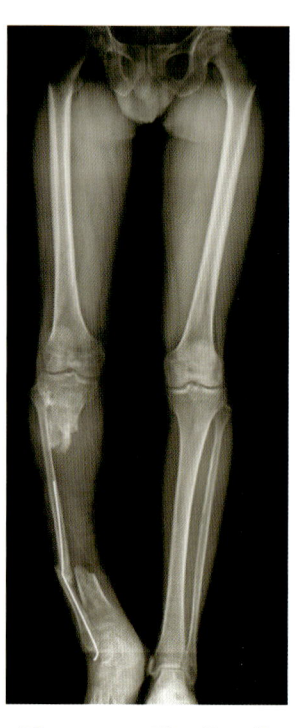

图 3-2 双下肢正位 X 线

(2) 右小腿 CT 平扫(图 3-3):右侧胫骨部分骨质缺如,胫骨残端、腓骨近端可见骨道影,右侧腓骨可见内固定物,中下段可见骨折线,断端错位成角,周围可见骨痂影。骨质密度不均匀减低,胫骨残端密度不均匀,扫及右足骨质密度降低并可见多发高密度影。膝关节及踝关节骨质增生硬化。

9. 初步诊断

(1) 右侧胫骨创伤后骨缺损。

(2) 右小腿开放性骨折术后。

(3) 右小腿软组织挛缩。

10. 鉴别诊断
感染性骨缺损:是指伴有感染或在骨感染治疗过程中产生的骨质缺损。闭合性骨折内固定术后感染率较低,为 1%~2%。而严重污染的开放性骨折感染率超过 15%。早期表现为患区疼痛,局部发热,伴周围皮肤出现水肿,压痛明显。部分可伴有脓肿形成,破溃后皮肤可见窦道形成。部分患者可有全身症状:恶寒、高热、呕吐,呈脓毒症样发作。实验室检查红细胞沉降率(ESR,简称血沉)、CRP、白蛋白,血液培养(高热时)可能异常,伤口分泌物的细菌培养可能有阳性发现。本例患者术前血常规、血沉等感染指标均正常,患者无发热、皮肤破溃流脓等表现,初步考虑感染可能性较小。

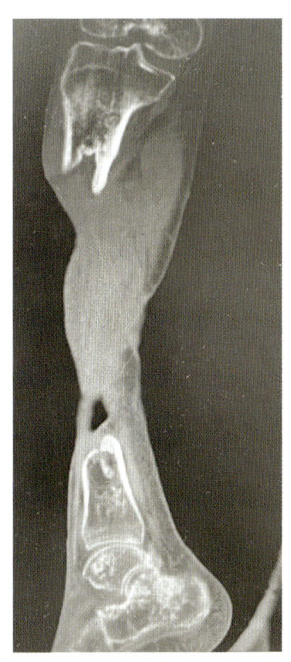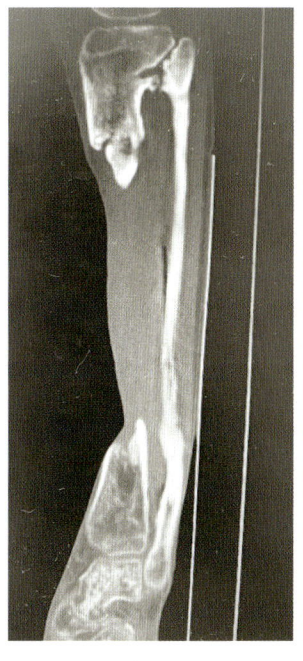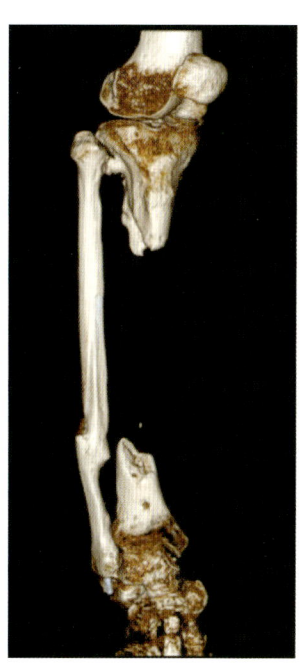

图 3-3　右小腿重建 CT

二、诊治难点与 MDT 会诊

【诊治难点】

该患者的诊疗难点主要包括：

（1）骨缺损范围大：患者胫骨中段缺损长度约 18 cm，同时伴有小腿短缩及内翻畸形，成角约 16.5°。如何能同时重建骨缺损并矫正小腿畸形至关重要。传统治疗方法难以完成此例患者的有效治疗。

（2）小腿软组织挛缩：患者右小腿胫前可见陈旧手术瘢痕，皮肤色素沉着明显，皮肤软组织条件差，小腿整体软组织萎缩。再次手术治疗需要对重建胫骨实现软组织覆盖，将对局部软组织血供形成一定的损伤，可能会造成皮肤软组织缺损或切口不愈合。必要时需进行植皮或皮瓣转移。

（3）肢体功能差：患者已拄拐行走 1 年，右腿处于完全失用状态，无法负重。并且，右踝关节僵硬、活动度差。如何让患者术后有序进行肢体功能康复，恢复站立及行走功能，也是医师面临的巨大挑战。

（4）明确是否有感染：患者的既往病史、查体、客观检验检查结果都无明确感染证据，但应在术中及术后留取足够细菌学培养证据。如确诊存在感染灶，则需多次清创手术，患者将面临长治疗周期、高治疗费用的沉重负担。

【MDT 专家会诊】

1. 骨科会诊意见　该患者因胫骨长期缺损导致软组织挛缩，且缺损范围过大，并伴下肢短缩及畸形存在，传统手术方式难以满足重建需要，考虑行 3D 打印多孔钛合金假体植入重建大范围骨缺损，同时矫正小腿畸形。结合患者目前情况，手术拟分两阶段进行。第一阶段为重建软组织骨结构空间：患者术前血常规、红细胞沉降率（简称血沉）等感染指标均正常，无发热、皮肤破溃流脓等表现，初步考虑感染可能性较小，术中仍需彻底清除坏死组织，留取 5 次以上细菌学培养，警惕感染性骨缺损可能；骨残端截除，纵向分离软组织，为 3D 打印假体植入预留足够空间，骨水泥 SPACER 占位，皮肤牵拉成型，外固定架固定，调整小腿力线。术前患者下肢短缩明显，术后需外固定架牵引，以恢复长度。牵引过程中，要密切关注钉道、皮肤情况。第二阶段为假体植入：假体的设计根据采集的患者双小腿薄层重建 CT，以及双下肢全长 X 线片，在 CAD 制图辅助下，利用镜面原理设计胫骨缺损的 3D 打印架构，同时设计与髓内针匹配的生物力学传导稳定模式。二期假体植入手术时间长，出血量预计在 1000 ml 以上，术前充分备血，密切关注患者术前检验结果，术中根据伤口张力情况，请成型科评估是否需要行局部软组织重建。手术结束后密切关注患者伤口愈合情况，如需皮瓣转移，联合成型科密切关注皮瓣情况，术后引流常规预留细菌学培养，拔除引流管后，因患者近远端关节均出现活动受限，需康复科协助指导患者功能锻炼。

2. 成形外科会诊意见 患者创伤后骨缺损，右胫前软组织条件差，大部分为瘢痕覆盖，再次手术后皮肤张力不利于愈合；目前患者下肢呈内翻畸形，且下肢长度短缩明显，可由骨科先行下肢骨结构重建，并尝试假体植入后的伤口闭合。如张力过大、无法闭合，可联合上台手术。目前患者小腿后方皮肤条件尚可，腹部皮肤条件良好，必要时可行皮瓣转移覆盖术区以减少伤口张力，促进愈合。术后需密切观察皮瓣血运情况，密切观察伤口愈合情况。

3. 放射科、核医学科、检验科会诊意见 患者术前 X 线及 CT 检查提示胫骨畸形明显，伴中段大范围骨缺损，右下肢短缩约 10 cm。结合患者病史与客观检查检验结果，初步诊断无菌性骨缺损。但同时需要警惕骨内存在感染病灶，术中需彻底清创并截除死骨，积极留取可疑组织进行病原微生物培养，进一步排除感染的可能性。

4. 麻醉科会诊意见 患者为 63 岁男性，精神可，无明确既往基础疾病，无药物服用史，术前检查未见明显手术禁忌。结合以上情况考虑可行全麻手术治疗。考虑患者高龄，且手术时间长，出血量大，术前应充分向患者及家属告知相关风险，积极备血。术中密切监测患者体征变化，维持循环稳定。必要时备 ICU。

5. 药剂科会诊意见 患者体重偏低，营养欠佳，注意控制用药剂量，合理应用抗生素与镇痛药，定期检测肝、肾功能指标，警惕药物副作用。

6. 康复科会诊意见 患者长期拄拐行走，目前右下肢短缩，无法负重，右踝关节僵硬，右膝关节活动度下降，ROM 0°～80°。结合患者目前情况，如下肢条件允许，应尽早进行关节主动和被动康复锻炼。

◆ **MDT 会诊意见总结**

患者目前诊断明确，治疗整体需要分几个步骤进行：①骨科进行下肢骨结构空间重建；②外固定支架延长恢复下肢长度；③利用 3D 打印技术设计假体及手术规划；④骨科与成形外科联合完成骨结构及软组织重建；⑤康复科指导患者肢体功能的锻炼及恢复。术前积极准备，积极备血，备 ICU。

【MDT 会诊后医患沟通】

第一轮 MDT 会诊后，术者及管床医生充分告知患者及家属 MDT 会诊意见，患者及家属表示接受目前的手术方案规划，再次告知其重建难度大、手术次数多、治疗周期长等，患者及家属表示接受，并签字确认。

【MDT 会诊后治疗】

第一阶段

1. 软组织骨结构空间重建术 术前血常规、血沉等感染指标均正常，患者无发热、皮肤破溃流脓等表现，初步考虑感染可能性较小，2020 年 5 月 15 日行骨结构空间位置重建术，局部清理，骨残端截除，纵向分离软组织，造出胫骨假体的位置，骨水泥 SPACER 占位，皮肤牵拉成型，外固定架固定，调整小腿力线，VSD 引流术。术中伤口软组织较新鲜，无脓液、脓苔。术后患者体温正常，术后连续 3 天送检引流液细菌培养，均未见细菌生长。

2020 年 5 月 22 日行局部组织松解，骨水泥 SPACER 置入，伤口减张部分缝合，VSD 置入，拉皮器固定术。术后患者体温正常，拉皮器每日拧紧约 1 mm，逐渐收缩切口。

2020 年 5 月 29 日行清创缝合术。

2. 肢体短缩外固定架延长术 术后完善双下肢全长正位 X 线检查，患侧下肢长度较对侧短缩约 4 cm。利用外固定架匀速延伸软组织，每天 1 mm，逐渐牵张皮肤及软组织，直至下肢长度完全等长，完善双侧小腿薄层 CT 扫描，定制 3D 打印假体。患者于 2020 年 6 月 24 日出院。

第二阶段

3. 3D 打印多孔钛合金假体植入 院前评估合格后，于 2020 年 10 月 15 日再次入院，患者出现右膝活动受限，活动度伸 0°～屈 80°，右踝、足趾活动受限。请康复医学科协助指导患者功能锻炼。

考虑患者皮肤营养状况较差、弹性较差，植入 3D 打印假体后，可能存在软组织无法覆盖的风险，术前请成形外科评估皮肤软组织情况，为患者制定同期行皮瓣转移修复方案。

2020 年 10 月 16 日先由骨科团队为患者行骨水泥 SPACER 取出，腓骨截除，3D 打印假体植入，髓内针内固定术。术中发现局部组织张力高，不能包埋覆盖假体，请成形外科医生上台，按照既定方案行右小腿皮瓣转移修复术、腹部取皮、右小腿植皮术。手术顺利，术后患者安返病房。术后规律换药，密切观察皮瓣、植皮区血运情况，成形外科医师协助评估和处理创面，其间有数次皮瓣颜色变黑，最终经过处理都转危为安，皮瓣成活。术后完善 X 线检查，提示植入物及内固定位置良好（图 3-4）。创面愈合良好，患者于 2020 年 11 月 10 日出院。

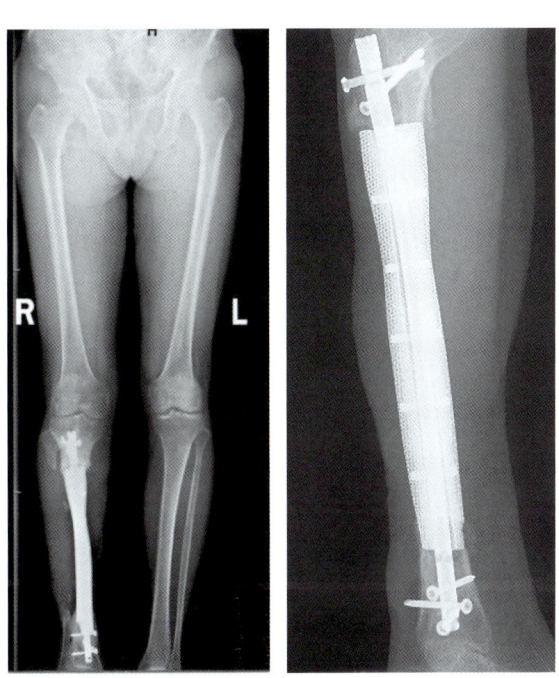

图 3-4 双下肢正位 X 线及右小腿侧位 X 线

病例 2　感染性骨折不愈合合并大段骨缺损的 MDT

一、病史简介

1. 主诉 + 现病史

27 岁男性。

主诉：右侧股骨开放性骨折术后 3 个月，右大腿外侧术口窦道流脓 2 个月。

现病史：患者 3 个月前车祸损伤导致右侧股骨开放性骨折，于当地医院实施"右侧股骨骨折复位内固定术",术后伤口持续不愈合,2个月后出现伤口肿胀流脓伴窦道形成。同时,患者右膝关节屈伸活动受限,至我院急诊就诊,完善X线检查提示右侧股骨骨折内固定术后改变,骨折未愈合,死骨形成。急诊予以制动、镇痛等对症治疗,收入病房住院。患者自受伤以来神智清,精神状态一般,食欲可,睡眠可,二便正常,体重无明显变化。

2. 既往史 否认肝炎、结核、疟疾等传染病史。否认高血压、糖尿病、心脏病、脑血管病史。否认精神疾病。否认食物、药物过敏史。

3. 个人史 无吸烟、饮酒史。无其他不良嗜好。

4. 婚育史 未婚。

5. 家族史 否认家族性遗传病史。

6. 入院查体 一般情况:T 36.5℃,P 70次/分,R 19次/分,BP 116/78 mmHg。

发育正常,营养良好,正常面容,表情自如,神志清楚,查体合作。全身皮肤、黏膜无黄染,右侧大腿外侧可见手术瘢痕,毛发分布正常,皮下无水肿,无肝掌、蜘蛛痣。全身浅表淋巴结无肿大。头颅无畸形、压痛、包块,无眼睑水肿,结膜正常,眼球正常,巩膜无黄染,瞳孔等大等圆,对光反射正常,外耳道无异常分泌物,乳突无压痛,无听力粗试障碍。嗅觉正常。口唇无发绀,口腔黏膜正常。舌苔正常,伸舌无偏斜、震颤,齿龈正常,咽部黏膜正常,扁桃体无肿大。颈软无抵抗,颈动脉搏动正常,颈静脉正常,气管居中,肝颈静脉回流征阴性,甲状腺正常,无压痛、震颤、血管杂音。胸廓正常,胸骨无叩痛。呼吸运动正常,肋间隙正常,语颤正常。叩诊清音,呼吸规整,双肺呼吸音清晰,无胸膜摩擦音。心前区无隆起,心尖搏动正常,心浊音界正常,心率70次/分,律齐,无心包摩擦音。肛门及外生殖器未查。

7. 专科查体 患者蹒跚步态。视诊可见右大腿外侧瘢痕形成,约18 cm,中段可见直径1.5 cm与直径1.2 cm两个窦道形成,可见咖啡样脓性液体渗出(图3-5)。右膝关节屈伸活动受限,ROM 0°~50°。触诊足背动脉搏动可,右下肢皮温正常。右下肢关键肌肌力V级。

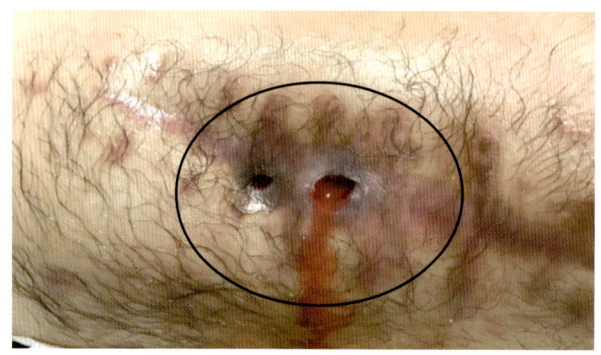

图3-5 患肢大体像
圆圈内显示瘢痕及窦道

8. 辅助检查

实验室检查

(1)脓液细菌培养:摩氏摩根菌2+。

(2)红细胞沉降率(ESR):74 mm/h。

(3)C反应蛋白:8.81 mg/dl。

(4)降钙素原:0.067 ng/ml。

(5)凝血、肝肾功能、电解质、尿常规、术前免疫八项未见明显异常。

影像学检查

(1)右股骨X线检查(图3-6):右侧股骨中远段见内固定物,骨折线可见,断端硬化,股骨中段后方见条片状骨化影，右侧大腿软组织肿胀，局部见片状低密度影。

（2）右股骨 CT 扫描（图 3-7）：右侧股骨中段骨折线可见，股骨中段骨痂形成，断端硬化，部分死骨形成。局部软组织见骨性密度影。

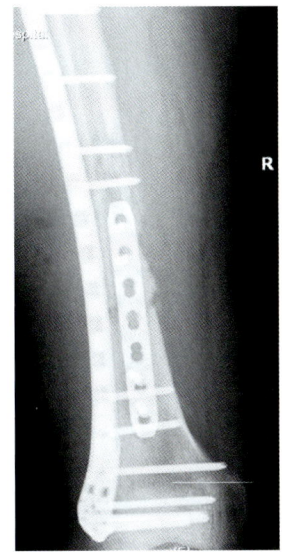
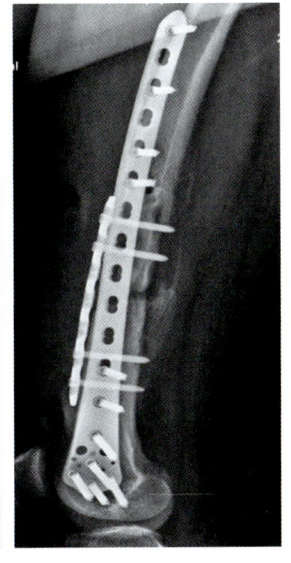

图 3-6　患侧股骨术前正侧位 X 线

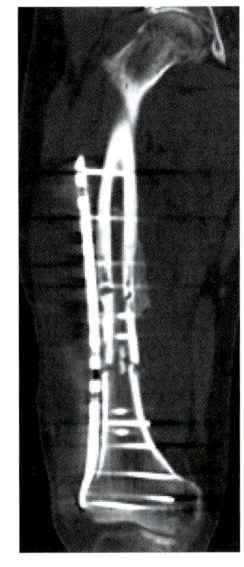
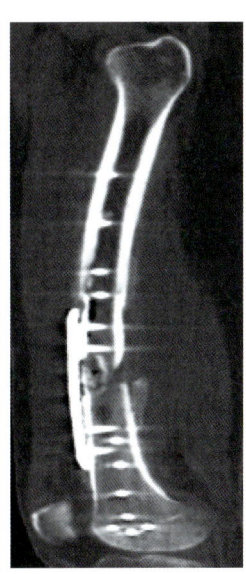

图 3-7　患侧股骨术前冠状位与矢状位 CT

（3）大腿部 MRI 平扫：右侧股骨中远段见金属内固定物伪影，局部积液，周围软组织肿胀（图 3-8）。

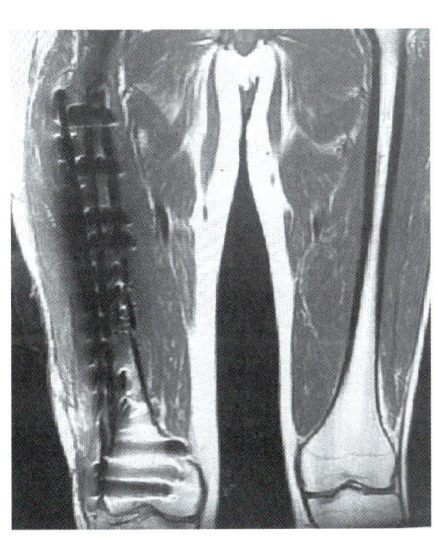
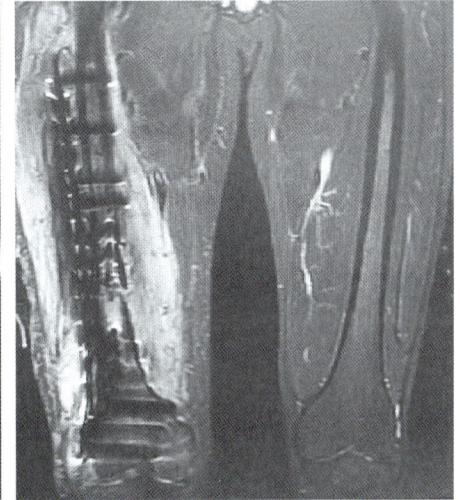

图 3-8　大腿 MRI 检查结果

（4）断层骨三相扫描（图 3-9）：①血流像：注药后双侧股动脉及周围双侧髋关节放射性分布不对称，右侧股骨中下段区域放射分布较左侧增高。②血池像：右侧股骨中下段区域放射分布较左侧增高。③局部断层骨显像：右侧股骨中下段骨皮质不连续，骨组织放射性分布可见缺损区，其周围骨组织放射性分布明显浓聚。

9．初步诊断

（1）右侧股骨干骨折术后不愈合伴骨缺损。

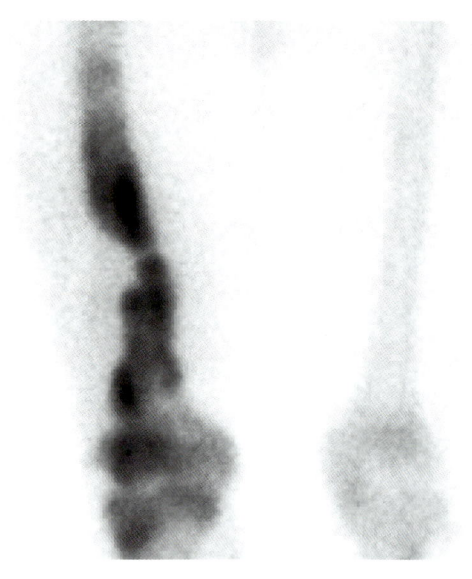

图 3-9 双侧股骨的断层骨三相扫描对比

(2) 右侧股骨骨髓炎。

10. 鉴别诊断

(1) 病理性骨折：此类患者多为低暴力损伤，既往有肿瘤病史，X 线检查存在明显骨折破坏表现，影像学检查有时可见典型的葱皮样改变及 Codman 三角改变。本患者外伤病史明确，无肿瘤病史，近期体重无明显下降。X 线检查未见明显骨质破坏性改变，故暂不考虑此诊断。

(2) 骨折周围神经损伤：患者多存在骨折远端肌力下降及相关神经支配区域的感觉异常。本患者骨折远端无明显神经支配区域肌力下降，无明显神经支配区域的感觉异常，故暂不考虑此诊断。

(3) 无菌性骨不愈合：患者存在特殊疾病、由骨折造成的或手术引起的骨折区域血供不足，导致骨折愈合所需养分难以充分供应，可造成骨折延迟愈合或不愈合。这类疾病的病原学检测结果为阴性，且常不伴有皮肤窦道及溢液等表现。本患者皮肤可见窦道溢液，微生物培养为阳性，考虑骨髓炎伴骨折不愈合诊断。

二、诊治难点与 MDT 会诊

【诊治难点】

该患者的诊治难点主要包括：①控制感染及彻底清除感染病灶。患者皮肤窦道溢出液细菌培养明确病原菌为摩氏摩根菌，感染诊断明确。结合术前影像学检查结果，可初步判断感染病灶范围。但是，局部血供差导致静脉输注抗生素难以在病灶区域起效，局部软组织条件差且瘢痕挛缩明显，这些因素会造成彻底清除感染病灶的难度显著增大。②大范围骨缺损的高效重建。患者骨折术后不愈合的断端萎缩伴硬化，同时伴有局部骨髓炎；手术清除骨感染灶将进行截骨，进一步增加骨缺损的范围；传统治疗方法难以高效重建此骨缺损。③下肢功能的有效康复。患者下肢长期活动量受限导致膝关节僵硬，股骨大段骨缺损也严重影响下肢的生物应力传导；如何恢复下肢应力传导，同时保障肢体功能康复锻炼的早期安全，也是该患者综合诊疗的难点。

【MDT 专家会诊】

1. 骨科会诊意见　该患者股骨开放性骨折术后愈合不良并继发感染，目前骨髓炎伴骨缺损诊断明确。手术目的一是控制感染并彻底清除感染病灶，二是重建股骨大段骨缺损并有效恢复下肢功能。应尽量缩短治疗时间，彻底清创截骨，减少外固定时间，尽早进行功能康复训练。结合患者目前情况，手术拟分两阶段进行。第一阶段，彻底清除感染病灶：术中应彻底清创，清除坏死及感染的皮肤、软组织，以及周围瘢痕组织、死骨，为保证感染彻底清除，应切除近远端感染骨质，直至末端可见新鲜骨组织，同时进行扩髓。术中清理组织及将冲洗液常规送细菌培养，同时纵向分离软组织，骨水泥 SPACER 占位。外固定架固定，调整下肢力线。术后暂不关闭伤口，行 VSD 持续负压吸引，维持伤口洁净。每日留取伤口引流液培养。同时根据最新药敏结果应用敏感抗生素，全程、足量，以确保感染灶的清除。第二阶段，大段骨缺损高效重建：应用 3D 打印多孔钛合金假体重建股骨骨缺损。假体的设计根据采集的患者双侧股骨薄层重建 CT，在 CAD 制图辅助下，利用镜面原理设计骨缺损的 3D 打印架构，同时设计与髓内针匹配的生物力学传导的稳定模式。植入假体术前需仔细评估伤口愈合情况，评估是否存在感染复发。假体植入手术时间长，出血量预计在 800 ml 以上，故术前应充分备血。术中根据伤口张力情况，评估是否需要行局部软组织皮瓣转移或植皮。手术结束后密切关注患者伤口愈合情况。术后常规进行引流液细菌学培养,拔除引流后,鼓励患者早期进行肢体负重及功能锻炼。

2. 放射科、核医学科、检验科会诊意见 根据患者 X 线、CT、MRI 及断层骨三项检查结果,可明确患者骨折不愈合及骨缺损的诊断,同时能够初步判断病灶的范围。进一步结合窦道分泌物的培养结果,为摩氏摩根菌感染,可明确存在局部骨髓炎及感染性骨不愈合。需积极手术治疗清除感染病灶。

3. 成形外科会诊意见 患者在开放性骨折术后,皮肤软组织愈合不良,局部轻度红肿,可见窦道形成及瘢痕增生,局部张力增高。可由骨科先行下肢清创并行骨水泥植入占位,伤口关闭时评估皮肤张力情况,必要时可使用皮肤减张拉皮器。如张力过大、无法闭合,可联合上台手术。目前患者腹部皮肤条件良好,必要时可行皮瓣转移覆盖术区,以减少伤口张力,促进愈合。术后需密切观察皮瓣血运情况,密切观察伤口愈合情况。

4. 感染疾病科及感染管理科会诊意见 患者骨髓炎伴感染性骨不愈合诊断明确,微生物培养阳性,病原菌明确。一方面应积极手术清除感染病灶,应用敏感抗生素治疗局部感染,同时预防全身感染;另一方面应加强患者住院期间的环境管理,避免发生院内感染。

5. 药剂科会诊意见 患者目前骨髓炎诊断明确。体温 37.0℃,细菌血培养为阴性,无全身感染的证据。引流液多次培养仍为摩氏摩根菌,结合患者药敏结果,判断摩氏摩根菌对环丙沙星、左氧氟沙星、头孢他啶、头孢吡肟敏感性相对较好。患者肝功能一度轻度升高,目前恢复正常,追问病史无青霉素过敏史。综合以上,建议抗生素治疗方案为左氧氟沙星注射液 0.5 g qd;或头孢他啶 2 g q12h;用前进行原液皮试,对侧上肢进行生理盐水皮试对照。同时定期留取分泌物培养,根据结果适时调整抗生素用药。定期监测感染指标变化。

6. 康复科会诊意见 患者开放性骨折术后,患肢持续未负重,未进行有针对性的关节功能锻炼。大腿外侧皮肤软组织挛缩严重,限制关节活动。目前膝关节活动受限明显,活动度 ROM 0°~50°。在保证患肢稳定的前提下,尽早鼓励、协助患者进行床上被动、主动活动。同时进行踝关节锻炼,预防踝关节僵硬。待骨缺损及下肢生物应力传导重建后,适时开展下肢负重。

7. 麻醉科会诊意见 患者术前检查未见明显手术禁忌。考虑患者可能行多次手术,手术时间长,术中出血量大,术前应充分向患者及家属告知相关风险,积极备血。术中密切监测体征变化,维持循环稳定。术后密切关注循环、呼吸变化。必要时应备 ICU。

◆ **MDT 会诊意见总结**

患者目前诊断明确,拟行两阶段手术,第一阶段彻底清除病灶联合静脉应用抗生素,以完全控制感染,同时行骨水泥占位。第二阶段手术行 3D 打印假体植入重建骨缺损并恢复下肢应力传导。康复科全程指导患者进行各阶段肢体功能恢复锻炼。

【MDT 会诊后医患沟通】

第一轮 MDT 多学科会诊后,医生充分告知患者及家属 MDT 会诊意见,患者及家属表示接受目前的综合诊疗方案。完善知情同意与手术文书签字。

【MDT 会诊后治疗】

第一阶段:感染病灶清除

患者骨髓炎合并感染性骨不愈合诊断明确,按计划进行"右侧股骨清创、死骨清除、窦道切除、坏死组织清除、内固定取出、截骨、SPACER 植入占位、外固定架固定、VSD 伤口引流"手术,术后根据药敏结果应用敏感抗生素,并持续进行引流液培养。该患者经历 6 次手术,可见软组织较新鲜,无脓液及脓苔,骨断端可见新鲜渗血,术后连续 3 天送检引流液细菌培养均未见细菌生长,判断感染病灶清除。准备进行下一阶段治疗。

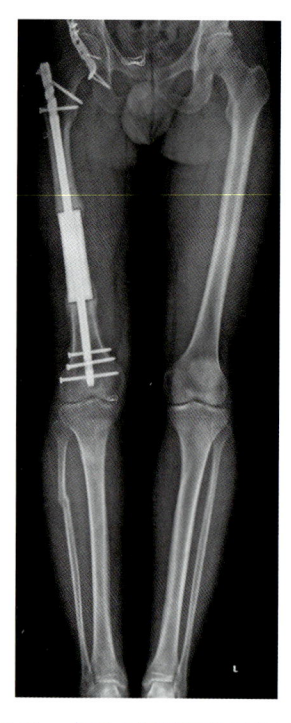

图 3-10　术后 3 年双下肢正位 X 线

第二阶段：3D 打印多孔钛合金假体植入

间隔 8 周后患者再次入院，查体见伤口愈合良好，局部未见红肿，无窦道及渗液，局部无压痛，无全身感染症状。感染指标未见明显异常，影像学检查无新发感染证据，判断感染未再次复发。按计划进行第二阶段手术，实施"骨水泥 SPACER 取出，髓腔扩髓冲洗，3D 打印假体植入，髓内针内固定术"。局部软组织张力不高，可包埋覆盖假体，直接进行伤口关闭，减张缝合。术后规律换药，密切观察伤口、患者全身状态。术后完善 X 线检查，提示植入物及内固定位置良好，患者顺利出院。

【定期随访结果】

患者术后进行积极康复锻炼，定期进行随访。感染未再复发，患者逐渐恢复至正常工作与生活。术后 3 年植入的假体仍保持稳定，如图 3-10 所示，新生骨沿假体表面爬行生长，双下肢基本等长。

三、诊治要点总结

1. 治疗现状　各种原因导致的股骨、胫骨缺损常合并软组织缺损、窦道形成、畸形、双下肢不等长及多重细菌感染等问题，临床处理较为棘手。骨缺损的治疗方法较多，如骨移植、Masquelet 技术、Ilizarov 技术等，显微外科技术的合理使用可明显提高其疗效。对于大段的骨缺损，传统的治疗方式因治疗时间长、需大量的额外植骨材料、并发症发生率高等因素，一直是临床上的治疗难题。因此，对于此类患者的诊治往往需要多学科的协作进行，以制定最适合患者的治疗方案。

2. 主要传统治疗方法的特点

（1）Ilizarov 技术：传统方法中，对于大段的骨缺损，骨牵引法仍是目前文献报道最多的方法。对于各种类型的胫骨缺损，尤其是 6.0 cm 以上的缺损[1]，无论通过何种方式牵引，均展现了良好的融合率，最为经典的 Ilizarov 技术通过外固定进行牵引，平均融合率在 85.7%～100%，由于平均 EFI 值在 1.2～1.5 m/cm[2]，导致面对较大缺损时需要较长的外固定时间，导致钉道感染的发生率高达 15%～63%[3]，同时关节僵硬及连接处骨不连的发生率升高。近年有学者采用髓内钉与 Ilizarov 联合应用于骨缺损治疗中，并将 EFI 明显缩短，从而减少外固定时间，并在研究中被证明可应用于 10 cm 以上的骨缺损修复中，但当缺损大于 10cm 时，仍需要 5 个月以上的牵引时间（EFI 0.56 m/cm），由于过长的外架应用时间与膝关节僵硬的发生呈显著正相关，导致术后下肢功能受到影响。同时当缺损范围 > 8.0 cm 时，延长部位的骨折风险将明显增加[1]。

（2）Masquelet 技术：Masquelet 技术作为目前最为流行的技术，通过第一阶段的诱导减少了外固定使用时间，同时具有良好的抗软组织嵌入能力，可防止内植物的吸收。但对于长段的骨缺损，其面临的最大问题是如何获取足量的填充物。目前获得自体骨的金标准是髂骨取骨，根据经验，髂骨取骨骨量可满足 15～20 cm 的填充量[4]，对于更大范围的缺损，髂骨取骨量可能无法满足植骨要求，而需要骨填充物的混入。目前尚未有研究明确填充物的应用量。根据报道，应用骨填充物的量不应超过总体的 30%，否则将增加骨不愈合的概率[5]，这意味着自体取骨仍是目前填充物的主要来源。据文献报道，大面积缺损可能需要大量植骨，取骨并发症发生率高，如取骨部感染、血肿、伤口愈合不良等。此外，利用 Masquelet 第二阶段采用碎骨及异体骨内植物进行填充，初期无法满足负重需求，这使得 6～8 周可允许进行部分负重[6]，而逐步过度至全部负重，以保证骨化的形成，因此患者常常需要更久的时间进行进一步的关节功能恢复。

（3）带血管蒂游离腓骨移植：带血管腓骨移植物通常用于重建感染、肿瘤切除和创伤后大于 6 cm 的骨缺损[7]，此类患者通常合并软组织缺损。带血管腓骨移植物有 3 种不同的选择：单带血管腓骨移植物、双管技术和带血管腓骨联合异体移植物重建。在成人患者中，可提供 25～26 cm 的腓骨移植物。经典的单带血管腓骨移植物，由于其横截面积减小，如果用于下肢，可能存在应力性骨折的风险。为了预防这种情况，双管技术和带血管腓骨与同种异体移植物联合重建等技术目前应用更为广泛。该方法可使移植物的横截面积增加 1 倍，并增加其承重能力。然而，该技术可用于的骨缺损长度不得超过 13 cm[8]。并发症如感染、固定失败和移植物骨折等均有报道，但 5 年愈合率高达 97%。其他并发症如深部软组织感染、深静脉血栓形成、与固定失败无关的应力性骨折、筋膜室综合征和血管损伤等均有报道。

3. 3D 打印技术的发展及应用　随着 3D 打印技术的发展，3D 打印植入物已被应用于四肢骨缺损重建。它具有无需额外植骨、即刻稳定、个性匹配的缺损形态、准确校正长度差异等优点，广泛应用于肿瘤切除所致的骨缺损、创伤、感染，尤其多用于肿瘤切除后大面积骨缺损的治疗，以实现快速负重。然而，在以往的报道中，假体的设计多重视其短期稳定效果，多以实心的一体化假体为主。无菌性松动和假体周围骨折是最常见的并发症，发生率为 33%～53.8%[9]，限制了假体的应用寿命及适用范围。随着研究发现，通过调整假体的孔隙率，以匹配患者皮质的刚度，可表现出良好的骨整合效果，从而达到"骨-假体"愈合，为假体的长期有效性提供了可能。因此，将 3D 打印技术应用于大段骨缺损的治疗，可以缩短治疗周期，弥补移植物骨的不足。

4. 3D 打印多孔钛合金假体与骨整合　病例中应用 3D 打印假体及髓内钉结合的新型固定模式，髓内钉的应用可以在早期分散假体的应力，同时限制假体的水平方向微动，并保留假体纵向微动的能力，从而刺激新骨长入。

病例中应用假体材料为钛合金（Ti6Al4V），根据文献和动物实验结果，假体以正二十面体单元为基础，孔隙率为 60%～70%，孔径为（625±70）μm，假体中心均采用空心设计，以模拟髓腔结构。同时为方便髓内钉的应用，设计空心部分直径比髓内钉直径大 1～1.5 mm。在有限元分析中，由于应力主要集中在假体界面，髓内钉可以有效分散假体的外侧应力，同时限制假体的松动位移，从而降低假体的无菌性松动和假体断裂的风险，对假体的即刻稳定起关键作用。此外，髓内钉的存在允许假体和骨界面之间的微运动，以促进骨整合。

下肢骨缺损的治疗是一个系统化的工程，需要多科通力合作续贯治疗才能获得优良结果。患者往往伴有骨与软组织的共缺损，感染性骨缺损的治疗尤为困难，长时间的功能丧失导致康复是一个漫长的过程，需要在骨缺损重建初期即做好规划。因此，对于缺损巨大、软组织条件差的骨缺损患者，3D 打印技术是可供选择的方法，同时也是其他方法失败后的有效补救措施。3D 打印钛合金假体在体内的生物学稳定还需要较长期的观察。

参考文献

[1] 中国康复医学会修复重建外科专业委员会骨缺损及骨坏死学组. 胫骨骨缺损循证临床诊疗指南（2016 年版）. 中华显微外科杂志，2016，39（6）：521-523.

[2] Bas A, Daldal F, Eralp L, et al. Treatment of tibial and femoral bone defects with bone transport over an intramedullary nail. J Orthop Trauma, 2020, 34 (10): e353-e359.

[3] Borzunov D Y, Kolchin S N. Nonunion of the femoral shaft associated with limb shortening treated with a combined technique of external fixation over an intramedullary nail versus the Ilizarov method. Arch

Orthop Trauma Surg, 2022, 142 (9): 2185-2192.

[4] Masquelet A, Kanakaris N K, Obert L, et al. Bone repair using the Masquelet technique. J Bone Joint Surg Am, 2019, 101 (11): 1024-1036.

[5] 中华医学会骨科学分会, 沈杰, 陈林, 等. 膜诱导技术治疗感染性骨缺损临床循证指南 (2023版). 中华创伤杂志, 2023, 39 (2): 107-120.

[6] Salcedo Cánovas C, Martínez Ros J, Ondoño Navarro A, et al. Infected bone defects in the lower limb. Management by means of a two-stage distraction osteogenesis protocol. Eur J Orthop Surg Traumatol, 2021, 31 (7): 1375-1386.

[7] 程楚红, 漆白文, 潘振宇, 等. 带血管蒂腓骨瓣游离移植修复长段骨缺损的临床经验. 中华显微外科杂志, 2017, 40 (4): 313-315.

[8] Wieser K, Modaressi K, Seeli F, et al. Autologous double-barrel vascularized fibula bone graft for arthrodesis of the shoulder after tumor resection. Arch Orthop Trauma Surg, 2013, 133 (9): 1219-1224.

[9] Benevenia J, Kirchner R, Patterson F, et al. Outcomes of a modular intercalary endoprosthesis as treatment for segmental defects of the femur, tibia, and humerus. Clin Orthop Relat Res, 2016, 474 (2): 539-548.

(刘冰川　田　耘　陈　卓　杨　欣　袁晓宁　张卫方　杨延砚　路　明
应颖秋　郑佳佳　易福梅　王　华　徐　飞　王丽薇　曾飘娥)

第二节　一例脊柱恶性间叶性肉瘤的 MDT

一、病史简介

1. 主诉 + 现病史
29 岁女性。

主诉：腰背疼痛 7 个月。

现病史：患者 7 个月前无明显外因出现腰背疼痛，疼痛呈酸胀痛，卧床不能缓解。无双下肢麻木、无力。无发热。在当地医院检查发现腰椎肿瘤，遂行腰 1 椎体病灶穿刺活检，病理检查提示：间叶性软骨肉瘤。患者自发病来精神、睡眠情况可，二便正常，体重无明显变化。

2. 既往史
否认肝炎、结核、疟疾等传染病史。否认高血压、糖尿病、心脏病、脑血管病史。否认肿瘤病史。否认精神疾病史。否认食物、药物过敏史。

3. 个人史
无吸烟、饮酒史。无其他不良嗜好。

4. 婚育史
适龄婚育，配偶及子女体健。

5. 家族史
否认家族性遗传病史。

6. 入院查体
T 36.2℃, P 60 次 / 分, R 16 次 / 分, BP 120/70 mmHg。发育正常，营养良好，正常面容，表情自如，自主体位，神志清楚，查体合作。全身皮肤、黏膜无黄染，毛发分布正常，皮下无水肿，无肝掌、蜘蛛痣。全身浅表淋巴结无肿大。头颅无畸形、压痛、包块，无眼睑水肿，结膜正常，眼球正常，巩膜无黄染，瞳孔等大等圆，对光反射正常，外耳道无异常分泌物，乳突无压痛，无听力粗试障碍。嗅觉正常。口唇无发绀，口腔黏膜正常。舌苔正常，伸舌无偏斜、震颤，齿龈正常，咽部黏膜正常，扁桃体无肿大。颈软、无抵抗，颈动脉搏动正常，颈静脉正常，气管居中，肝颈静脉回流征阴性，甲状腺正常，无压痛、震颤、血管杂音。胸廓正常，胸骨无叩痛，乳房正常对称。呼吸运动正常，肋间隙正常，语颤正常。叩诊清音，呼吸规整，双肺呼吸音清晰，无胸膜摩擦音。心前区无隆起，心尖搏动正常，心浊音界正常，心率60次/分，律齐，各瓣膜听诊区未闻及杂音，无心包摩擦音。腹部见专科查体。肛门及外生殖器未查。脊柱正常生理弯曲，四肢活动自如，无畸形、下肢静脉曲张、杵状指（趾），关节正常，下肢无水肿。

7. 专科查体 患者步入病房，行走正常。脊柱生理曲度存在，四肢主动活动正常。胸腰段棘突及棘旁轻叩痛，四肢、躯干针刺觉正常。双侧三角肌、肱二头肌、肱三头肌、握力正常，肱二头肌腱反射、肱三头肌腱反射正常，Hoffman征（−）。双下肢股四头肌、胫前肌、踇背伸肌肌力Ⅴ级，股四头肌腱反射、跟腱反射正常，Babinski征（−）。

8. 辅助检查 腰椎CT检查（图3-11）：腰椎序列可，腰1椎体密度增高，可见成骨性病灶，累及整个椎体，椎体形态尚正常。后方椎管内可见高密度骨性结构侵犯，对于硬膜囊形成挤压。椎体前方可见长条形软组织肿块，以腰1椎体水平为主，头侧可达T_{11}，尾侧达L_2椎体上缘。软组织肿块中央可见散在骨密度成骨区域。考虑为脊柱破坏性病灶，成骨性肿瘤可能。

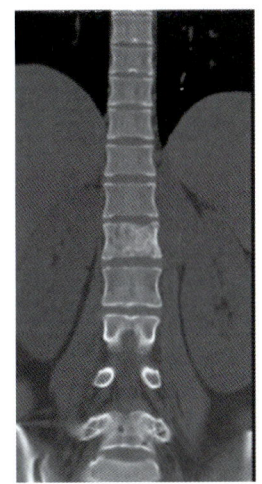
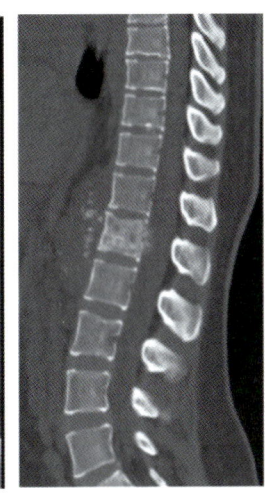
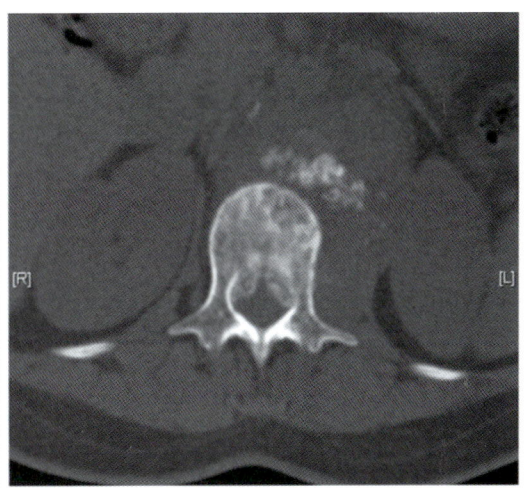

图3-11 腰椎CT检查
CT冠状位重建、矢状位重建、轴位图片显示，胸腰段椎体病变，以腰1椎体为主，为成骨性病灶

腰椎MRI检查（图3-12）：腰1椎体破坏性病变，病变呈T1、T2等信号，病灶内伴点块状T1、T2低信号灶。椎体前侧方可见大块软组织病灶，以T2等信号为主，中心可见不规则低信号区域，以L_1为中心向周围蔓延。头侧可见T_{12}、T_{11}椎体受累，尾侧可见L_2椎体受累。L_1椎体轮廓存在。后方椎管内可见肿块占位，挤压圆锥。考虑为脊柱肿瘤可能性大。

骨扫描检查（图3-13）：静脉注射显像剂$^{99}mTcO4$-MDP后3h行前、后位全身骨骼平面显像。L_1椎体见片状反射性浓聚影，其余骨骼及骨关节显影清晰，形态结构正常，骨影像放射性分布大致均匀、对称。双肾及膀胱生理性显影。L_1椎体骨质代谢增高，考虑恶性病变可疑；其余骨骼未见明显肿瘤骨转移征象，建议定期复查。

9. 初步诊断
（1）脊柱破坏性病变。
（2）间叶性软骨肉瘤。

10. 鉴别诊断
（1）脊柱转移瘤：此类疾病多见于老年人，多数患者具有明确的肿瘤病史，仅有少数患者以脊柱转移灶相关症状起病。临床表现方面为局部机械性疼痛、病理性骨折以及神经功能障碍，影

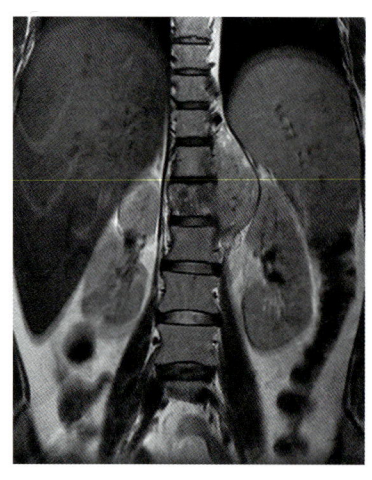
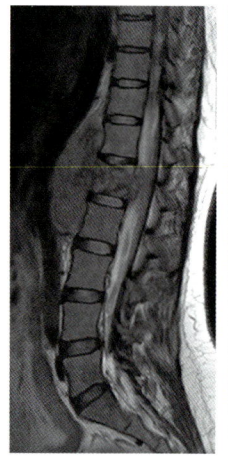
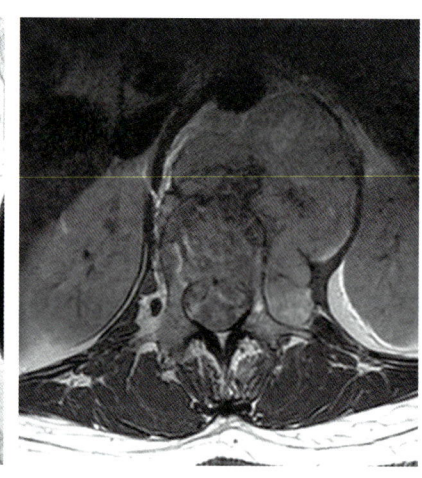

图 3-12　腰椎 MRI 检查

冠状位重建、矢状位重建、轴位图像

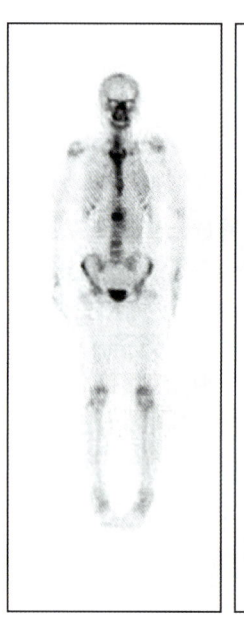
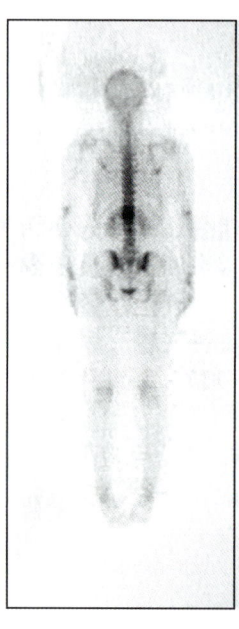
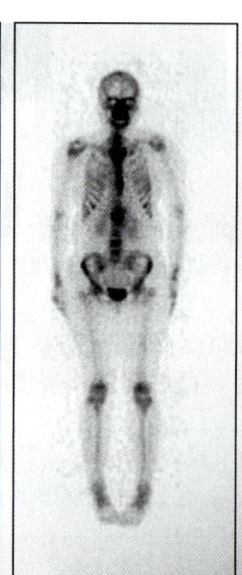
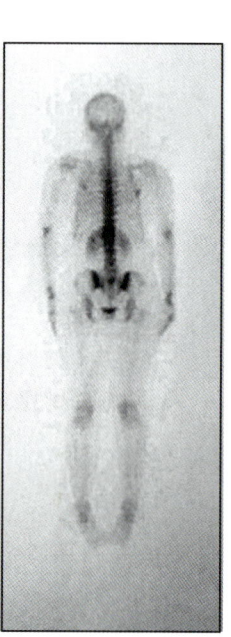

图 3-13　骨扫描检查

像学检查多为椎体骨破坏性病变，PET-CT 对于转移来源以及全身器官受累情况具有良好的诊断作用。病灶病理检查是主要的鉴别点。

（2）脊柱结核：脊柱结核亦表现为脊柱骨破坏性病灶，多见于中老年人群，既往有肺结核、淋巴结核的疾病史。临床表现也可为局部疼痛、病理性骨折以及神经功能障碍，但有些患者可同时出现发热、盗汗等全身症状，影像学检查可见病变局部骨破坏，并有死骨形成，周围软组织内形成脓肿甚至沿腰大肌扩散的流注脓肿。增强 MRI 可显示软组织病灶周边厚壁强化，而中心并无强化。部分患者 PPD 试验（+）、结核抗体或 TB-SPOT（+），可供鉴别。病灶活检依然是鉴别诊断的金标准。

（3）脊柱骨折：部分陈旧性脊柱骨折，与脊柱肿瘤难以鉴别诊断。该类患者以中老年人为主，多有明确的脊柱外伤病史，临床表现与脊柱肿瘤类似，影像学检查可显示为脊柱椎体病理性骨折，伴部分椎体皮质连续性断裂，松质骨内可出现不规则骨缺如，类似肿瘤组织的骨破坏征象，但该类患者病变椎体周围并无明显的软组织肿块，少量患者可能由于长期病变导致椎体周围出现瘢痕组织。对于此类患者，行病灶穿刺可明确诊断。

二、诊治难点与 MDT 会诊

【诊治难点】

该病例为年轻女性,因疼痛发现脊柱破坏性病变,目前诊断考虑为肿瘤病变的可能性大,也不排除不典型脊柱结核感染的可能。该病例诊治的第一个难点在于疾病诊断。脊柱肿瘤以转移瘤较为常见,原发性脊柱肿瘤的比例较低。该病例为年轻女性,既往并无肿瘤病史,因此考虑为原发性脊柱肿瘤的可能性大。需结合患者疾病特点、影像学检查等,借 MDT 讨论,指导患者疾病诊断和初步治疗方案。

【第一轮 MDT 专家会诊】

1. **骨科会诊意见** 结合该病例疾病特点和影像学检查,考虑原发性恶性脊柱肿瘤的可能性大。原发性恶性脊柱肿瘤是较为罕见的骨肿瘤之一,发病率仅占原发骨恶性肿瘤的 1/10。原发性恶性肿瘤发病部位以胸椎为主,多起源于椎体内,呈骨破坏性生长特点,多数病例可出现椎体前侧方软组织肿块。病理类型多样,以脊索瘤、骨软组织肉瘤、间叶来源肿瘤等常见。诊断困难,影像学特点不够突出,需要结合病理活检进行确切诊断。该病例在外院行病灶穿刺检查,结果需经我院病理科会诊。

2. **影像科会诊意见** 影像学阅片显示(图 3-14),破坏椎体主要为 L_1,为成骨性肿瘤,椎体前方的软组织肿块内有成骨性病灶,肿瘤对于周围血管,包括下腔静脉、肾静脉挤压严重,不排除侵犯的可能,从 CTA 结果看,肾静脉内可疑瘤栓形成。从 MRI 检查上看,病灶为 T1 等信号、T2 稍高混杂信号,椎前软组织上下蔓延广泛,侵犯 T_{11}~L_2 椎体,椎管内亦有肿瘤侵犯,但对于脊髓的挤压尚不严重。同意骨科分析,患者原发性恶性肿瘤可能性大,考虑肿瘤具有成骨特点,应为骨肉瘤或软骨肉瘤。外院穿刺活检结果提示为间叶性软骨肉瘤。

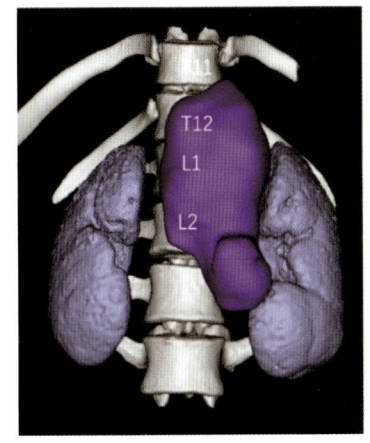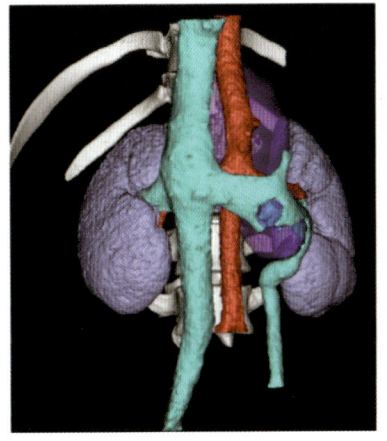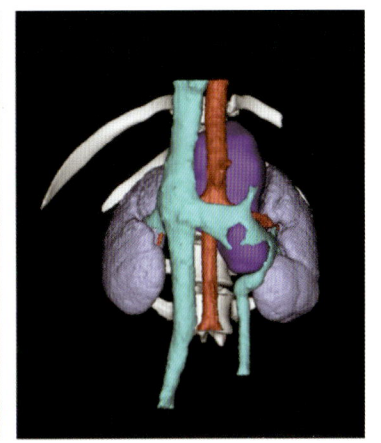

图 3-14 肿瘤病灶示意图

3. **病理科会诊意见** 患者在外院行病灶穿刺活检,经我院病理科会诊,可见 L_1 肿瘤组织部分为分化较好的肿瘤性软骨,部分为较均一的短梭形细胞增生,伴肿瘤性成骨,可见浸润宿主骨生长。诊断为恶性肿瘤,此少量组织倾向于间叶性软骨肉瘤,需要与普通型骨肉瘤鉴别。结合病理标本的免疫组化结果,组织形态符合间叶性软骨肉瘤。因此,病理诊断考虑为间叶性软骨肉瘤[1-2]。

4. **肿瘤化疗科会诊意见** 从穿刺活检的病理诊断看,患者为间叶性软骨肉瘤。该肿瘤为较罕见的间叶性肿瘤,恶性程度较高。最新的 NCCN 指南提示,间叶性软骨肉瘤的治疗方案参照尤文肉瘤[3]。在手术等局部治疗之前,应进行新辅助化疗,尚无统一的化疗方案,可应用 IE 或 VAC 方案。局部治疗可采用手术彻底切除,或者辅助放疗。术后建议继续化疗。

【第一轮 MDT 会诊后治疗】

(1) 依据 MDT 讨论意见,结合最新的诊疗指南及文献证据,患者于 2020 年 9 月开始接受 IE (异环磷酰胺和依托泊苷) +VAC (长春新碱、多柔比星和环磷酰胺) +IE 的三轮化疗方案。

(2) 经 3 个周期的新辅助化疗,复查影像学检查,阅片(图 3-15):肿瘤体积与前比较,并无明显变化,新辅助化疗效果有限。

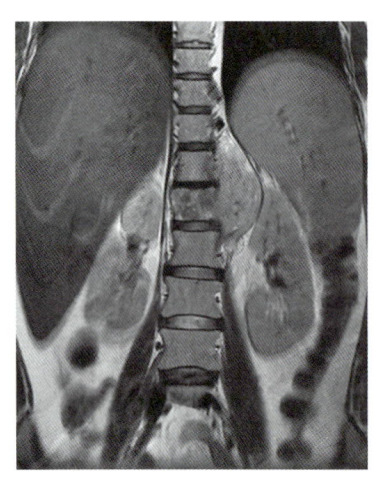
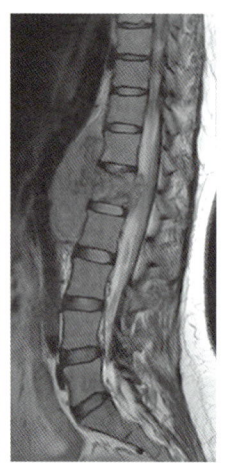
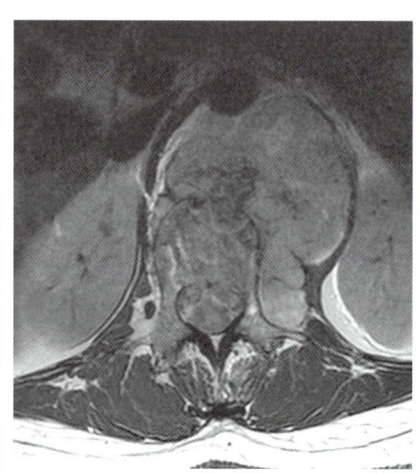

图 3-15 腰椎 MRI 检查

经 3 个周期的新辅助化疗后,肿瘤范围、体积并无明显缩小

【诊治难点】

经过术前化疗,患者局部疼痛症状较前略有缓解,但肿瘤体积和侵犯范围并无缩小。依据第一次 MDT 会诊意见,预备进行手术,完整切除肿瘤病灶。术前影像学检查(图 3-16)提示左肾静脉可疑受累,再次组织 MDT 讨论,制订手术方案。在此之前完善肾动态显像,结果显示:双肾血流灌注、肾功能、肾小球滤过率正常,双侧上尿路引流通畅。

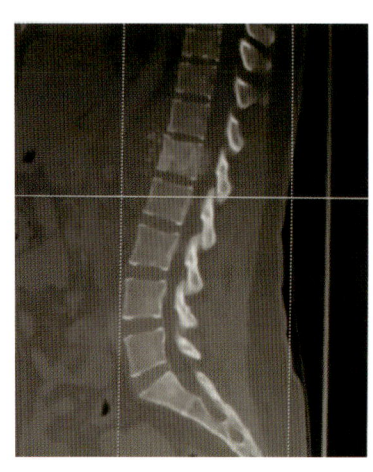
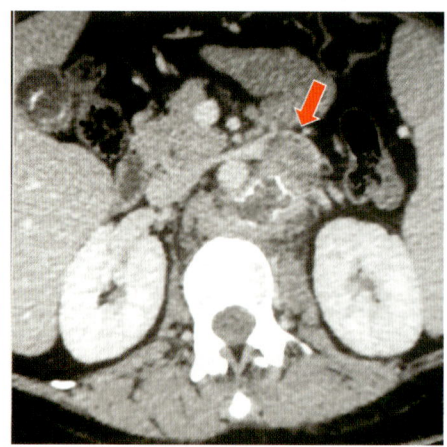

图 3-16 腰椎增强 CT 检查

左肾静脉受肿瘤侵犯,不排除静脉内瘤栓形成的可能

【第二轮 MDT 专家会诊】

1. 肿瘤化疗科会诊意见 从术前新辅助化疗的治疗效果看,此例间叶性软骨肉瘤对于 NCCN 推荐的常用 IE/VAC 化疗方案不敏感。肿瘤的侵犯范围和体积并没有缩小,因此下一步建议采取彻底的手术方案,争取获得肿瘤病灶的 R0 切除。

术后化疗:依据 NCCN 指南及最新临床证据,对于间叶性软骨肉瘤患者,术后推荐进行化疗。但是结合本病例对于术前新辅助治疗的效果，患者对于常用化疗方案反应不佳。因此，是否需要进行术后化疗，需要考虑患者意愿、疗效、副作用等多方面因素。

2. 泌尿外科会诊意见　从病理判断为高度恶性肿瘤，仔细阅读 CTU 检查，判断左侧肾静脉已被肿瘤直接侵犯，血管内形成瘤栓，术中可考虑一并处理。从肾功能检查、肾动态显像判断，右肾功能正常。从完整切除肿瘤角度考虑，可一并切除左肾及被瘤栓侵犯的左肾静脉，以降低手术后局部肿瘤的复发率。但需要与患者进行充分沟通。

3. 骨科会诊意见　患者已完成新辅助化疗，结合 MDT 团队多次讨论意见以及最新的临床研究证据，下一步预备进行手术治疗。手术目的是完整切除肿瘤病灶，即 total en-bloc excision[4-5]，手术切除范围包括被肿瘤侵犯的 T_{11}～L_2 椎体节段，以及左肾静脉及左肾。手术入路考虑采用后正中 + 前方联合入路的方式。

手术风险方面：手术范围大，前方紧邻腹主动脉及下腔静脉，此外还有大量的节段血管，因此出血风险非常高。多节段椎体手术对于脊髓的损伤风险也非常高。因此，术中需要仔细操作，避免损伤重要器官、组织。借助输血科、麻醉科的协助，做好围手术期的血液管理。

脊柱稳定性重建方面：由于此病例脊柱切除范围非常广泛，术后脊柱重建具有一定的难度。利用最新的 3D 打印人工椎体技术，设计桁架式固定体系[6-8]，可以完整切除椎体后进行脊柱的重建，需要提前预备好假体。

4. 麻醉科会诊意见　已审阅患者的病例资料。患者为青年女性，既往身体健康，并无合并疾病，评估认为总体手术承受能力良好。但患者手术范围巨大，手术时间预计 20 h 左右，预计出血量较多，且术中有损伤大血管的风险。因此，除了完善的麻醉准备外，需要大量备血。患者气管插管时间久，术中可能切除双侧膈肌脚，不排除术后出现呼吸功能障碍，术后建议入 ICU 病房过渡。

血液管理方面：考虑到患者术中用血量巨大，可参照心脏外科方案，术中给予血液分离。首先静脉输入白蛋白等液体，扩充血容量，然后进行自体血分离，暂时存储，降低术中血细胞丢失，并可以在术中紧急输血时使用。

5. 放疗科　手术切除和放疗均可以作为局部治疗方案。如之前 MDT 讨论，面对脊柱脊髓等重要器官的肿瘤病变，可采用立体定向放疗（SBRT）的方式进行治疗。该病例术后是否采用放疗方案，需结合手术切除过程中是否有经瘤操作，以及是否有肿瘤细胞残留来判断。

◆ **MDT 会诊意见总结**

患者进行新辅助化疗后，效果欠佳，建议采用手术的方式完整切除肿瘤病灶。手术创伤大，出现并发症的风险高，需要从围手术期血液管理、气道管理等方面进行充分的保障。术后的辅助治疗方案，包括化疗和放疗，需要从术中情况、肿瘤残存情况、患者意愿等方面进行考量。

【第二轮 MDT 会诊后治疗】

经 MDT 讨论，患者手术计划为一期多入路手术。手术由骨科、泌尿外科联合进行，手术入路为后 - 前 - 后入路（图 3-17）。手术切除范围：T_{11}～L_2 整块切除 + 左肾/肾血管切除。

1. 手术操作（图 3-18 至图 3-22）

（1）后路 $T_{8～10}$～$L_{3～5}$ 椎弓根螺钉固定，从后方游离 T_{11}～L_2 椎体两侧，切除 T_{11}～L_2 未被肿瘤累及的附件结构，结扎 $T_{11～12}$ 及 L_1 神经根，切除 $T_{10～11}$ 和 $L_{2～3}$ 椎间盘。分离硬膜腹侧和肿瘤的粘连。安装固定棒。

（2）体位改为正前方，肋弓下，人字形切口，经腹显露。分离主动脉和肿瘤的粘连，结扎左肾动静脉，进一步分离肿瘤两侧和头尾端，从 $T_{10～11}$ 撬拨将肿瘤整块松动，连同左肾整块取出。安装 3D 打印假体。

（3）再次后方入路，将 3D 打印假体用椎弓根螺钉与后方钉棒系统相连。

（4）手术历时 16 h，估计出血量 3000 ml 左右。患者术后转入 ICU。术后切口愈合良好，下肢神经功能正常。术后复查显示假体位置满意。

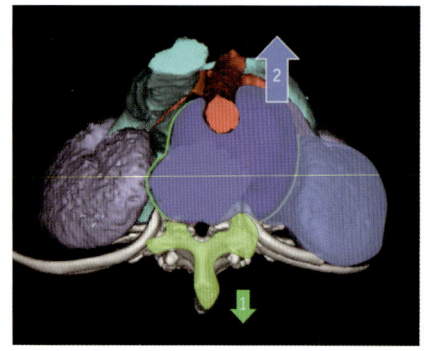
图 3-17 手术规划图

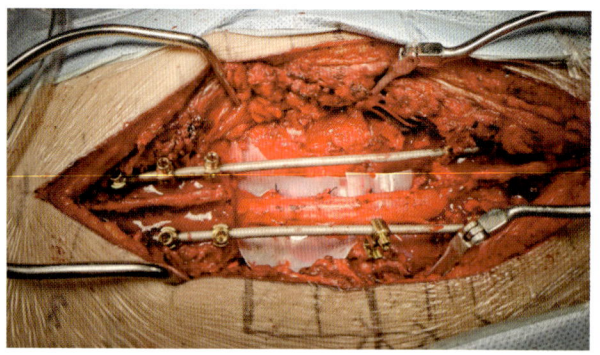
图 3-18 后方游离完成，使用硅胶片隔离硬膜囊

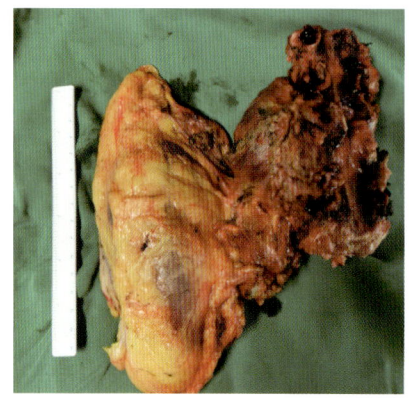
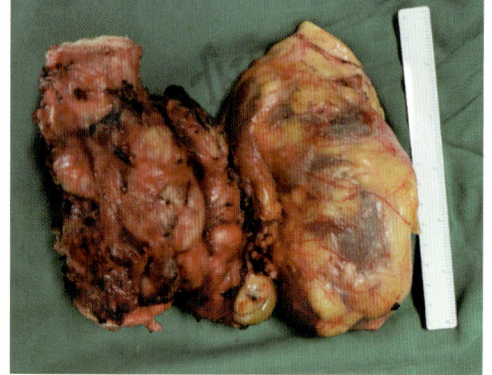
图 3-19 切除标本大体相

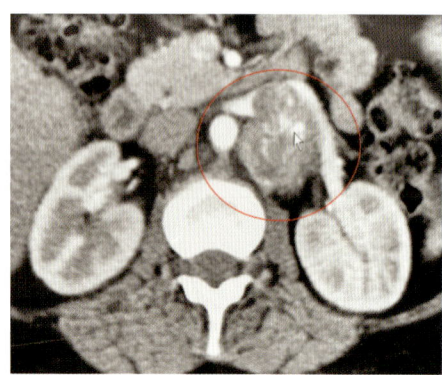
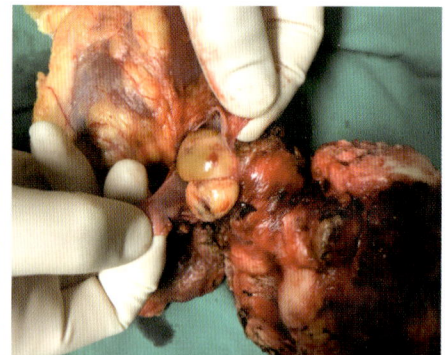
图 3-20 术前怀疑瘤栓处，标本证实术前判断准确

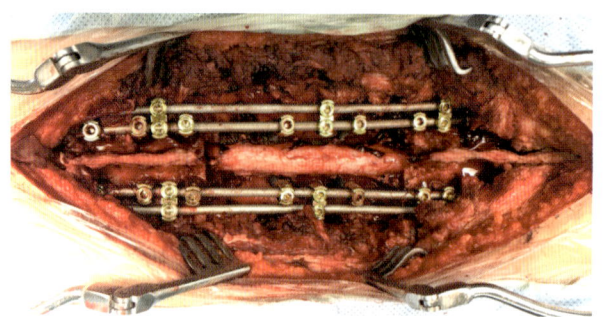
图 3-21 再次后路，安装 3D 打印假体，连接卫星棒

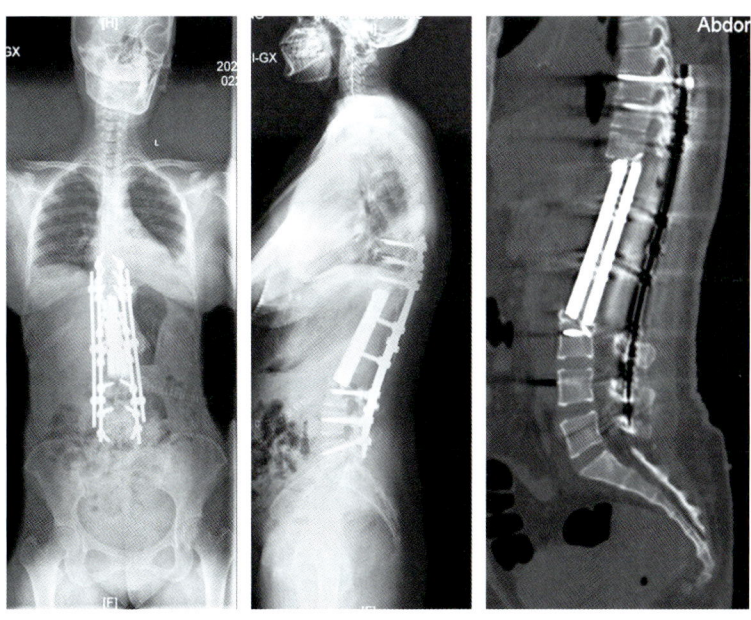

图 3-22　术后复查 X 线片显示假体位置满意

2. 术后诊疗　患者术后病理回报为间叶性软骨肉瘤。术中标记可疑经瘤处，术后病理均回报为阴性。与患者沟通化疗方案，参照 IE/VAC 方案，考虑化疗效果欠佳、副作用大，患者拒绝术后化疗。考虑手术整块切除肿瘤病灶，因此术后未给予局部放疗，仅指导患者密切复查随访。

三、诊治要点总结

1. 原发性恶性脊柱肿瘤的诊治总结　原发性恶性脊柱肿瘤是起源于脊柱骨骼或软组织的一类罕见但严重的肿瘤，发病率较低，约占骨与软组织肿瘤的 1/10。针对脊柱原发性恶性肿瘤，因其局部复发、转移的风险大，因此瘤灶的彻底切除已成为治疗该疾病的共识。但是由于脊柱解剖复杂，内含十分重要的神经结构，且手术难度巨大，要实现脊柱肿瘤的阴性边界切除，即 R0 切除，难度很大。为了降低手术难度，减少对周围血管、神经和组织器官的损伤，降低并发症的发生率，越来越多的医生采用经瘤的"整块切除"，没有实现真正的边界阴性（即 R0 切除的要求），而成为一种经瘤（intralesional）切除，一定程度上增加了肿瘤复发风险。在以往已发表的相关研究中，针对脊柱原发良性侵袭性肿瘤及脊柱原发恶性肿瘤，为了控制并发症和避免不可接受的功能牺牲，而做出一定妥协，采取经瘤操作的情况并不少见。脊柱肿瘤世界权威专家 Tomita 提出了标准化的全脊椎整块切除（total en bloc spondylectomy，TES）手术方案，使用超细线锯行双侧椎弓根截骨，将后方附件和前方椎体分成两部分以便取出。虽然对于椎弓根受侵犯的病例，椎弓根截骨会破坏肿瘤边界，严格意义上来说，并不完全属于"整块切除"，但该术式操作相对简单，术式规范统一，较容易掌握，已在世界范围内广泛接受，故对于恶性度不高的病例而言，并非不可接受。以另一位世界权威专家 Boriani 为代表，则多提倡经瘤的椎体切除技术治疗脊柱侵袭性良性肿瘤，根据其报道术后肿瘤有一定复发的概率，但尚在可接受的范围内。严格来讲，脊柱肿瘤领域的整块切除手术并非都能实现真正意义上的肿瘤外科学的 R0 切除。

2. 原发性恶性脊柱肿瘤的多学科诊疗模式　多学科联合诊疗（MDT）是针对复杂疾病诊疗的有效模式之一，脊柱肿瘤也不例外。北医三院率先成立脊柱肿瘤多学科诊疗组，经多年的运行，证实对于脊柱肿瘤的规范化治疗有相当突出的临床价值。脊柱肿瘤 MDT 团队成员包括骨科、肿瘤内科、影像科、肿瘤放疗科、病理科、介入血管外科、核医学科等（图 3-23）。

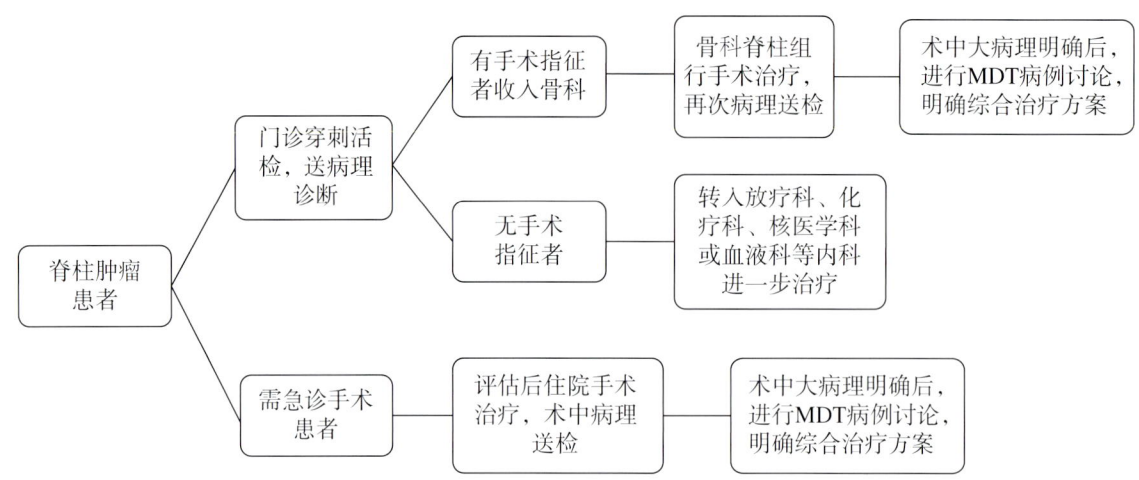

图 3-23 脊柱肿瘤 MDT 诊治流程

3. 间叶性软骨肉瘤的相关文献总结 间叶性软骨肉瘤（mesenchymal chondrosarcoma，MCS）来源于间叶细胞，是高度恶性、具有双向性的原始间叶性肿瘤。发病率仅占恶性骨肿瘤的 0.2%～0.7%，或占全部软骨肉瘤的 3%～10%。其好发年龄为 10～30 岁，男女比例为 1:(1～2)。发病部位躯干骨多于四肢骨，根据文献回顾，其最常见的发病部位在上颌骨和下颌骨。肿瘤的影像学特征与普通型软骨肉瘤相似，可表现为大片溶骨性破坏区域伴有点状或环状的钙化。

其组织学表现通常具有双相性，表现为间变的未分化间叶性小细胞与分化较好的分叶状肿瘤性软骨及软骨样基质并存。两种组织间界欠清楚，移行区可见肿瘤细胞成软骨。免疫组织化学表现为小圆细胞区域 CD99 阳性，Collagen Ⅱ 在小细胞区域及软骨区域均为阳性，部分病例可有 CgA、Ki-67、P53 及 Syn 的阳性表达。

结合 NCCN 指南、文献报告，手术彻底切除肿瘤、达到广泛的外科切除边界是治疗 MCS 的金标准。而辅助性化疗对于生存期延长并无确切证据。该肿瘤恶性度高，预后不佳。Mayo 诊所总结报告，其 5 年及 10 年生存率分别为 54.6% 和 27.3%。Huvos 等报告，其 3 年、5 年及 10 年生存率分别为 50%、42% 和 28%。国内数据显示，其 3 年及 5 年总体生存率分别为 65% 及 49.5%。

4. 3D 打印人工椎体重建脊柱的稳定性 自 2014 年第一例人体 3D 打印人工椎体诞生以来，脊柱 3D 打印人工椎体的应用正在不断发展（图 3-24）。这种个性化的方法有助于提高植入物与患者自身解剖结构的匹配程度，减少植入物与周围组织之间的不适应。该技术可以准确重建脊柱的复杂解剖结构，包括椎体、椎弓、椎间盘等。这对于手术规划和培训来说都是有益的，医生可以在手术前通过 3D 打印模型进行模拟操作，提前了解患者的解剖结构。3D 打印技术可以使用多种生物相容性材料，例如生物可降解材料或金属合金，以制造植入物。这有助于减少患者对植入物的排斥反应，并提高手术的成功率。利用 3D 打印模型，医生可以更好地规划手术方案，精确测量椎体的大小，确定植入物的最佳位置，并减少手术时间。这有助于提高手术的准确性和成功率。3D 打印技术使得设计植入物的微结构成为可能，可以调整植入物的内部结构以实现更好的生物力学性能，例如提高强度、减轻重量等。

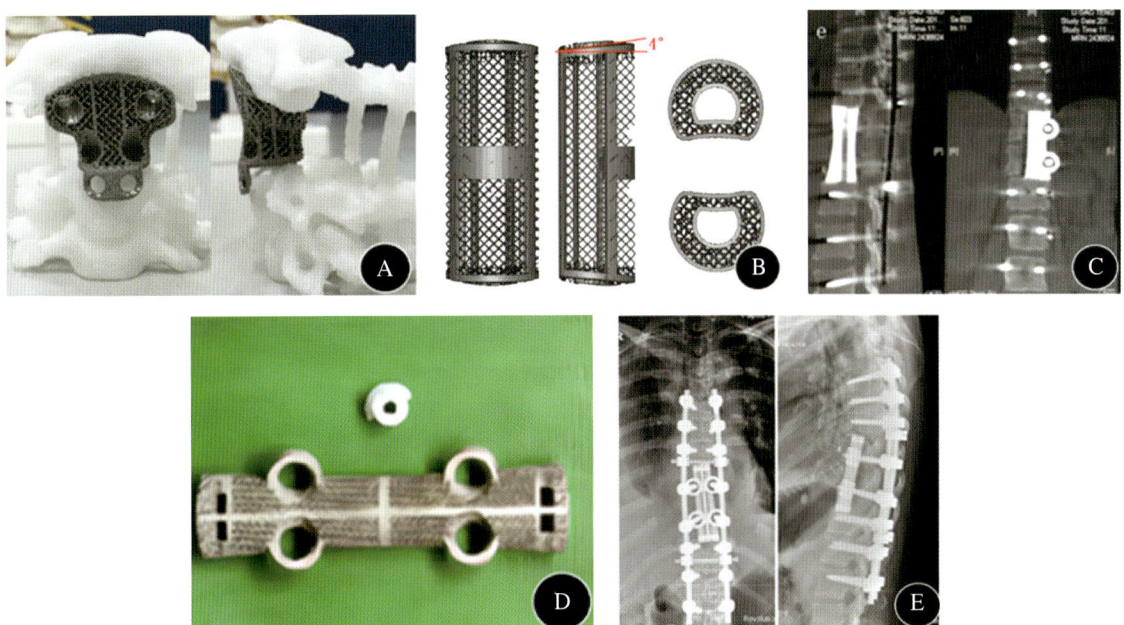

图 3-24 不同设计方案的 3D 打印人工椎体

参考文献

[1] Jo V Y, Fletcher C D. WHO classification of soft tissue tumours: an update based on the 2013 (4th) edition. Pathology, 2014, 46 (2): 95-104.

[2] Feng L, Wang M, Yibulayin F, et al. Spindle cell sarcoma: a SEER population-based analysis. Sci Rep, 2018, 8 (1): 5024.

[3] von Mehren M, Kane J M, Bui M M, et al. NCCN guidelines insights: Soft tissue sarcoma, Version 1.2021. J Natl Compr Canc Netw, 2020, 18 (12): 1604-1612.

[4] Boriani S, Weinstein J N, Biagini R. Primary bone tumors of the spine. Terminology and surgical staging. Spine (Phila Pa 1976), 1997, 22 (9): 1036-1044.

[5] Boriani S, Bandiera S, Colangeli S, et al. En bloc resection of primary tumors of the thoracic spine: indications, planning, morbidity. Neurol Res, 2014, 36 (6): 566-576.

[6] Dang L, Liu Z, Liu X, et al. Sagittal en bloc resection of primary tumors in the thoracic and lumbar spine: feasibility, safety and outcome. Sci Rep, 2020, 10 (1): 9108.

[7] Zhou H, Liu S, Li Z, et al. 3D-printed vertebral body for anterior spinal reconstruction in patients with thoracolumbar spinal tumors. J Neurosurg Spine, 2022: 1-9.

[8] Wei F, Li Z, Liu Z, et al. Upper cervical spine reconstruction using customized 3D-printed vertebral body in 9 patients with primary tumors involving C2. Ann Transl Med, 2020, 8 (6): 332.

(胡攀攀 刘忠军 韦 峰 曹宝山 庄洪卿 杨邵敏 王国良 梁 莉 韩嵩博)

第三节　一例强直性脊柱炎合并胸腰椎后凸畸形、髋关节融合的MDT

一、病史简介

1. 主诉 + 现病史
38岁女性。

主诉：腰背部疼痛伴胸腰椎后凸逐渐加重、髋部疼痛活动受限10余年。

现病史：患者10余年前无明显诱因先后出现间断性腰痛、右髋关节疼痛，VAS 2～5分，冬季疼痛明显，夏季无明显症状。于当地医院诊断为"强直性脊柱炎"，予以对症止痛治疗（具体不详）后症状无明显缓解，后出现髋部活动受限，胸椎后凸畸形并逐渐加重，不能平卧。长时间行走出现左髋关节痛、气短。否认下肢放射痛，无下肢麻木、无力，无胸腹部束带感、间歇性跛行、行走踩棉花感等不适，无二便异常。现为进一步就诊，门诊以"强直性脊柱炎 胸椎后凸畸形 右髋关节疼痛待查"收入我科。发病以来，饮食、睡眠尚可，精神尚可，二便正常。

2. 既往史
否认肝炎、结核、疟疾病史，否认高血压、心脏病史，否认糖尿病、脑血管疾病、精神疾病史，否认手术、外伤、输血史，否认食物、药物过敏史，预防接种史不详。

3. 个人史
无吸烟、饮酒史。无其他不良嗜好。

4. 婚育史
适龄婚育，育有1子，配偶及子女体健。

5. 家族史
否认家族性遗传病史。

6. 入院查体
T 36.2℃，P 81次/分，R 18次/分，BP 139/78 mmHg。发育正常，营养良好，正常面容，表情自如，自主体位，神志清楚，查体合作。全身皮肤、黏膜无黄染，无皮疹、皮下出血、皮下结节、瘢痕，毛发分布正常，皮下无水肿，无肝掌、蜘蛛痣。全身浅表淋巴结无肿大。头颅无畸形、压痛、包块，无眼睑水肿，结膜正常，眼球正常，巩膜无黄染，瞳孔等大等圆，对光反射正常，外耳道无异常分泌物，乳突无压痛，无听力粗试障碍。嗅觉正常。口唇无发绀，口腔黏膜正常。舌苔正常，伸舌无偏斜、震颤，齿龈正常，咽部黏膜正常，扁桃体无肿大。颈软、无抵抗，颈动脉搏动正常，颈静脉正常，气管居中，肝颈静脉回流征阴性，甲状腺正常，无压痛、震颤、血管杂音。胸廓正常，胸骨无叩痛，乳房正常对称。呼吸运动正常，肋间隙正常，语颤正常。叩诊清音，呼吸规整，双肺呼吸音清晰，无胸膜摩擦音。心前区无隆起，心尖搏动正常，心浊音界正常，心率81次/分，律齐，各瓣膜听诊区未闻及杂音，无心包摩擦音。腹平坦，无腹壁静脉曲张，腹部柔软，无压痛、反跳痛，腹部无包块。肝未触及，脾未触及，Murphy征（-），肾无叩击痛，无移动性浊音。肠鸣音正常，4次/分。肛门及外生殖器未查。脊柱四肢：详见专科检查。

7. 专科查体
①一般情况：摇摆步态，弯腰行走。脊柱曲度：胸椎后凸；髋关节活动：右髋僵直，固定于90°，左侧活动受限：30°～130°。②感觉：全身痛觉及位置觉正常。③运动：全身未见明显肌肉萎缩，肌张力正常，四肢关键肌力Ⅴ级。

8. 辅助检查
（1）HLA-B27：阳性；抗链球菌溶血素O（ASO）：64；类风湿因子（RHF）＜20；C反应蛋白（CRP）：0.43；肺功能：中度限制型通气功能障碍（FVC 1.40，FEV_1 1.27，FEV_1/FVC 90%）；血气：氧分压83 mmHg。

（2）髋关节正位：右髋关节双侧骶髂关节病变，符合强直性脊柱炎（图3-25）。

（3）全脊柱正侧位X线：全脊柱明显侧弯，颈、腰椎曲度直，胸椎后凸，诸椎体顺列可，部分椎间隙变窄，部分椎体缘及小关节骨质增生硬化。右髋关节间隙消失、骨小梁通过。双侧骶髂关节下部融合，上部关节间隙狭窄，关节面不光滑。角度测量：TK 57.8°，LL −44°，PI 65.7°，PT 9.5°，SS 56°（图3-26）。

（4）右髋关节CT：右髋关节对位尚可，关节间隙消失，髋臼及股骨头骨性融合，骨小梁通过。髋臼缘及股骨大转子骨质增生硬化。扫及双侧骶髂关节间隙明显狭窄、部分融合，关节面骨质明显硬化（图3-27）。

（5）腰椎、胸椎CT：腰椎曲度反弓，顺列可，椎间隙变窄，椎体缘及小关节骨质增生硬化，小关节融合，局部椎旁韧带骨化。椎间盘未见明显突出，椎管不窄。胸椎后凸、稍侧弯，顺列可，椎间隙未见明显狭窄，T_3椎体上缘弧形稍凹陷，胸椎及扫及腰椎多发椎小关节间隙狭窄、模糊、融合，黄韧带及棘间韧带骨化。椎管未见明显狭窄，硬膜囊及胸髓未见受压。胸腰椎改变，符合AS（图3-28）。

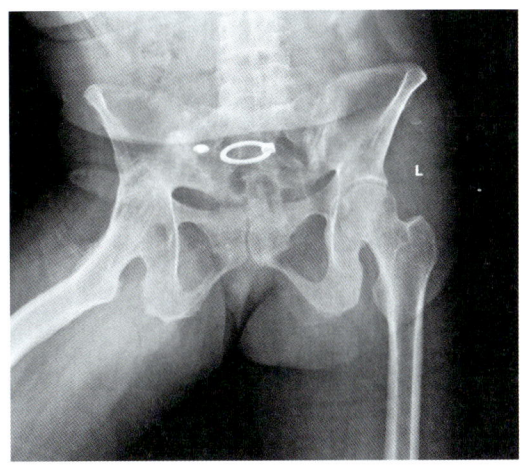

图3-25　髋关节正位片

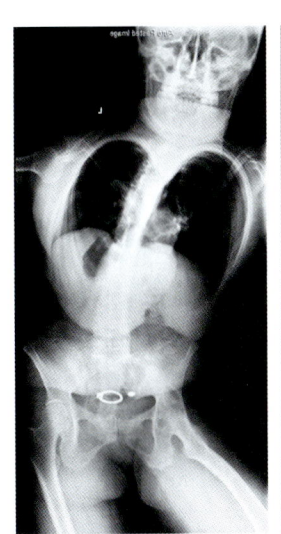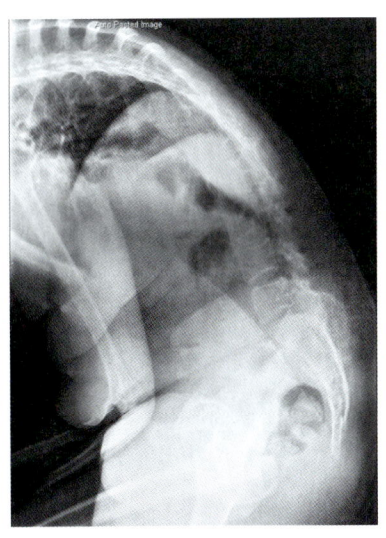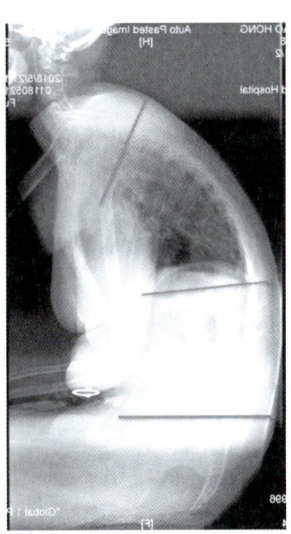

图3-26　全脊柱正侧位片及侧坐位片

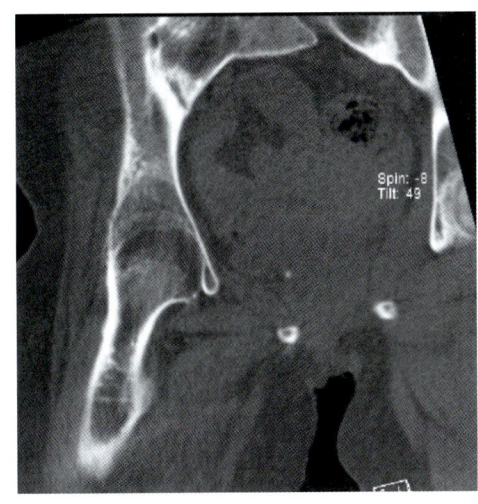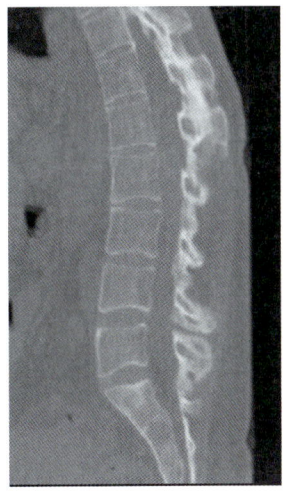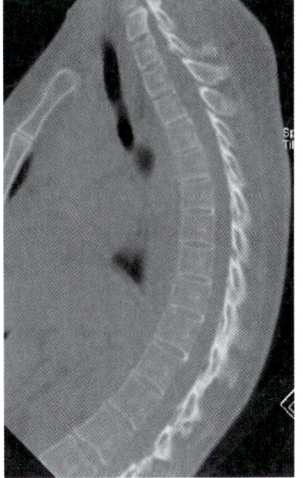

图3-27　右髋关节CT检查　　　　图3-28　胸椎、腰椎CT检查

(6) 术前大体像（图3-29）

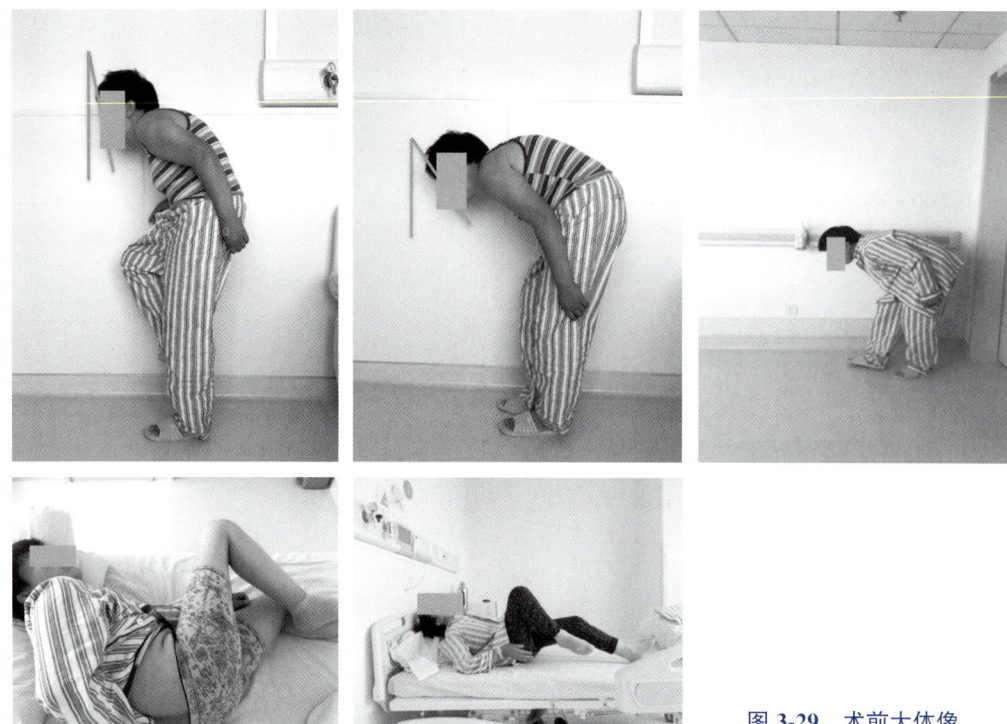

图 3-29 术前大体像

9．初步诊断
(1) 强直性脊柱炎；
    右髋关节融合；
    胸腰椎后凸畸形。
(2) 限制性通气功能障碍。

10．鉴别诊断
(1) 先天性后凸畸形：起病年龄较轻，常为角状后凸，伴有椎体的发育异常，如椎体分隔不全、蝶形椎、半椎体等。结合患者病史、症状、体征及辅助检查结果，考虑此诊断可能性小。

(2) 退变性后凸畸形：患者年龄较大，可见椎体终板硬化、骨赘甚至骨桥的形成，多个椎间隙的不对称狭窄而导致的弓状后凸，可伴有椎间盘突出或椎管狭窄的症状。结合患者病史、症状、体征及辅助检查结果，考虑此诊断可能性小。

(3) 结核性后凸畸形：患者常有结核病史，常为角状后凸，影像学上表现为椎体破坏后的融合改变，畸形程度较重，局部僵硬，陈旧性结核性后凸可无结核中毒症状。结合患者病史、症状、体征及辅助检查结果，考虑此诊断可能性小。

(4) 创伤性后凸畸形：患者有外伤病史，影像学检查可见一个或多个椎体的楔形压缩改变，常为角状后凸畸形。结合患者病史、症状、体征及辅助检查结果，考虑此诊断可能性小。

二、诊治难点与 MDT 会诊

【诊治难点】

本例患者强直性脊柱炎合并右髋关节融合、胸腰椎后凸畸形，患者呈强迫姿势，右髋关节僵直，活动严重受限。患者存在严重胸腰椎后凸畸形，脊柱整体矢状位严重失衡，术前颏眉角37.5°，对患者生活影响严重。为了改善此类患者的生活质量，手术是目前最有效的治疗方法。目前最常见的手术方式是联合进行脊柱截骨矫形术和全髋关节置换术（total hip arthroplasty, THA）。但是目前对手术顺序的问题仍有争议，先做髋关节置换有以下优点：①髋关节可部分代偿脊柱后凸畸形，因此部分患者可避免脊柱矫形术。② THA 后有利于进一步精确脊柱矫形。先做脊柱截骨矫形具有下列优点：①骨盆为代偿脊柱后凸，明显后倾，先行脊柱矫形，可避免髋臼错误置放。②如行 THA，放置髋臼假体，应减小前倾角和外展角，按照功能位放置，以适应后倾的骨盆。③先进行脊柱截骨矫形术，后期再进行 HA，可能会降低髋关节假体前脱位的风险。如果考虑"脊柱矫形术+短间隔+全髋置换"方案，需要考虑患者能否耐受短时间内连续两次手术打击。另外，AS 脊柱骨质差，内固定不可靠，脊柱外科要求患者术后早期应少锻炼，避免矫形内固定失败。AS 骨化能力强，换髋易再强直，关节外科要求患者术后早期应多锻炼，防止假体活动度丢失，这也是治疗的矛盾点。由于缺少大规模的循证医学证据，尚无最佳的治疗方案推荐。本例患者的治疗难点在于如何确定最佳的治疗方案。因此，需要组织 MDT 专家会诊，讨论并制定最佳的个体化治疗方案。

【第一轮 MDT 专家会诊】

1. 放射科会诊意见　患者右髋关节间隙消失，髋臼及股骨头骨性融合，骨小梁通过。扫及双侧骶髂关节间隙明显狭窄、部分融合，关节面骨质明显硬化。腰椎曲度反弓，椎间隙变窄，椎体缘及小关节骨质增生硬化，小关节融合，局部椎旁韧带骨化。胸椎后凸，胸椎及扫及腰椎多发椎小关节间隙狭窄、模糊、融合，黄韧带及棘间韧带骨化。胸腰椎改变，符合 AS 诊断。

2. 风湿免疫科会诊意见　患者强直性脊柱炎诊断多年，保守治疗控制不佳，病情逐渐加重，围手术期关注强直性脊柱炎药物治疗，术后长期随访，及时调整药物。患者右髋关节症状重，病变虽以中轴骨为主，但可口服柳氮磺吡啶。术后 2～3 周伤口愈合后可恢复使用生物制剂。若骨密度存在骨质疏松，建议抗骨质疏松药物治疗。

3. 麻醉科会诊意见　患者后凸畸形明确，头颈部僵硬畸形，困难气道，插管困难，体位摆放困难，手术中注意循环管理和气道管理。循环管理注意保持血流动力学稳定，血压勿过低。另外，气道管理注意患者颈椎活动，因患者脊柱僵硬，静脉麻醉后翻身造成医源性损害的风险高，建议清醒下插管，方便体位摆放，患者摆好体位后再静脉麻醉，术前需与患者充分沟通。患者肺功能存在轻度通气功能障碍，总体麻醉可控，若手术顺利，可术毕拔管回普通病房。

4. 康复科会诊意见　患者术前后凸明显，四肢关节趋于僵硬，活动耐力差。术后早期进行肢体功能锻炼，尽早恢复患者四肢活动，尽早进行负重训练。必要时进行器械辅助。

5. 中医科会诊意见　患者强直性脊柱炎进展期，可术后给予对症中医治疗，必要时进行针灸及理疗。

◆ **MDT 会诊意见总结**

患者强直性脊柱炎诊断明确，合并严重胸腰椎后凸畸形及右髋关节强直，目前存在脊柱截骨矫形及右侧全髋关节置换手术指征。虽然目前对治疗顺序有争议，但是该患者右髋关节已经完全融合，患者强迫体位姿势，双足站立时右髋屈曲僵直，颏眉角 37.5°。但患者左髋伸直，右足离地站立式颏眉角有所改善，故考虑患者髋关节强直对脊柱整体矢状位失衡存在较大影响，建议先行髋关节置换手术，术后根据患者整体平衡改善情况再决定脊柱截骨方式。

【第一轮 MDT 会诊后医患沟通】

第一轮 MDT 会诊后，术者及管床医生充分告知患者及家属 MDT 会诊意见，患者及家属亦表示了解病情，知晓相关风险，同意行分期手术治疗，先行右全髋关节置换术，根据术后恢复情况再决定二期行脊柱截骨矫形手术。

【第一轮 MDT 会诊后治疗】

（1）行右侧全髋关节置换术，手术顺利，术后予预防感染、止痛等治疗。

（2）行右侧全髋关节置换术后评估。患者术后 2 周查体：伤口愈合良好，无红肿、渗出，局部无明显压痛;右髋 AROM 20°～90°;拄拐状态下步态尚可,抬头可平视前方(较术前改善明显),考虑患者右髋关节长期呈屈曲状态,THA 术后右髋屈伸活动度仍较明显受限,考虑为关节囊挛缩引起,嘱患者及家属辅助其被动增加右髋关节屈伸活动范围,促进髋关节活动度恢复。

3. 右髋术后再次评估患者影像学指标

(1) 床旁髋关节正位片:右髋关节置换术后,右髋关节见人工关节影,对位可,未见断裂及脱位,股骨大转子亦可见固定物影。位置可。软组织肿胀积气较前好转。左髋关节对位可,关节间隙未见明显增宽、狭窄,未见明显骨质增生、骨质缺损(图 3-30)。

(2) 右髋术后全脊柱正侧位:扫及胸腰椎可见多发椎体间骨性连接,椎体间融合,矢状位失衡较前好转(图 3-31)。

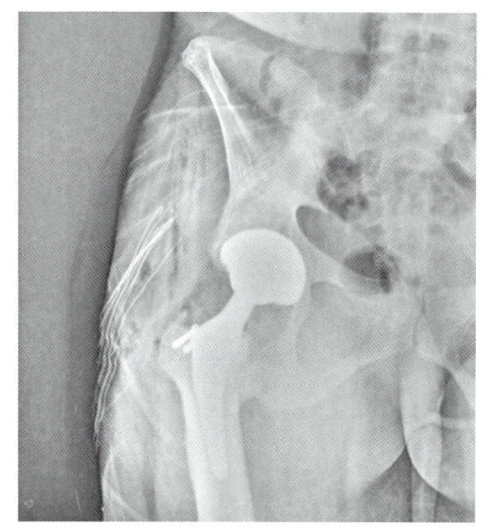
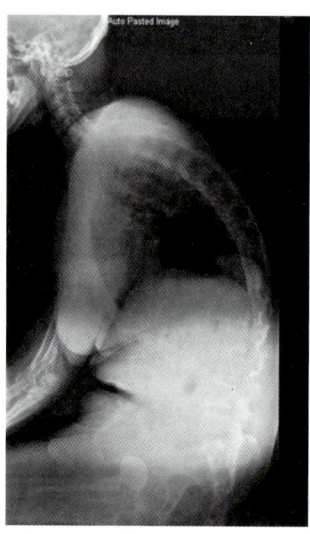
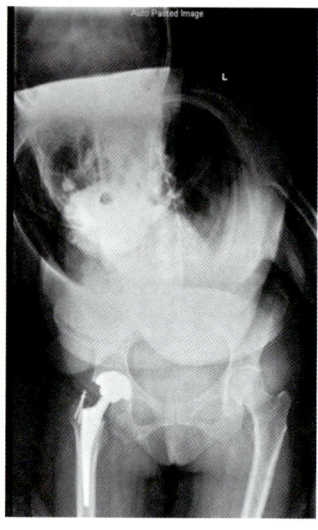

图 3-30　右髋关节术后 X 线检查　　　　　图 3-31　右髋术后全脊柱正侧位 X 线检查

(3) 髋关节置换术后大体像(图 3-32)。

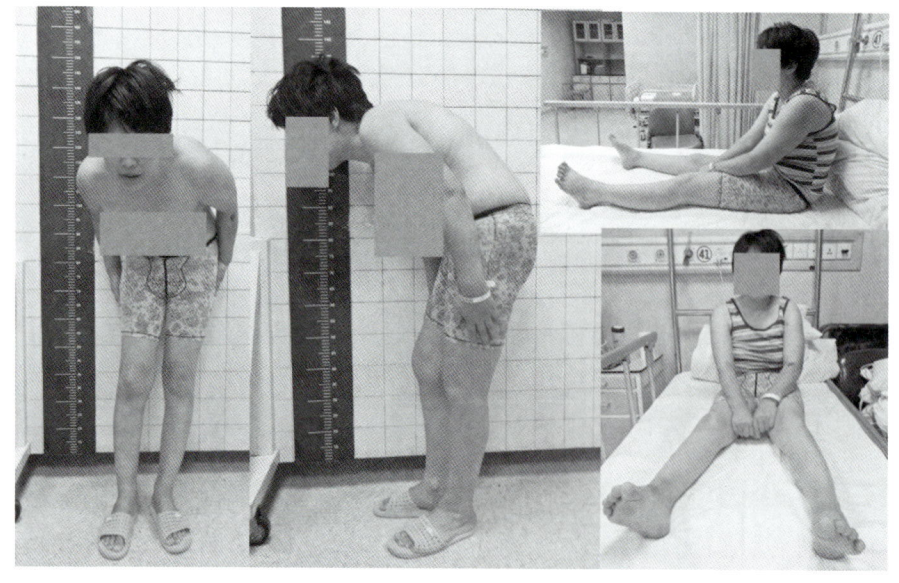

图 3-32　髋关节置换术后大体像

【诊治难点】

经过右髋关节全髋关节置换，虽然患者矢状位失衡达到部分缓解，但患者仍存在严重的矢状位失衡，如需彻底解决矢状位失衡问题，需要行脊柱畸形截骨矫形手术，但手术时机和手术方案仍需要 MDT 会诊进行评估。

【第二轮 MDT 会诊意见】

1. 影像科会诊意见 患者行右髋关节置换治疗后，右髋活动情况有所缓解，但患者颌眉角仍未达到正常范围，矢状位仍存在失衡情况，如需进一步治疗，建议行二期截骨手术。

2. 康复科会诊意见 患者行髋关节置换术后，目前髋关节活动受限明显，考虑患者存在长期髋关节强直，长期屈曲状态，THA 术后右髋屈伸活动度仍较明显受限，考虑由关节囊挛缩引起，予右髋关节活动度练习、髋周肌力练习指导。

3. 风湿免疫科会诊意见 患者严重矢状位失衡，如果行脊柱矫形内固定手术，注意评估患者骨密度情况，如果骨质较差，需要抗骨质疏松治疗，术后常规使用抗骨质疏松药物。

4. 中医科会诊意见 根据患者术后情况决定是否需要中医治疗。

5. 麻醉科会诊意见 患者髋关节术后，摆放手术体位时需要注意防止髋关节脱位，手术中注意循环管理和气道管理。循环管理方面，注意保持血流动力学稳定，血压勿过低，避免截骨区域因缺血导致损伤；气道管理方面，注意患者颈椎活动，因患者脊柱僵硬，静脉麻醉后翻身造成医源性损害的风险高，建议清醒下插管，方便体位摆放，患者摆好体位后再静脉麻醉，术前需与患者充分沟通。患者手术创伤大，建议备外科 ICU，向患者及家属交代病情：术后可能存在拔管困难、转入外科 ICU、治疗费用昂贵等风险。

◆ **MDT 会诊意见总结**

髋关节置换治疗后，患者整体平衡略有缓解，可行脊柱截骨矫形手术进一步纠正患者矢状位失衡，根据术后结果决定术后康复、内科治疗方案。但需要与患者交代术后可能存在脊髓或血管损伤至瘫痪、失血性休克甚至死亡等风险，术后需要转 ICU 进一步诊治，术后可能出现矫形不满意、内固定失败等情况，存在需要再次手术的可能。

【第二轮 MDT 会诊后医患沟通】

第二轮 MDT 会诊后，术者及管床医生充分告知患者及家属 MDT 会诊意见，患者及家属表示患者在接受髋关节置换治疗后矢状位平衡有所缓解，目前身体状况良好，了解病情，接受相关风险，希望行脊柱截骨矫形手术，争取能恢复整体平衡。

【第二轮 MDT 会诊后治疗】

患者行后路 T_{12}、L_3 经椎弓根椎体截骨，后凸闭合矫形，$T_8 \sim S_1$ 椎弓根固定，植骨融合术。手术顺利，患者术后恢复良好，按时出院。术后康复科指导功能康复锻炼，内科辅助柳氮磺吡啶药物辅助治疗。

术后随访：患者术后 3 个月、6 个月、1 年各随访一次，此后每年随访一次。每次于门诊进行病史询问及体格检查，完善全脊柱正侧位及髋关节 X 线检查，目前随访 1 年，整体恢复良好（图 3-33 至图 3-35）。

三、诊治要点总结

1. 强直性脊柱炎合并后凸畸形的外科手术治疗 强直性脊柱炎（ankylosing spondylitis，AS）是一种以脊柱韧带进行性骨化和关节强直为特征的慢性炎症性疾病。AS 患者在疾病晚期往往会出现后凸，进而导致一系列问题，如平视困难、躺下困难等，严重降低患者的生活质量。目前，脊柱截骨矫形术是治疗与 AS 相关的脊柱畸形的主要方法[1]。Smith-Petersen 截骨术（Smith-Petersen osteotomy，SPO）最初由 Smith-Petersen 于 1945 年提出[2]，是应用于 AS 合并脊柱后凸

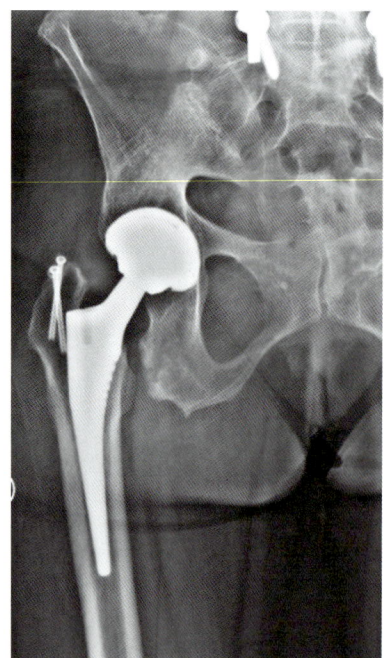
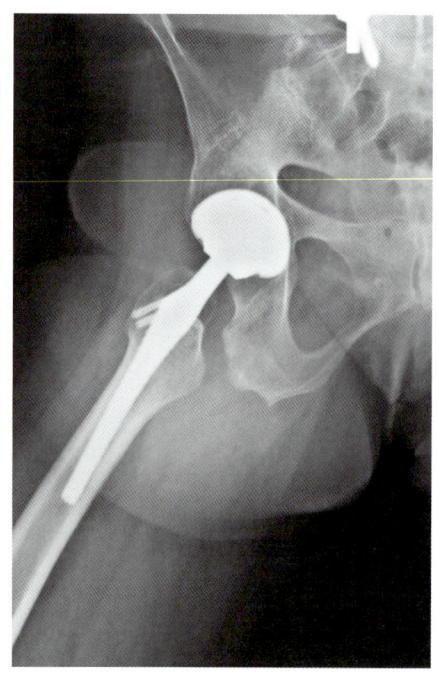

图 3-33　髋关节正侧位 X 线检查

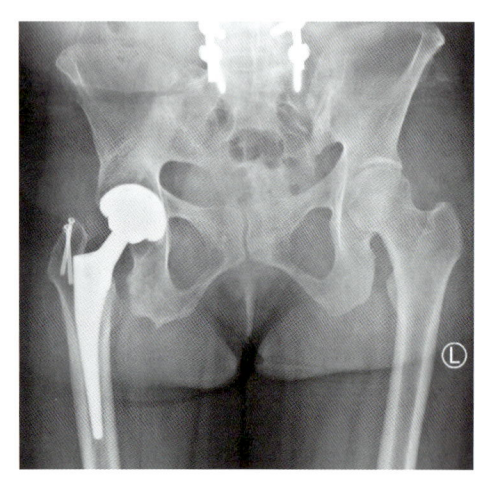

图 3-34　骨盆正位 X 线检查

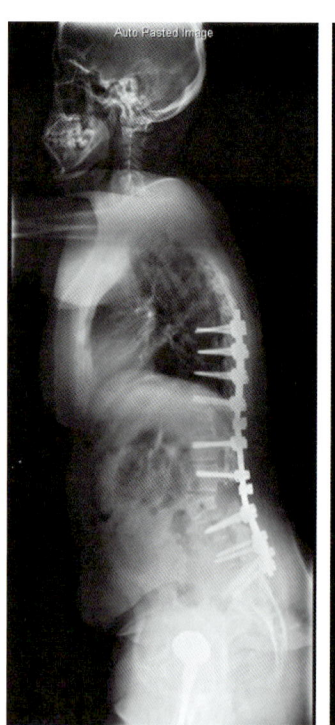
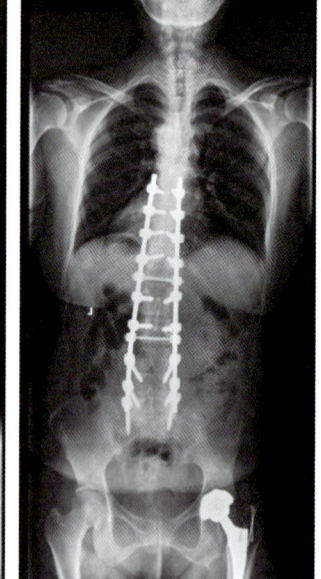

图 3-35　全脊柱正侧位 X 线检查

畸形患者的第一种截骨术，其是在椎间盘间隙的水平上去除后方结构。该术式主要切除上位椎体的下关节突、关节囊及两关节突之间的黄韧带及椎板，每节段截骨能矫正 5°～10°。但该术式需脊柱前柱有一定的活动度，不适用于椎体前方骨桥形成及椎间隙狭窄患者。该术式具有损伤小、手术风险相对其他截骨术式低等优点，但矫正角度有限，不适用于 AS 引起的重度胸腰段后凸畸形患者。

经椎弓根椎体截骨术（pedicle subtraction osteotomy，PSO）一直是此类脊柱畸形的主流截骨术，这种手术方式是楔形截除后方结构、椎弓根以及部分椎体[3]。单节段 PSO 截骨矫形角度 25°～35°。该术式对前方大血管及内脏器官的牵拉张力较小，且闭合面为骨面，骨性愈合快，但技术难度大、出血量大、并发症多，临床应用受到限制。近年来随着现代手术技术的标准化，AS 患者合并胸腰椎后凸畸形进行脊柱截骨矫形手术的安全性已明显改善[4-5]。

全脊柱切除术（vertebral column resection，VCR）是指完整切除 1 个脊柱节段（椎体、椎体后方的棘突、椎板、关节突和横突）及 2 个相邻椎间盘结构。由于椎体整体被完全切除，需对切除位置进行"钛笼"支撑植骨，以保证脊柱的高度及稳定性。VAR 可同时矫正矢状面和冠状面上的失衡，其矫正能力比 PSO 及 SPO 强，但因手术创伤大、操作风险及操作难度大，仅用于胸腰段重度后凸畸形的治疗[6]。

2. 强直性脊柱炎后凸畸形合并髋关节强直的手术治疗顺序 强直性脊柱炎是一种慢性自身免疫性疾病，主要累及脊柱、骶髂关节、髋关节等中轴骨关节及韧带，上述结构发生进行性骨化、融合，并出现骨质疏松，导致脊柱逐渐出现矢状位失衡，而为了维持身体平衡，骨盆发生代偿性的向后旋转，髋关节及膝关节出现屈曲畸形。在疾病晚期，AS 患者会出现严重的、非常僵硬的胸腰椎后凸畸形，且合并髋关节屈曲挛缩畸形，发生类似"折刀人"样的改变，丧失自主生活及工作的能力，为患者的家庭乃至全社会带来沉重的负担[7]。

为了改善此类患者的生活质量，手术是目前最有效的治疗方法，目前最常见的手术方式是联合进行脊柱截骨矫形术和全髋关节置换术（total hip arthroplasty，THA），但应先进行脊柱截骨矫形术还是先进行全髋关节置换术，目前仍有争议。有研究认为应先行 THA，后行脊柱截骨矫形手术，原因主要有以下三点：第一，先进行 THA 可使髋关节的疼痛及活动度得到明显改善，得到更好的治疗效果；第二，先行 THA 后，胸腰椎的后凸可因髋关节的代偿而减轻，更利于脊柱截骨手术的顺利进行；第三，严重屈曲畸形的髋关节可能会影响胸腰椎后凸畸形截骨矫形手术中俯卧位的摆放。因此需先进行 THA，后进行脊柱截骨矫形术[8-9]。

但也有研究持相反的观点，随着 AS 患者出现胸腰椎后凸畸形，骨盆会发生代偿性后倾，从而引起髋臼前倾角及外展角的增大，如果此时先进行 THA，可能导致植入髋臼假体的位置不理想，患者恢复直立行走后，髋臼假体可能处在不稳定的状态，会加速聚乙烯衬垫的磨损，并且增加髋关节假体前脱位的风险。因此也有些关节外科医生为了减少这些风险，在 THA 术中故意减小髋臼假体的外展角及前倾角，但在后期行脊柱截骨矫形术后，随着骨盆的后倾被矫正，原本合适的髋臼假体的前倾角和外展角减小了，可能导致髋关节前方的撞击，以及屈髋活动度的减小等并发症[10]。先行脊柱矫形的优点在于：①脊柱矫形后再行 THA 更容易，无需反复考虑假体的前倾角和外展角；②先脊柱矫形再行 THA，可能会减小关节脱位的风险，有利于术后早期进行关节活动锻炼[11]。

3. 强直性脊柱炎诊治的多学科会诊模式 随着新的理念不断提出，有必要建立多学科、中西医协同长期管理共识，以规范强直性脊柱炎的临床诊疗，进一步提高疗效，改善预后。对于强直性脊柱炎的诊疗，多学科会诊模式也日益受到重视。根据国内外指南，强直性脊柱炎的治疗方案应通过多学科会诊模式制定，并在临床实践中得到广泛应用。在多学科会诊模式下，来自多个学科（包括骨科、风湿科、疼痛科、康复科、影像科等）的医生们共同讨论和制订患者的治疗方案。这种模式有助于综合考虑患者的病情、身体状况、治疗史等多个方面，制订个性化的治疗方案。通过多学科会诊，医生们可以全面评估患者的病情，预测和预防可能出现的并发症，提高治疗效果和生活质量。同时，多学科会诊也有助于医生之间的合作与交流，共同提高诊疗水平。总之，强直性脊柱炎的多学科会诊模式是一种综合性的诊疗方式，有助于提高治疗效果和患者的生活质量。通过多学科的合作与交流，可以更好地为患者提供优质的医疗服务[12-13]。

参考文献

[1] Li S, Chen L, Ye F, et al. Comparison of one-level osteotomy and two-Level osteotomy for thoracolumbar kyphotic deformity in ankylosing spondylitis: a systematic review and meta-analysis. World Neurosurg, 2023, 173 (5): 176-187.e1.

[2] Smith-Petersen M N, Larson C B, Aufranc O E. Osteotomy of the spine for correction of flexion deformity in rheumatoid arthritis. Clin Orthop Relat Res, 1969, 27 (1): 6-9.

[3] Kim K T, Suk K S, Cho Y J, et al. Clinical outcome results of pedicle subtraction osteotomy in ankylosing spondylitis with kyphotic deformity. Spine (Phila Pa 1976), 2002, 27 (6): 612-618.

[4] Zhong W, Chen Z, Zeng Y, et al. Two-level osteotomy for the corrective surgery of severe kyphosis from ankylosing spondylitis: a retrospective series. Spine (Phila Pa 1976), 2019, 44 (23): 1638-1646.

[5] 袁磊, 刘寅昊, 曾岩, 等. 后路全脊椎截骨矫形术治疗中重度胸腰椎角状后凸/侧后凸的中远期效果观察. 中国脊柱脊髓杂志, 2020, 30 (7): 596-603.

[6] 吴有财, 余城墙, 覃永婷, 等. 强直性脊柱炎胸腰段后凸畸形外科治疗的研究进展. 中国临床新医学, 2022, 15 (3): 273-277.

[7] 尹稳, 于海洋, 郑国辉, 等. 强直性脊柱炎重度脊柱后凸畸形合并髋关节屈曲强直患者脊柱矫形手术. 中国脊柱脊髓杂志, 2021, 31 (11): 1052-1056.

[8] Bisla R S, Ranawat C S, Inglis A E. Total hip replacement in patients with ankylosing spondylitis with involvement of the hip. J Bone Joint Surg Am, 1976, 58 (2): 233-238.

[9] Camargo F P, Cordeiro E N, Napoli M M. Corrective osteotomy of the spine in ankylosing spondylitis. Experience with 66 cases. Clin Orthop Relat Res, 1986 (208): 157-167.

[10] Debarge R, Demey G, Roussouly P. Radiological analysis of ankylosing spondylitis patients with severe kyphosis before and after pedicle subtraction osteotomy. Eur Spine J, 2010, 19 (1): 65-70.

[11] Song K, Zheng G, Zhang Y, et al. A new method for calculating the exact angle required for spinal osteotomy. Spine (Phila Pa 1976), 2013, 38 (10): e616-620.

[12] 强直性脊柱炎长期管理专家共识 (2021 年). 中国中西医结合杂志, 2021, 41 (12): 1426-1434.

[13] 何东仪, 程鹏, 汪荣盛, 等. 强直性脊柱炎中西医结合诊疗指南. 上海医药, 2023, 44 (13): 23-30+43.

(袁 磊 曾 岩 李危石 曾飘娥)

第四章 泌尿外科病例

第一节 一例肾癌伴下腔静脉癌栓的MDT

一、病史简介

1. 主诉 + 现病史

66岁男性。

主诉：左侧腰痛2个月。

现病史：2个月前患者无明显诱因出现左侧腰部胀痛，VAS 2～3分，间断发作，无规律，无明显加重因素，活动后稍可缓解。无血尿、发热、尿频、尿急、排尿困难、恶心、呕吐、反酸、嗳气、腹胀、腹泻、停止排气排便等不适。就诊于外院，B超提示左肾占位性病变，考虑左肾癌可能。为行进一步诊治，门诊以"左肾占位性病变，左肾癌可能"收入我科病房。患者自发病来精神、睡眠情况可，食欲同前述，二便正常，近1个月体重减轻4 kg。

2. 既往史 高血压10年，血压最高150/100 mmHg，口服氨氯地平控制在120/80 mmHg。陈旧性脑梗死10年。否认肝炎、结核、疟疾等传染病史。否认糖尿病、心脏病病史。否认精神疾病史。否认食物、药物过敏史。

3. 个人史 无吸烟、饮酒史。无其他不良嗜好。

4. 婚育史 适龄婚育，育有1女，配偶及子女体健。

5. 家族史 否认家族性遗传病史。

6. 入院查体 T 36.5℃，P 70次/分，R 18次/分，BP 125/80 mmHg，腹部平坦，未见胃肠型及蠕动波，未见瘢痕。全腹软，无压痛、反跳痛、肌紧张。左侧肾区可疑叩痛，右侧肾区无叩痛。未触及肿物及包块，肝、脾未触及肿大。麦氏点压痛（−），Murphy征（−）。肝区叩痛（−），移动性浊音（−）。未闻及血管杂音，肠鸣音4次/分。

7. 辅助检查

胸部平扫CT：未见明确肺部转移征象。

腹部增强MRI（图4-1，图4-2）：左侧肾癌伴随下腔静脉Mayo Ⅱ级癌栓，癌栓部分侵犯下腔静脉血管壁，下腔静脉远心端及双侧髂总静脉长段机化血栓。

8. 术前诊断

（1）左侧肾癌伴随下腔静脉Mayo Ⅱ级癌栓（T3bN0M0）。

（2）高血压。

（3）腔隙性脑梗死。

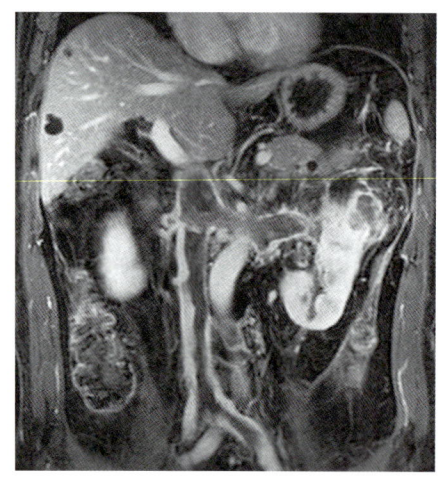
图 4-1 腹部增强 MRI 冠状位

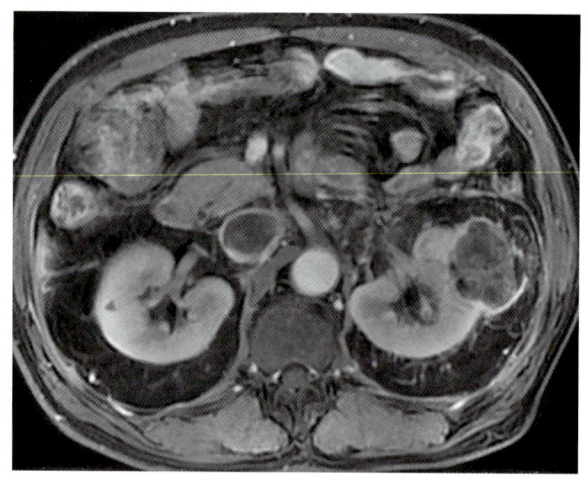
图 4-2 腹部增强 MRI 水平位

二、诊治难点与 MDT 会诊

【诊治难点】

肾癌是泌尿系统常见的恶性肿瘤，具有进入静脉系统形成瘤栓的生物学特征，有 4%～10% 的肾癌患者伴下腔静脉瘤栓。肾癌伴下腔静脉瘤栓是泌尿外科肿瘤领域最具挑战性的课题之一，根治性肾切除术和瘤栓切除术是当前相对彻底的治疗手段。由于肾癌伴静脉瘤栓患者存在高凝状态、静脉瘀滞等，瘤栓常与血栓同时存在。下腔静脉瘤栓合并血栓的出现，不仅会增加血栓术中脱落、肺栓塞等风险，也提示手术复杂程度更高，预后较差。15%～20% 的 Mayo Ⅰ～Ⅳ级 IVCTT 需行下腔静脉节段性切除。下腔静脉节段性切除患者术后易出现肾功能不全、下肢水肿等并发症，术中需全面评估确定是否行下腔静脉横断或节段切除，而下腔静脉血栓的存在是术中确定是否行下腔静脉节段切除的重要因素。术前通过影像学检查准确地鉴别血栓与瘤栓，对于手术方式的选择、评估患者预后具有重要意义。

【MDT 专家会诊】

1. 超声科会诊意见 针对本例患者的肾超声，重点关注肾肿瘤的侧别、位置、直径、与肾血管及集合系统的关系。本例患者肿瘤位于左肾上极偏腹侧，直径为 5 cm，肿瘤与肾门血管关系紧密，术中需要警惕。此外，未见明显肾上腺受侵，未见淋巴结转移。对患者进行下腔静脉血管彩色多普勒超声检查，通过检测癌栓中脉管频谱，判断下腔静脉内癌栓的大小、部位、长度，通过血流灌注信息协助判断下腔静脉梗阻程度。本例患者左肾静脉和下腔静脉都有充盈缺损。癌栓高度位于肝以下。癌栓与下腔静脉右侧血管壁间有血流通过，而与下腔静脉左侧壁间没有血流通过，考虑癌栓侵犯下腔静脉左侧壁可能，术中需要警惕并判断是否需要切除受侵犯的血管壁。术前行超声心动图检查，排除右心房癌栓。

2. 放射科会诊意见 术前行泌尿系 CT 平扫及增强扫描检查，判断患者临床分期考虑为 T3bN0M0。下腔静脉癌栓的 Mayo 分期为 Ⅱ 级。癌栓顶端的位置位于肝以下，可疑浸润下腔静脉的左侧血管壁。此外，肾门淋巴结未见明显转移，肾上腺未见明显转移。肾静脉水平以上的栓子在增强扫描后有明显强化，考虑栓子性质为癌栓。而肾静脉以下的栓子在增强扫描后未见明显强化，考虑栓子性质为血栓。对患者进行下腔静脉 MRI 扫描检查，可以更准确地明确癌栓长度、癌栓是否侵犯下腔静脉壁等。鉴别癌栓与血栓。MRI 检查结果与 CT 一致。

3. 泌尿外科会诊意见 对肾癌伴下腔静脉癌栓患者进行美国 Mayo 医学中心分级。不同的 Mayo 分级对应不同的手术策略。本例患者为 Mayo Ⅱ 级癌栓。术中需要先游离左侧肾，切断左肾动脉。在术前阅片中，发现左肾动脉位于左肾静脉（含癌栓）的足侧。因此采用"下极上翻法"。游离左肾静脉及内部的癌栓，采用血管闭合系统切断左肾静脉后，中转体位后游离下腔静脉。在下腔静脉远心端和右肾静脉留置阻断带。切开下腔静脉血管壁后取出癌栓。对于术前超声科和放射科提示癌栓侵犯下腔静脉左侧壁可能，则需要完整切除受侵犯的血管壁。对于下腔静脉远心端的血栓，根据术中情况决定手术策略。手术途径可以选择机器人经腹腔途径完成，但需要在术前向患者充分交代可能中转为开腹途径的可能性。在手术并发症方面，要特别重点强调术后肾功能不全、下肢水肿、癌栓脱落或肺栓塞等可能性。

4. 麻醉科会诊意见　结合癌栓的Mayo分级为Ⅱ级，明确具体手术方式并制订完善的麻醉计划。采用美国麻醉医师协会ASA分级方法，根据患者全身健康情况与疾病严重程度，对患者术前情况进行评估分级。本例患者为ASAⅡ级。术前应该充分了解其心、肺、肝、肾和中枢神经系统等重要脏器的功能，了解并确定患者存在的麻醉相关危险因素。对癌栓脱落或癌栓上附着血栓脱落的风险进行评估，患者有肺栓塞发生的可能性，需要提前制定应对策略。

5. 普通外科会诊意见　本例患者诊断为MayoⅡ级癌栓。术中除游离肝下下腔静脉外，并不需要游离、暴露肝。但术中应该警惕避免损伤肝短静脉。术前检查未见明显肿瘤侵犯肠道及肝，无需进行联合脏器切除术。

6. 心脏外科会诊意见　本例患者诊断为MayoⅡ级癌栓。无需采用体外循环，即心肺分流术（Cardiopulmonary bypass，CPB）。

7. 肿瘤放疗科会诊意见　本例患者诊断为左肾癌伴随下腔静脉MayoⅡ级，为局部进展期肾癌。对于术中发现不可切除者，或肿瘤残余，可于术后进行辅助立体定向放疗。安全性方面需要注意放疗毒性。

◆ **MDT会诊意见总结**

患者术前影像学检查提示为左肾癌伴随下腔静脉MayoⅡ级，为局部进展期肾癌。在肾静脉以下的下腔静脉癌栓存在长段血栓。癌栓可疑侵犯部分下腔静脉血管壁。手术方式选择机器人辅助腹腔镜下左肾根治性切除术及下腔静脉癌栓取出术。根据术中及术后病理情况决定是否进行术后的辅助治疗。

【MDT会诊后治疗】

手术体位选择：先进行右侧卧位游离切除左肾并截断左肾静脉癌栓，再中转为左侧卧位行下腔静脉癌栓取出术。切开左侧结肠旁沟后，首先游离左肾下极。这有别于普通肾癌行左肾根治性肾切除术中优先游离阻断左肾动脉的做法。左肾局限性肾癌与左肾癌伴癌栓的区别在于左肾静脉是否空虚。在解剖结构上，左肾动脉在左肾静脉的头侧、背侧。在经腹腔途径手术中，可以游离暴露左肾静脉后下挑左肾静脉，暴露其背侧的左肾动脉。但其前提是左肾静脉呈空虚状态。如果癌栓充满左肾静脉，左肾静脉将无法发生形变，没有足够空间为左肾动脉的暴露创造有利条件。因此对于左肾癌伴随癌栓这种特殊类型，要采取特殊的肾动脉寻找方法。在上翻左肾下极过程中，除了切断左侧输尿管的障碍外，还要切断左侧生殖腺静脉。将左侧肾下极向上挑起后，可以暴露左肾静脉下方的左肾动脉，将其游离并切断。采

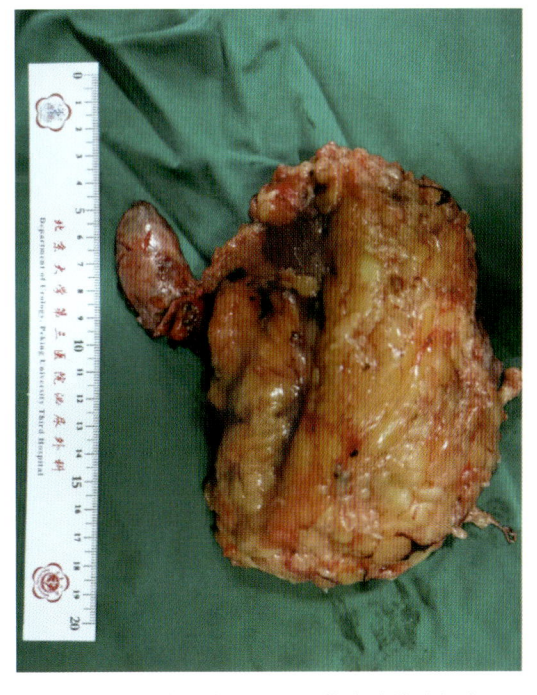

图4-3　左肾，肾癌及下腔静脉癌栓的标本

用血管阻断夹（Hem-o-lok）阻断左肾动脉。动脉夹闭的顺序是先夹闭动脉的近心端，再夹闭远心端。游离左肾静脉与腹主动脉间层次。充分游离左肾静脉。采用自制的血管阻断带缠绕左肾静脉一圈后，向上方提拉阻断带。采用切割闭合器（Endo-GIA）将下腔静脉远心端截断。游离左肾后，经过腹部正中切口取出左侧肾及部分左肾静脉癌栓（残端封闭）。放置左侧腹腔引流管。中转体位为左侧卧位。沿着右侧结肠旁沟切开，游离暴露下腔静脉远心端。之后，采用自制的血管阻断带双圈缠绕，以备阻断。游离暴露左肾静脉，留置阻断带以备阻断。游离暴露左侧肾静脉残端。术中阻断下腔静脉远心端、右侧肾静脉，而不阻断下腔静脉近心端。术中提高气腹压以减少出血，即采用"DOPI"技术延迟阻断下腔静脉近心端。采用血管缝合线（4-0 的不可吸收血管缝线）连续缝合下腔静脉血管壁。下腔静脉远心端的机化血栓被缝合固定于下腔静脉血管壁。左肾、肾癌及下腔静脉癌栓的标本见图 4-3。

三、诊治要点总结

1. 肾癌伴随下腔静脉癌栓的诊治现状简介　肾癌是常见的泌尿系统恶性肿瘤，占成人恶性肿瘤的 2%～3%[1]。局部进展期肾癌中有 4%～10% 合并下腔静脉癌栓[2]。未经治疗的肾癌合并下腔静脉癌栓患者自然病程短，预后差，其中位生存时间约 5 个月，1 年肿瘤特异性生存率约 29%[3]。对局部进展期肾癌患者行肾根治性切除及下腔静脉癌栓取出术能有效改善预后，其 5 年肿瘤特异性生存率为 40%～65%[4]。因手术难度较大，早期多以开放手术为主。1996 年，Mcdougall 等[5] 报道了首例腹腔镜手术治疗 Mayo Ⅰ 级肾癌伴下腔静脉癌栓的手术经验。Romero 等[6] 于 2006 年报道了首例完全腹腔镜手术治疗肾癌合并 Mayo Ⅱ 级下腔静脉癌栓的手术技巧，随后经腹腔镜手术治疗肾癌癌栓病例逐渐增多。机器人具有高清的视野和灵活的机械手腕，被认为适合下腔静脉癌栓取出术等复杂手术，目前国内外有多家医院开展了机器人根治性切除术及下腔静脉癌栓取出术[7-11]。手术切除对于大多数患者来说是有效的治愈方式。

2. CT 及 MRI 等影像学检查在肾癌伴随下腔静脉癌栓中的作用　通过泌尿系统 CT 平扫及增强扫描检查进行肾癌的临床分期及下腔静脉癌栓的 Mayo 分级。下腔静脉癌栓在 CT 等影像学检查上可表现为血管内的充盈缺损、肾静脉和下腔静脉管腔直径增大。明确诊断后应进一步评估癌栓近心端及远心端的位置、长度、最大径、占下腔静脉管壁周径比例、是否浸润下腔静脉壁、癌栓是否合并血栓及血栓的范围等，此外还要评估是否有肾门淋巴结、肾上腺转移等。CT 检查对癌栓的诊断率较高，约为 91%[12]，CT 三维成像检查可显示癌栓大小、长度和部位，但相对不易鉴别静脉内栓子的性质。肿瘤或肿大淋巴结可压迫静脉变形，影响癌栓的判断。故 CT 检查阴性者不能完全排除癌栓的存在。通过 CT 可鉴别癌栓与血栓。静脉癌栓主要表现为：受累静脉管腔的增宽，增强扫描后可见管腔内病变的强化。静脉血栓也可表现为受累静脉管腔的增宽，但增强扫描后腔内病变一般没有强化，呈相对低密度。下腔静脉 MRI 平扫 + 增强可提示癌栓长度、癌栓是否侵犯下腔静脉壁等。MRI 检查诊断肾癌癌栓的准确率高，诊断癌栓侵犯下腔静脉壁的敏感性、特异性及准确率分别为 100%、89% 和 92%[13]。一般认为，相对于 CT，通过 MRI 更易鉴别癌栓和血栓。

3. 肾癌伴随下腔静脉癌栓的外科治疗策略　开放根治性肾切除和静脉癌栓取出术是治疗肾癌合并下腔静脉癌栓的传统而有效的治疗方法，目前仍然是常用的术式之一。随着腹腔镜和机器人技术在泌尿外科的普及，部分中心已经开展腹腔镜或机器人辅助根治性肾切除术和下腔静脉癌栓取出术。对于 Ⅱ 级癌栓，如癌栓高度未超过第一肝门，一般无需翻肝，依次阻断癌栓远心端腔静脉、对侧肾静脉（左侧肾癌伴癌栓需同时阻断右肾动脉）及癌栓近心端腔静脉后，切开下腔静脉取栓。癌栓广泛侵犯下腔静脉壁或完全堵塞下腔静脉，侧支循环建立充分时，可考虑行下腔静脉节段性切除术。如癌栓侵犯下腔静脉壁，未切除者的 5 年生存率为 26%，切除者的 5 年生存率可达 57%。癌栓侵犯腔静脉壁的影像学表现：①下腔静脉管壁毛糙、不光滑，有"毛刺征"；②下腔静脉管壁增粗，超过正常直径的 1.5 倍；③下腔静脉管壁外侧可见水肿带；④癌栓形态不规则。⑤下腔静脉管壁增强扫描有强化。节段性腔静脉切除术的手术指征为：①癌栓广泛侵犯下腔静脉壁；②范围达到周长的 2/3 以上；③癌栓远心端长段血栓无法取净。

参考文献

[1] Ljungberg B，Campbell S C，Choi H Y，et al. The epidemiology of renal cell carcinoma.Eur Urol，2011，60（4）：615-621.

[2] Blute M L，Leibovich B C，Lohse C M，et al. The Mayo Clinic experience with surgical management，complications and outcome for patients with renal cell carcinoma and venous tumour thrombus. BJU Int，2004，94（1）：33-41.

[3] Reese A C，Whitson J M，Meng M V. Natural history of untreated renal cell carcinoma with venous tumor thrombus. Urol Oncol，2013，31（7）：1305-1309.

[4] Al Otaibi M，Abou Youssif T，Alkhaldi A，et al. Renal cell carcinoma with inferior vena caval extention：impact of tumour extent on surgical outcome. BJU Int，2009，104（10）：1467-1470.

[5] Mcdougall E，Clayman R V，Elashry O M. Laparoscopic radical nephrectomy for renal tumor：the Washington University experience. J Urol，1996，155（4）：1180-1185.

[6] Romero F R，Muntener M，Bagga H S，et al. Pure laparoscopic radical nephrectomy with level II vena caval thrombectomy. Urology，2006，68（5）：1112-1114.

[7] Abaza R.Initial series of robotic radical nephrectomy with vena caval tumor thrombectomy. Eur Urol，2011，59（4）：652-656.

[8] Lee J Y，Mucksavage P. Robotic radical nephrectomy with vena caval tumor thrombectomy：experience of novice robotic surgeons. Korean J Urol，2012，53（12）：879-882.

[9] Abaza R，Shabsigh A，Castle E，et al. Multi-institutional experience with robotic nephrectomy with inferior vena cava tumor thrombectomy. J Urol，2016，195（4 Pt 1）：865-871.

[10] Wang B，Li H，Ma X，et al. Robot-assisted laparoscopic inferior vena cava thrombectomy：different sides require different techniques. Eur Urol，2016. 69（6）：1112-1119.

[11] 张旭，王保军，马鑫，等. 机器人辅助腹腔镜下根治性肾切除联合下腔静脉瘤栓取出术的临床研究. 中华泌尿外科杂志，2015，36（5）：321-324.

[12] Sheth S，Scatarige J C，Horton K M，et al. Current concepts in the diagnosis and management of renal cell carcinoma：role of multidetector ct and three-dimensional CT. Radiographics，2001，21（4）：S237-254.

[13] Aslam Sohaib S A，Teh J，Nargund V H，et al. Assessment of tumor invasion of the vena caval wall in renal cell carcinoma cases by magnetic resonance imaging. J Urol，2002，167（3）：1271-1275.

（刘　苗　马潞林　裴新龙　王淑敏　贺慧颖）

第二节 一例转移性肾癌伴下腔静脉癌栓的 MDT

一、病史简介

1. 主诉 + 现病史

44 岁男性。

主诉：体检发现右肾占位 20 天。

现病史：20 天前患者于当地医院体检时经 B 超发现右肾占位，肿瘤直径约为 8 cm。无明显腰痛、血尿、发热、尿频、尿急、排尿困难、恶心、呕吐、反酸、嗳气、腹胀、腹泻、停止排气排便等不适。为行进一步诊治，门诊以"右肾占位性病变，右肾癌可能"收入我科病房。患者自发病来精神、睡眠情况可，食欲同前述，二便正常，体重未见明显减轻。

2. 既往史 痛风 10 年，未予规律治疗。否认肝炎、结核、疟疾等传染病史。否认高血压、糖尿病、心脏病病史。否认精神疾病史。否认食物、药物过敏史。

3. 个人史 吸烟 20 年，饮酒 20 年。无其他不良嗜好。

4. 婚育史 适龄婚育，育有 1 子，配偶及子女体健。

5. 家族史 否认家族性遗传病史。

6. 入院查体 T 36.3℃，P 78 次/分，R 12 次/分，BP 125/75 mmHg。腹部平坦，未见胃肠型及蠕动波，未见瘢痕。全腹软，无压痛、反跳痛、肌紧张。左侧肾区可疑叩痛，右侧肾区无叩痛。未触及肿物及包块，肝、脾未触及肿大。麦氏点压痛（−），Murphy 征（−），肝区叩痛（−），移动性浊音（−）。未闻及血管杂音，肠鸣音 4 次/分。

7. 辅助检查 泌尿系增强 CT（图 4-4）提示右肾混杂密度肿块，直径 8.2 cm × 6.4 cm × 7.4 cm，增强扫描可见不均匀强化。右肾静脉内可见充盈缺损，向下腔静脉内延伸，下腔静脉内癌栓长度为 4 cm，下腔静脉内亦可见血栓（图 4-5）。诊断为右肾癌伴随下腔静脉癌栓（Mayo Ⅱ 级）。PET-CT 提示双肺多发转移（图 4-6），左侧锁骨上淋巴结转移（图 4-7），左侧腋窝淋巴结转移（图 4-8）。

8. 术前诊断

（1）右肾癌伴随下腔静脉癌栓（Mayo Ⅱ 级）（T3bN1M1）。

（2）痛风。

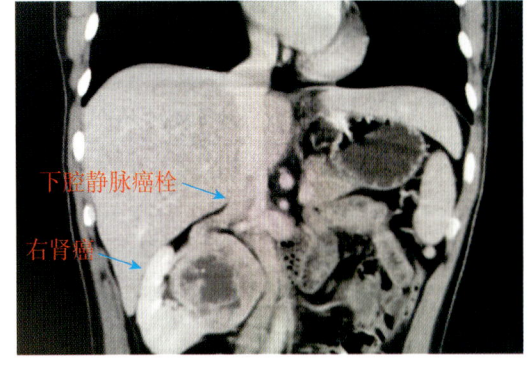

图 4-4 泌尿系增强 CT
提示右肾团块影，增强扫描可见明显不均匀强化，肾静脉和下腔静脉可见充盈缺损

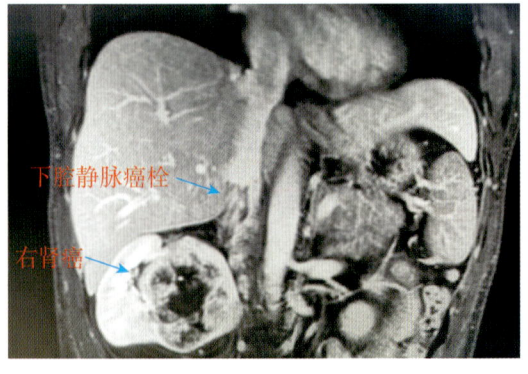

图 4-5 腹部 MRI
提示右肾癌伴随下腔静脉癌栓，肾门淋巴结转移可能

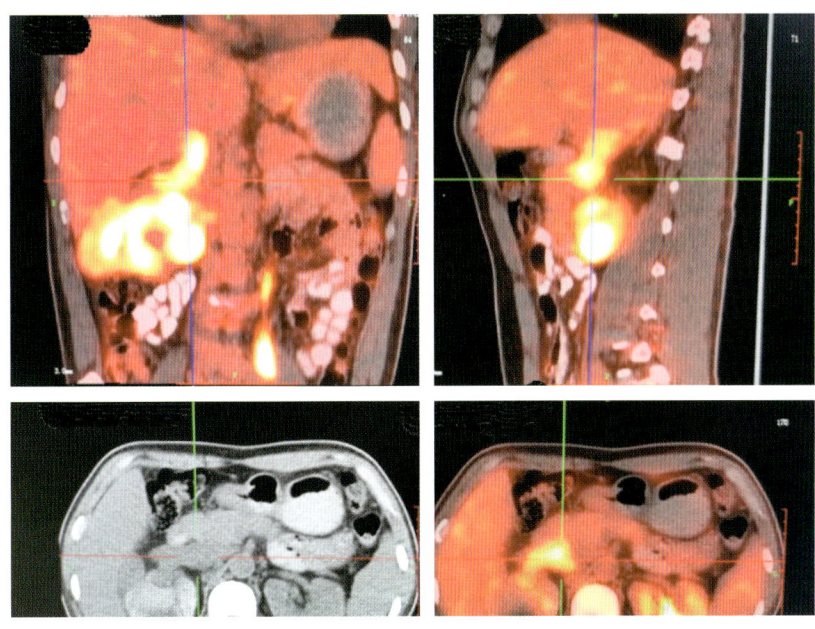

图 4-6 PET-CT 提示双肺多发转移

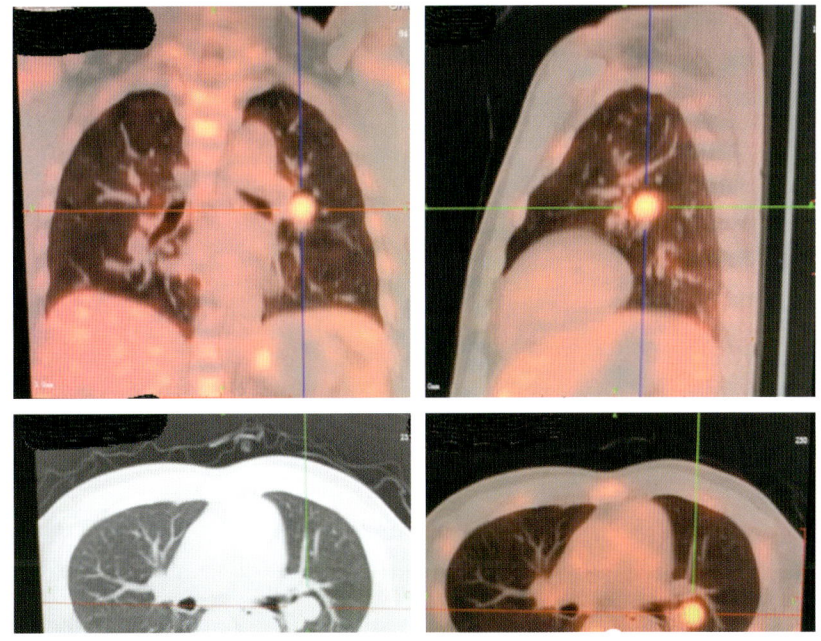

图 4-7 PET-CT 提示左侧锁骨上淋巴结转移

二、诊治难点与 MDT 会诊

【诊治难点】

进展性或转移性肾细胞癌在所有肾细胞癌中占 25%～30%[1]。对于此类患者，采用手术治疗仅能起到姑息切除的作用。在细胞因子时代，采用白细胞介素和 α 干扰素等作为减瘤性肾切除术后辅助治疗是治疗转移性肾细胞癌的基础治疗方式[2]。进入靶向治疗时代后，采用酪氨酸激酶抑制剂或哺乳动物雷帕霉素靶蛋白（mammalian target of rapamycin，mTOR）抑制剂等逐渐成为转移性肾细胞癌的一线治疗药物[3]。姑息性肾切除术对于转移性肾细胞癌的治疗价值存在争议[1]。

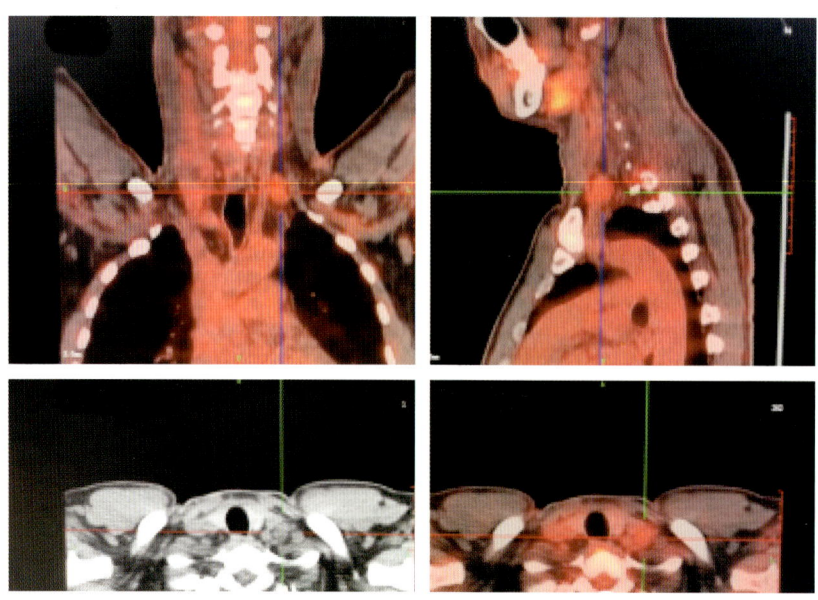

图 4-8　PET-CT 提示左侧腋窝淋巴结转移

两项随机临床研究"SURTIME"[4] 和"CARMENA"[1] 认为，减瘤性肾切除术治疗转移性肾细胞癌价值有限。但转移性肾细胞癌伴静脉癌栓患者与不伴静脉癌栓患者相比具有特殊性，下腔静脉癌栓患者有发生癌栓脱落的风险，严重时有发生肺栓塞或心源性猝死的可能[5]，严重危害患者的生命安全。此外，伴静脉癌栓患者易出现下腔静脉梗阻症状，如下肢水肿、腹水、肝大、肾功能受损和布查氏综合征等，这些症状会降低患者的生活质量。因此，手术治疗转移性肾细胞癌伴静脉癌栓具有重要的临床意义，具有缓解患者症状的作用。

【MDT 专家会诊】

1. 超声科会诊意见　本例患者肿瘤位于右侧肾中极，直径为 8 cm，肿瘤与肾门血管关系紧密，术中需要警惕。此外，超声可以协助诊断有无淋巴结转移。对患者进行下腔静脉血管彩色多普勒超声检查，通过检测癌栓中脉管频谱，判断下腔静脉内癌栓的大小、部位、长度，通过血流灌注信息协助判断下腔静脉梗阻程度。本例患者右肾静脉和下腔静脉都有充盈缺损。癌栓高度位于肝以下。癌栓与下腔静脉血管壁间有血流通过，考虑侵犯血管壁可能较小。下腔静脉内亦可见血栓，故术中需警惕血栓脱落。

2. 放射科会诊意见　术前行泌尿系 CT 平扫及增强扫描检查，判断患者临床分期考虑为 T3bN1M1。下腔静脉癌栓的 Mayo 分期为 Ⅱ 级。癌栓顶端位于肝以下。癌栓与下腔静脉内尚有空隙，考虑浸润下腔静脉血管壁可能性小。此外，肾门淋巴结可见转移，肾上腺未见明显转移。肾静脉水平以上的栓子在增强扫描后有明显强化，考虑栓子性质为癌栓；而肾静脉以下的栓子在增强扫描后未见明显强化，考虑栓子性质为血栓。对患者进行下腔静脉 MRI 扫描检查可见明显右肾肿瘤不均匀强化，肾静脉和下腔静脉可见充盈缺损。MRI 检查结果与 CT 一致。

3. 泌尿外科会诊意见　对肾癌伴下腔静脉癌栓患者进行美国 Mayo 医学中心分级。不同的 Mayo 分级对应不同的手术策略。本例患者为 Mayo Ⅱ 级癌栓。可以选择完全经后腹腔镜的微创途径手术。术中需要先游离右侧肾，切断右肾动脉。可以采用术中切开腹膜的方法，将游离的右肾从后腹腔空间推入腹腔空间，在暴露出充分空间后游离下腔静脉。在下腔静脉远心端和左肾静脉留置阻断带。切开下腔静脉血管壁后取出癌栓。对于下腔静脉远心端的血栓，则根据术中情况决定手术策略。在手术并发症方面，要特别重点强调术后肾功能不全、下肢水肿、癌栓脱落或肺栓塞等可能性。

4. 麻醉科会诊意见　采用美国麻醉医师协会 ASA 分级方法，根据患者全身健康情况与疾病严重程度，对患者术前情况进行评估分级。本例患者为 ASA Ⅱ 级。术前应该充分了解其心、肺、肝、肾和中枢神经系统等重要脏器的功能。本例患者较为年轻，既往无冠心病、高血压病史。但术前有吸烟、饮酒史。应术前完善心肺功能检查。了解并确定患者有无存在的麻醉相关危险因素。对癌栓脱落或癌栓上附着血栓脱落的风险进行评估，患者有肺栓塞发生的可能性，需要提前制定应对策略。

5. **普通外科会诊意见**　本例患者诊断为 Mayo Ⅱ 级癌栓。如泌尿外科采用经后腹腔途径手术，术中并不需要游离、暴露肝。但术中应该警惕避免损伤肝短静脉。术前检查未见明显肿瘤侵犯肠道及肝，无需进行联合脏器切除术。

6. **心脏外科会诊意见**　本例患者为 Mayo Ⅱ 级癌栓。无需采用体外循环，即心肺分流术（cardiopulmonary bypass，CPB）。

7. **肿瘤化疗科会诊意见**　本例患者诊断为右侧肾癌伴随下腔静脉 Mayo Ⅱ 级，同时合并肾门淋巴结转移和远处转移，为晚期肾癌。可以在术后进行靶向药物联合免疫治疗。

◆ **MDT 会诊意见总结**

患者术前影像学检查提示为右肾癌伴随下腔静脉 Mayo Ⅱ 级，伴随肾门淋巴结转移和远处转移。治疗方式选择以手术治疗为主，靶向免疫联合治疗为辅助的综合治疗方式。手术方式选择完全后腹腔镜下右肾根治性切除术及下腔静脉癌栓取出术。根据术中及术后病理情况制定后续辅助治疗方案。

【MDT 会诊后治疗】

手术方式选择完全后腹腔镜下根治性右肾切除术和下腔静脉癌栓取出术。术中沿右肾背侧层面寻找到右肾动脉，游离并切断。沿右肾背侧层面向深方游离暴露下腔静脉。游离右肾腹侧层面。游离右肾下极，寻找、游离并切断右侧输尿管。采用"下极上翻法"，左手协助将肾下极向头侧翻起，右手游离暴露肾门区域。游离下腔静脉远心端、对侧肾静脉，双重缠绕血管阻断带以备阻断。切开腹膜，连通后腹腔空间与腹膜空间，目的是将右肾推入腹腔空间内，为下腔静脉的处理腾出空间。阻断下腔静脉远心端、左肾静脉，而保留下腔静脉近心端不阻断（DOPI 技术）。提高气腹压，切开下腔静脉血管壁。取出癌栓后，采用哈巴狗钳延迟阻断下腔静脉近心端，降低气腹压至正常（图 4-9）。采用 3-0 的不可吸收缝合线连续缝合下腔静脉切口。缝合完成后解除血管阻断，恢复血流（图 4-10）。

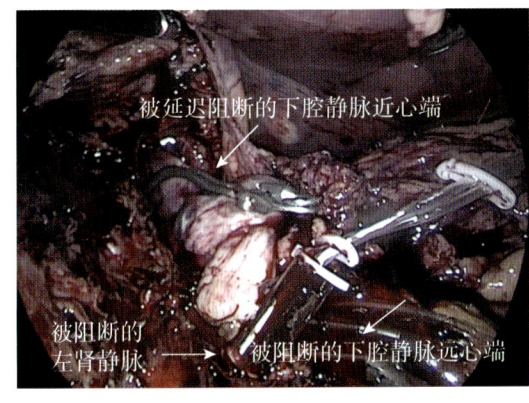

图 4-9　阻断下腔静脉远心端、左肾静脉，而保留下腔静脉近心端不阻断（DOPI 技术）。提高气腹压，切开下腔静脉血管壁。取出癌栓后，采用哈巴狗钳延迟阻断下腔静脉近心端

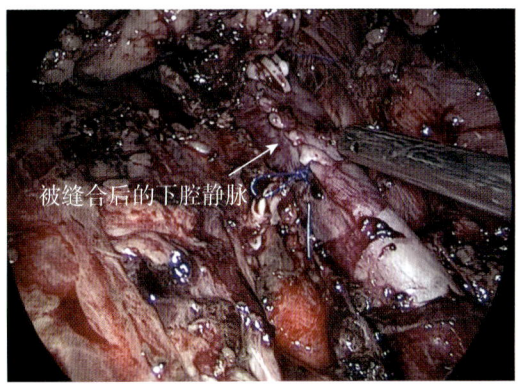

图 4-10　缝合完成后解除血管阻断，恢复血流

术后病理提示为右肾透明细胞型肾细胞癌，WHO/ISUP 核分级Ⅲ～Ⅳ级，伴大片坏死。腔静脉旁淋巴结清扫12枚，未见淋巴结转移。术前肺部 CT：双肺多发转移瘤。左侧肺门旁软组织结节 3 cm。术后辅助靶向药物：舒尼替尼。2020年12月肺部 CT 平扫提示双肺多发转移瘤。左侧肺门旁软组织结节较前缩小至 1.9 cm。2022年1月肺部 CT 平扫提示双肺多发转移瘤，较前增大。左侧肺门旁软组织结节 3.9 cm。考虑使用舒尼替尼后疗效不佳，诊断为疾病进展。更换为阿西替尼+PD1 抑制剂。2022年2月肺部 CT 平扫提示双肺多发转移瘤，较前减少、变小，见图 4-11。左侧肺门旁软组织结节较前缩小至 2.4 cm。2022年5月肺部 CT 平扫提示双肺多发转移瘤，较前减少、变小。左侧肺门旁软组织结节较前缩小至 1.2 cm。随访至今，患者依然存活。

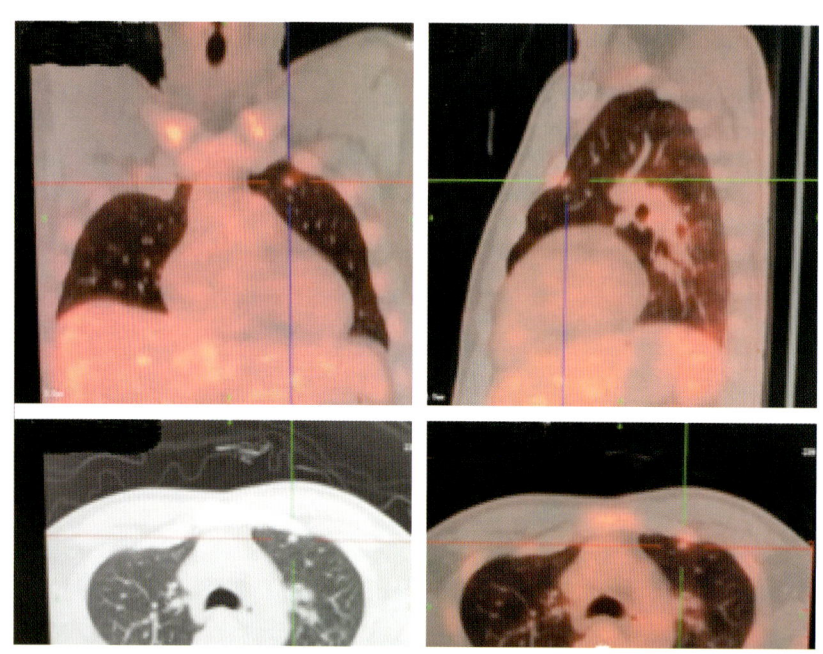

图 4-11　肺部 CT 平扫示双肺多发转移瘤，较前减少、变小

三、诊治要点总结

1. 姑息性肾切除术和下腔静脉癌栓切除术现状　多项研究结果表明姑息性肾切除术和下腔静脉癌栓切除术可以安全进行，其术后并发症多在可接受范围内。手术治疗应作为转移性肾细胞癌伴静脉癌栓患者综合治疗模式中的一个重要组成部分。Westesson 等[6]回顾性分析了76例转移性肾细胞癌伴 Mayo Ⅱ～Ⅳ级下腔静脉癌栓且行手术治疗患者的资料，围手术期病死率为6.6%，术后并发症发生率为37%，其中 Clavien 分级3～5级发生率为7.8%，90%的患者术后进行了系统治疗；总中位生存时间为14个月，并且与术后靶向治疗、预后危险因子数量有关，而与癌栓分级无关。Lenis 等[7]发现姑息性切除术与总生存率的改善有关，尽管这种作用仅限于转移性肾细胞癌和局限于肾静脉和膈下下腔静脉的癌栓。该研究的8629例转移性肾细胞癌患者中，2334例（28.7%）合并静脉癌栓，其中伴肾静脉癌栓、膈下癌栓和膈上癌栓患者的比例分别为78.2%、16.5%、5.4%；未接受手术治疗的患者中，无癌栓、肾静脉癌栓、膈下癌栓、膈上癌栓的中位生存时间分别为10.7个月、9.2个月、11.5个月和10.3个月；接受姑息性手术的患者中，中位生存时间分别为24.2个月、24.0个月、22.3个月和13.1个月；姑息性肾切除术与不伴静脉癌栓、伴肾静脉癌栓或膈下癌栓患者的总生存率改善相关，而膈上癌栓患者无法从姑息性肾切除术中受益。Miyake 等[8]回顾性分析了75例转移性肾细胞癌伴静脉癌栓行姑息性手术治疗后接受辅助治

疗患者的资料。手术治疗后单独接受细胞因子治疗（A组）、单独接受靶向治疗（B组）和同时采用两种疗法（C组）的患者分别为25例、27例和23例；75例的中位总生存时间为16.2个月；B、C组总体生存率明显优于A组。该学者认为姑息性肾切除术应被视为转移性肾细胞癌伴静脉癌栓患者的主要治疗选择，特别是在靶向治疗时代，并且术后辅助治疗的选择比癌栓级别对患者总生存率的影响更显著。本研究患者的中位生存时间为25个月，与既往文献报道的中位生存时间相比相对延长，其主要原因在于合理的患者选择。我们认为对于身体状态良好、IMDC预后评分中危的患者行姑息性手术治疗可以使患者受益。

2. 减瘤性肾切除术治疗转移性肾细胞癌的争议 当然，也有少数学者认为减瘤性肾切除术治疗转移性肾细胞癌价值有限。在细胞因子治疗时代，减瘤性肾切除术联合α干扰素等细胞因子免疫治疗可以显著延长转移性肾细胞癌的总生存期，其中位生存时间为13.6个月[9]。而在靶向药物治疗时代，血管内皮生长因子受体酪氨酸激酶抑制剂等治疗转移性肾细胞癌的中位生存时间为25～30个月[10]。因此有学者对于靶向药物治疗时代中，减瘤性肾切除术的治疗价值和必要性提出疑问。两项随机临床研究"SURTIME"[4]和"CARMENA"[1]基于此目的开始展开。"SURTIME"研究旨在明确减瘤性肾切除术在联合治疗中的实施顺序，研究结果倾向于先术前辅助靶向药物、后手术的治疗顺序；"CARMENA"研究旨在证实减瘤性肾切除术的临床应用价值。研究结果表明，舒尼替尼单药治疗带给患者的总生存期不比手术切除与舒尼替尼联合治疗带给患者的总生存期短。

3. 本中心减瘤性肾切除术治疗转移性肾细胞癌的经验 在靶向治疗时代，对于转移性肾细胞癌伴静脉癌栓患者而言，手术治疗仍然是必要的治疗手段。这是因为静脉癌栓患者其临床症状的发生率较高。在本中心的一项研究中，伴随临床症状者有46例，占82.1%。手术治疗具有可缓解临床症状的作用，可以在一定程度上提高患者的生活质量。此外，我们推荐对患者进行全面综合评估后，进行IMDC预后评分分型。临床上仅选择身体状态良好、IMDC中危组患者进行手术。根据转移灶累及器官系统的数量将患者分为单系统转移和多系统转移，本中心研究中单纯器官转移者29例（51.8%），有2个及2个以上转移灶的多系统转移者27例（48.2%）。对于合并单一部位转移灶，如肺转移灶、骨转移灶、肾上腺转移灶，且一般状况良好的患者，推荐采用外科手术或放疗的方式治疗单发转移灶，同时术后辅助靶向药物。对于多系统转移者，则应以全身治疗为主。对患者进行更精准的分类将有助于为其制定更合适的治疗策略。

综上所述，我们认为对转移性肾细胞癌伴随静脉癌栓患者进行减瘤性肾切除术及静脉癌栓取出术相对安全有效。对于有临床症状、IMDC预后评分模型中危组、手术意愿强烈的患者，可选择减瘤性肾切除术及静脉癌栓取出术联合术后辅助靶向治疗的综合治疗模式。

参考文献

[1] Méjean A, Ravaud A, Thezenas S, et al. Sunitinib alone or after nephrectomy in metastatic renal-cell carcinoma. N Engl J Med, 2018, 379 (5): 417-427.

[2] Bukowski R M. Cytokine therapy for metastatic renal cell carcinoma. Semin Urol Oncol, 2001, 19 (2): 148-154.

[3] Motzer R J, Hutson T E, Tomczak P, et al. Overall survival and updated results for sunitinib compared with interferon alfa in patients with metastatic renal cell carcinoma. J Clin Oncol, 2009, 27 (22): 3584-3590.

[4] Bex A, Mulders P, Jewett M, et al. Comparison of immediate vs deferred cytoreductive nephrectomy in patients with synchronous metastatic renal cell carcinoma receiving sunitinib: The SURTIME randomized clinical trial. JAMA Oncol, 2019, 5 (2): 164-170.

[5] 中华医学会泌尿外科学分会中国肾细胞癌联盟，中国肾细胞癌伴下腔静脉癌栓诊疗协作组. 肾细胞癌伴静脉癌栓诊治专家共识. 中华泌尿外科杂志，2018，39（12）：881-884.

[6] Westesson K E，Klink J C，Rabets J C，et al. Surgical outcomes after cytoreductive nephrectomy with inferior vena cava thrombectomy. Urology，2014，84（6）：1414-1419.

[7] Lenis A T，Burton C S，Golla V，et al. Cytoreductive nephrectomy in patients with metastatic renal cell carcinoma and venous thrombus-Trends and effect on overall survival. Urol Oncol，2019，37（9）：577.e9–577.e16.

[8] Miyake H，Sugiyama T，Aki R，et al. Oncological outcomes after cytoreductive nephrectomy for patients with metastatic renal cell carcinoma with inferior vena caval tumor thrombus. Int J Clin Oncol，2018，23（3）：553-558.

[9] Shinohara N，Abe T，Sazawa A，et al. Interferon-α-based immunotherapy in metastatic renal cell carcinoma patients with the primary tumor in situ. Jpn J Clin Oncol，2012，42（2）：113-119.

[10] Escudier B，Eisen T，Stadler W M，et al. Sorafenib in advanced clear-cell renal-cell carcinoma. N Engl J Med，2007，356（2）：125-134.

（刘　苗　张树栋　裴新龙　王淑敏　贺慧颖）

第三节　一例寡进展去势抵抗性前列腺癌的门诊 MDT

一、病史简介

1. 主诉 + 现病史

患者男性，89 岁。

主诉：发现 PSA 升高 3 年，新型内分泌治疗 2 年，PSA 进行性升高 6 个月。

现病史：患者 3 年前检查发现 PSA 升高，TPSA > 300 ng/ml。外院行 PSMA PET/CT 可见前列腺实质内多发 PSMA 高表达占位，考虑前列腺癌侵犯双侧精囊，邻近膀胱壁。腹膜后、盆腔双侧髂血管旁多发淋巴结 PSMA 高表达，多发骨转移（脊柱几乎所有椎体均受累）。外院诊断为前列腺癌骨转移，予曲普瑞林、比卡鲁胺 ADT 治疗。2 年前外院诊断为 CRPC，改为恩扎卢胺、曲普瑞林治疗。后因多汗、血压升高、胸闷不适，自行减量至每天 80 mg。6 个月前再次出现 PSA 升高，2 个月前 TPSA 0.533 ng/ml，1 个月前 TPSA 0.965 ng/ml。血清睾酮 < 0.69 nmol/L。门诊遵医嘱调整恩扎卢胺为每天 120 mg。现患者门诊复诊。

2. 既往史　否认肝炎、结核、疟疾等传染病史。否认高血压、糖尿病、心脏病、脑血管病史。否认精神疾病。否认食物、药物过敏史。

3. 个人史　无吸烟、饮酒史。无其他不良嗜好。

4. 婚育史　适龄婚育，育有 1 子。

5. 家族史　否认家族性遗传病史。

6. 入院查体　T 36.5℃，P 65 次 / 分，R 16 次 / 分，BP 136/87 mmHg。发育正常，营养良好，正常面容，表情自如，自主体位，神志清楚，查体合作。全身皮肤黏膜无黄染，毛发分布正常，皮下无水肿，无肝掌、蜘蛛痣。全身浅表淋巴结无肿大。头颅无畸形、压痛、包块，无眼睑水肿，结膜正常，眼球正常，巩膜无黄染，瞳孔等大等圆，对光反射正常，外耳道无异常分泌物，乳突无压痛，无听力粗试障碍。嗅觉正常。口唇无发绀，口腔黏膜正常。舌苔正常，伸舌无偏斜、震颤，齿龈正常，咽部黏膜正常，扁桃体无肿大。颈软、无抵抗，颈动脉搏动正常，颈静脉正常，气管居中，肝颈静脉回流征阴性，甲状腺正常，无压痛、震颤、血管杂音。胸廓正常，胸骨无叩痛。呼吸运动正常，肋间隙正常，语颤正常。叩诊清音，呼吸规整，双肺呼吸音清晰，无胸膜摩擦音。心前区无隆起，心尖搏动正常，心浊音界正常，心率 65 次 / 分，律齐，各瓣膜听诊区未闻及杂音，无心包摩擦音。腹部平坦，未见胃肠型及蠕动波，未见瘢痕。全腹软，无压痛、反跳痛、肌紧张。未触及肿物及包块，肝、脾未触及肿大。麦氏点压痛（−），Murphy 征（−）。肝区叩痛（−），移动性浊音（−）。未闻及血管杂音，肠鸣音 4 次 / 分。脊柱正常生理弯曲，四肢活动自如，无畸形、下肢静脉曲张、杵状指（趾），关节正常，下肢无水肿。四肢肌力、肌张力未见异常，双侧肱二、肱三头肌肌腱反射正常，双侧膝腱、跟腱反射正常，双侧 Babinski 征阴性。

7．专科查体 前列腺Ⅲ度大，中央沟消失，前列腺质硬，无压痛，未触及明显结节。直肠壁可活动，退出指套无染血。

8．辅助检查
（1）实验室检查
2023 年 3 月 16 日 TPSA：0.522 ng/ml；
2023 年 4 月 29 日 TPSA：0.965 ng/ml；
2023 年 4 月 29 日血清睾酮＜ 0.69 nmol/L；
2023 年 5 月 30 日 TPSA：0.891 ng/ml。

（2）2023 年 5 月 8 日 PSMA PET/CT：前列腺癌内分泌治疗后。

1）①前列腺中部水平右侧外周带 PSMA 表达增高灶，考虑前列腺癌治疗后改变，病灶活性较高；②前列腺中部水平中央区域放射性浓聚灶，局部密度稍低，前列腺癌 PSMA 高活性病灶？不除外前列腺尿道部残余尿液可能，建议治疗后复查或必要时进一步检查（图 4-12，图 4-13）。

2）余前列腺实质内 PSMA 表达轻度不均匀增高，考虑符合前列腺癌治疗后改变，病灶活性低。

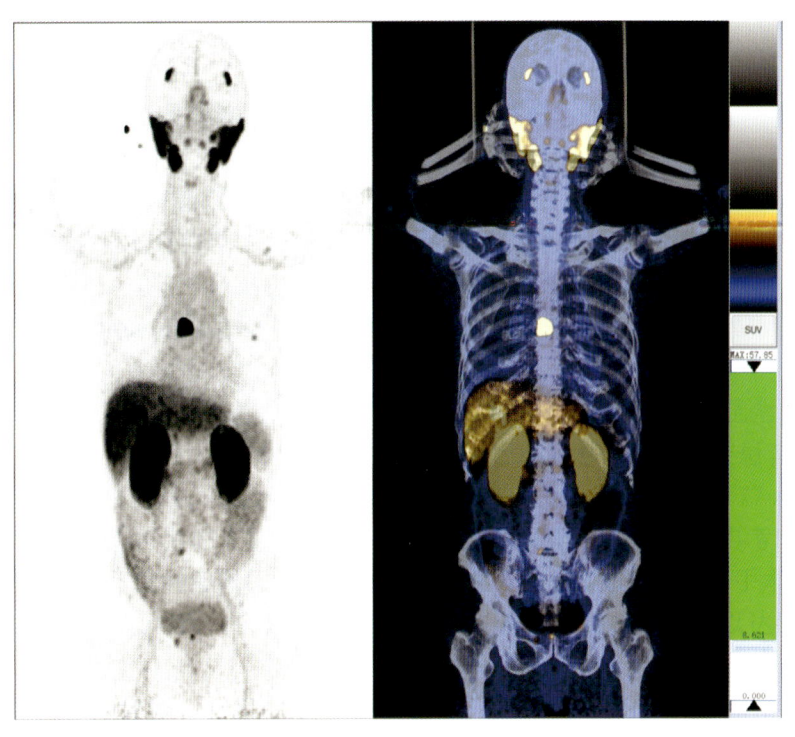

图 4-12　PSMA PET/CT MIP

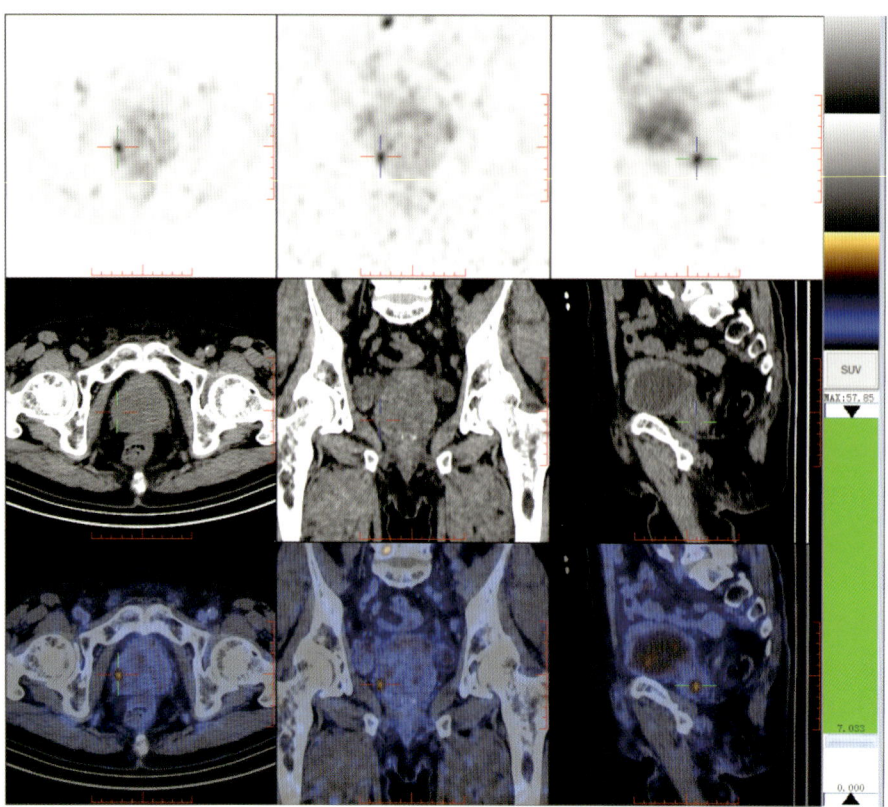

图 4-13　PSMA PET/CT 前列腺中部水平右侧外周带 PSMA 表达增高灶

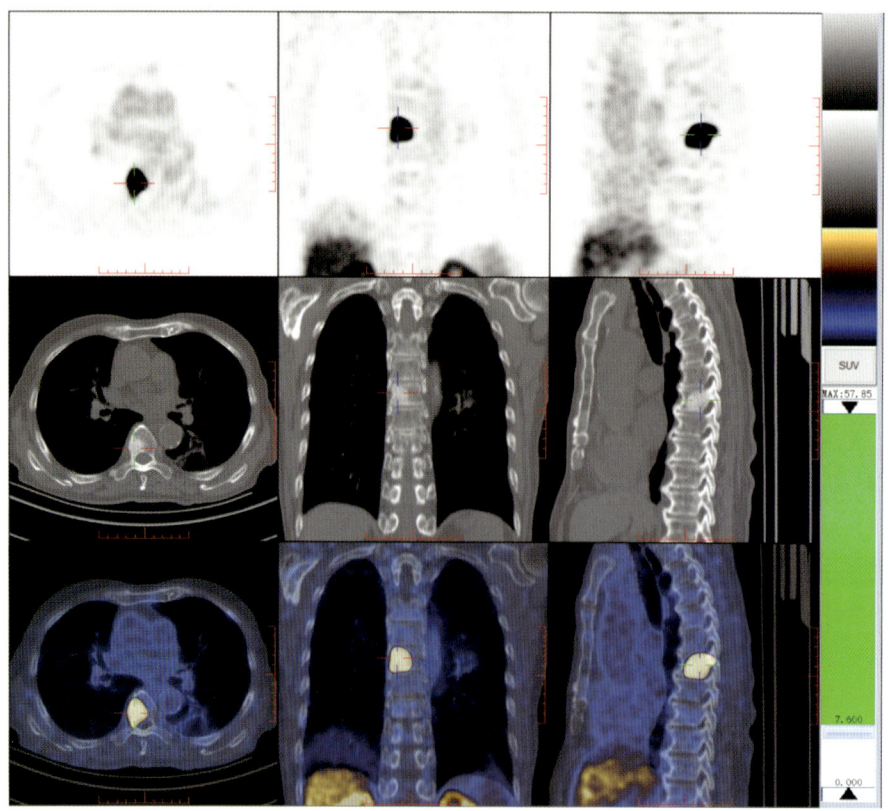

图 4-14　PSMA PET/CT 胸 7 椎体骨质密度增高，PSMA 表达明显增高

3）胸 7 椎体骨质密度增高，PSMA 表达明显增高，考虑为骨转移，病灶活性高（图 4-12，图 4-14）。

4）左侧肩胛骨、腰 5 椎体骨质密度增高，右侧第 1 前肋骨质密度未见明显异常，上述病灶 PSMA 表达稍高，考虑为骨转移，病灶活性较高（图 4-12，图 4-15）。

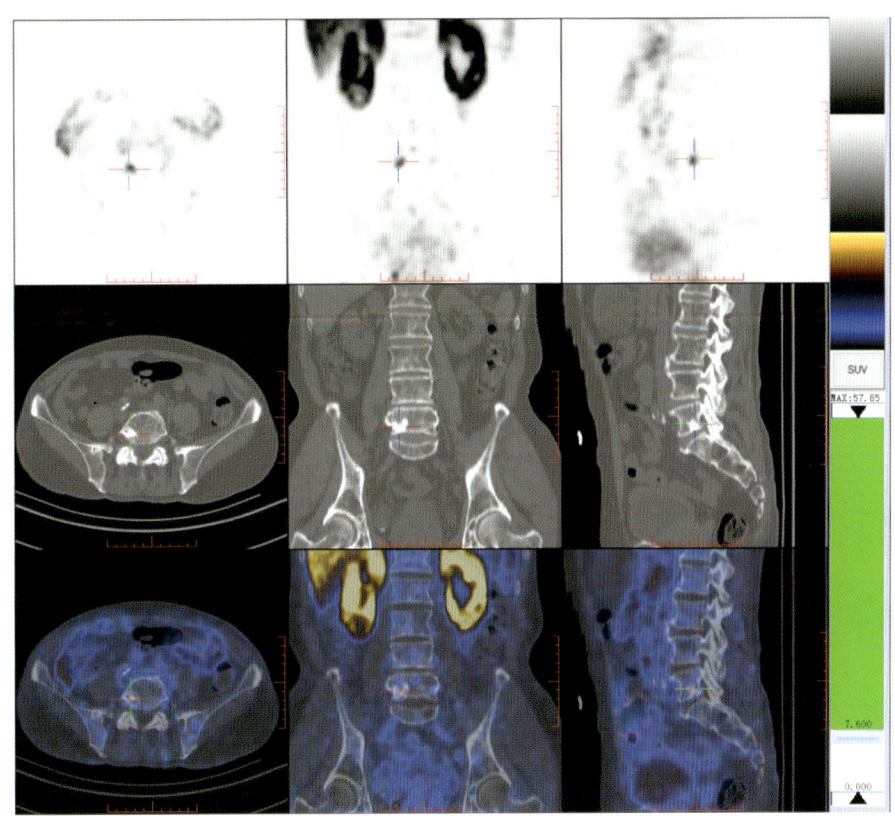

图 4-15　PSMA PET/CT 腰 5 椎体骨质密度增高，PSMA 表达增高

5）双侧髂血管旁、闭孔区及腹股沟区散在小淋巴结，无或伴轻度 PSMA 表达。

6）余视野内多发骨质密度不均匀增高，无或伴轻度 PSMA 表达。

上述 5）、6）两项考虑符合淋巴结及骨转移治疗后改变，病灶无活性或活性低，建议随诊。

9．初步诊断　转移性去势抵抗性前列腺癌（mCRPC），多发骨转移。

10．鉴别诊断

（1）前列腺腺癌伴骨转移：前列腺腺癌早期通常无症状，部分患者有排尿症状或因骨转移骨痛症状就诊。本例患者 3 年前发现 PSA 升高就诊，PSMA PET/CT 可见前列腺实质内多发 PSMA 高表达占位，考虑前列腺癌侵犯双侧精囊，邻近膀胱壁。腹膜后、盆腔双侧髂血管旁多发淋巴结 PSMA 高表达，多发骨转移（脊柱几乎所有椎体均受累）。临床诊断为前列腺癌伴骨转移。但因患者高龄，患者及家属拒绝行前列腺穿刺病理检查，直接予 ADT 治疗。治疗后患者 PSA 下降，复查影像学病灶范围较前缩小，PSMA 摄取减低，支持前列腺腺癌伴骨转移诊断。

（2）原发骨肿瘤：胸 7 椎体骨质密度增高，PSMA 表达明显增高，应考虑原发骨肿瘤。但原发性骨肿瘤多为单发，患者有既往前列腺癌病史，左侧肩胛骨、腰 5 椎体、右侧第 1 前肋也存在病变，故原发性骨肿瘤可能性不大。

（3）陈旧骨折等良性病变。此类病变也会引起骨质异常，但患者胸 7 椎体病灶放射性分布明显增高，SUVmax 46.6；左侧肩胛骨、腰 5 椎体病灶放射性分布较高，SUVmax 3.8～6.2。故陈旧骨折等良性疾病可能性不大。

二、诊治难点与 MDT 会诊

【诊治难点】

（1）患者目前诊断考虑转移性去势抵抗性前列腺癌，已行 ADT+NHT 治疗，疾病出现进展，CRPC 后线治疗手段有限，应谨慎选择适合患者的治疗方案。

（2）患者高龄，患者及家属拒绝行原发灶和转移灶的穿刺病理检查，无法对肿瘤进行病理确诊和病理分型。

（3）患者高龄，前期服用恩扎卢胺，因多汗、血压升高、胸闷不适等副作用减量。后续治疗需充分考虑治疗安全性和患者耐受性。

【第一轮 MDT 专家会诊】

1. 核医学科会诊意见 患者体检发现 PSA 升高 3 年，行内分泌治疗后，2021 年 9 月外院 PSMA 显像：前列腺较前缩小，右侧外周带病灶 PSMA 表达较前增高，余病灶 PSMA 表达较前减低；多发淋巴结较前缩小、PSMA 表达减低；多发骨转移密度较前增高，多数病变 PSMA 表达较前减低，少数 PSMA 表达较前增高。2023 年 4 月 30 日 PSA 0.965 ng/ml。为再分期及疗效评估行 18F-PSMA PET/CT 显像。

PET/CT 显示前列腺癌内分泌治疗后：前列腺体积增大、形态饱满，大小约 52 mm×59 mm×69 mm（AP×RL×SI），前列腺中部水平右侧外周带可见一局灶性放射性浓聚灶，SUVmax 6.0；前列腺中部水平中央区域另可见一局灶性放射性浓聚区，局部密度似稍低，SUVmax 7.6；余前列腺实质内放射性分布轻度不均匀增高，SUVmax 3.0，实质内可见多发点状、条状钙化灶。前列腺前部呈结节状凸向膀胱，局部放射性分布未见明显异常；膀胱壁可见多发小囊袋样结构，凸出于轮廓外，密度及放射性分布未见明显异常。膀胱腔内另可见一高密度结节，大小约 6 mm×3 mm。双侧精囊腺密度及放射性分布未见明显异常。双侧髂血管旁、闭孔区、腹股沟区可见散在短径小于 6 mm 的小淋巴结，部分伴轻度放射性分布，其中浓聚程度较高者位于左侧闭孔区，SUVmax 1.9。视野内诸骨（脊柱多发椎体及附件、双侧多发肋骨、胸骨、双侧肩胛骨、骨盆骨及双侧肱骨、股骨近端）可见多发骨质密度不均匀增高灶，其中胸 7 椎体病灶放射性分布明显增高，SUVmax 46.6；左侧肩胛骨、腰 5 椎体病灶放射性分布较高，SUVmax 3.8～6.2；余多数病灶无或伴轻度放射性分布。右侧第 1 前肋骨质密度未见明显异常，放射性分布稍高，SUVmax 2.4。患者目前 PET/CT 符合前列腺癌骨转移治疗后改变，其中胸 7 椎体病灶放射性分布明显增高，考虑为疾病进展的主要病灶。

2. 泌尿外科会诊意见 患者发现 PSA 升高 3 年，已行 ADT 治疗、NHT 治疗，目前 PSA 进展，虽未行穿刺病理检查，但结合患者 PSA 和历次 PSMA PET/CT 检查，支持前列腺癌伴多发骨转移诊断，目前已进展至 CRPC 阶段。患者目前应用曲普瑞林 + 恩扎卢胺治疗，既往因副作用下调恩扎卢胺剂量为 80 mg/d，2023 年 4 月 30 日 TPSA 0.965 ng/ml。1 个月前调整恩扎卢胺剂量为 120 mg/d，患者耐受性尚可，2023 年 5 月 30 日复查 TPSA 0.891 ng/ml。考虑恩扎卢胺尚有效，可考虑继续目前治疗，待 PSA 再次进展，调整治疗方案。

3. 肿瘤放疗科会诊意见 同意核医学科和泌尿外科意见。患者目前诊断考虑转移性去势抵抗性前列腺癌，既往未行放疗，若疾病进展，可考虑行原发灶和转移灶放疗。

◆ **MDT 会诊意见总结**

患者临床诊断转移性去势抵抗性前列腺癌基本明确，已行 ADT 治疗、NHT 治疗，PSMA PET/CT 提示胸 7 椎体代谢显著增高，疾病进展，目前曲普瑞林 + 恩扎卢胺治疗，调整恩扎卢胺剂量后，PSA 稳定，可继续监测 PSA，若 PSA 再次进展，可考虑行前列腺原发灶和转移病灶放疗。

【第一轮 MDT 会诊后医患沟通】

第一轮 MDT 会诊后，泌尿外科医生向患者及家属告知 MDT 会诊意见，患者及家属表示，调整恩扎卢胺为 120 mg/d 后，副作用尚可耐受。同意继续目前治疗，监测 PSA 变化。

【第一轮 MDT 会诊后治疗】

（1）患者继续接受曲普瑞林＋恩扎卢胺 120 m/d 治疗。

（2）监测 PSA 变化情况：

2023 年 7 月 2 日 TPSA：0.887 ng/ml；

2023 年 8 月 5 日 TPSA：1.168 ng/ml。

【诊治难点】

患者转移性去势抵抗性前列腺癌，已行 ADT 治疗，恩扎卢胺治疗，PSMA PET/CT 提示胸 7 椎体代谢显著增高，疾病进展，调整恩扎卢胺剂量后，PSA 稳定 3 个月后再次升高。

【第二轮 MDT 专家会诊】

1. 核医学科会诊意见 在诊断方面，患者 2023 年 5 月 PSMA PET/CT 与 2021 年 9 月外院 PSMA PET/CT 比较，前列腺仍可见 PSMA 高表达灶，伴多发骨转移灶，主要以胸 7 为著，PSMA 表达增高。考虑病灶较前明显减少，胸 7 为新发病灶。

在治疗方面，现有的核素治疗手段包括氯化镭（^{223}Ra）和 ^{177}Lu-PSMA-617。前者为一种发射 α 粒子的放射性药物，因镭与钙为同族元素，可以富集于成骨性骨转移病灶起到治疗作用，用于治疗伴症状性骨转移且无已知内脏转移的 mCRPC 患者。患者目前虽无骨痛症状，可进一步行骨扫描评估骨转移病灶的成骨性。^{177}Lu 发射 β 粒子，与 PSMA 受体结合后，^{177}Lu-PSMA-617 被内化到 PSMA 阳性的细胞中，并在这些细胞内长时间滞留，衰变过程中发射的高能电子可以选择性诱导组织和 DNA 损伤，导致细胞死亡。因此，^{177}Lu-PSMA-617 也被称为 PSMA 靶向的核素治疗，被用于 PSMA 阳性的去势抵抗性前列腺癌。该患者胸 7 病灶 PSMA 显著表达，若患者经济条件允许，可考虑 ^{177}Lu-PSMA-617 治疗。

2. 肿瘤放疗科会诊意见 患者转移性去势抵抗性前列腺癌，既往未行放疗，建议行骨扫描检查进一步评估病灶的代谢活性，经全面评估后，对负荷最重的骨转移病灶行放疗。若胸 7 肿瘤负荷最重，可考虑局部放疗。

3. 泌尿外科会诊意见 患者为高龄男性，前列腺癌伴骨转移，内分泌治疗 3 年，目前恩扎卢胺＋曲普瑞林治疗，建议患者行基因检测，若患者拒绝行病灶穿刺，可考虑外周血检测，是否存在同源重组修复基因胚系突变。若存在，可考虑加用 PARP 抑制剂靶向治疗。

◆ **MDT 会诊意见总结**

（1）建议患者行骨扫描检查，评估转移病灶的成骨性，预估核素治疗效果。

（2）建议行同源重组修复基因检测，评估 PARP 抑制剂靶向治疗效果。

（3）可考虑行前列腺局部和活跃转移灶的放疗。

【第二轮 MDT 会诊后医患沟通】

第二轮 MDT 会诊后，MDT 团队向患者及家属告知了会诊意见，患者及家属表示同意完善骨扫描检查和外周血同源重组修复基因检测，拒绝原发灶和转移灶穿刺，愿意接受外放射治疗。

【第二轮 MDT 会诊后治疗】

（1）2023 年 8 月 22 日骨扫描（图 4-16）：T_7、左第 6 后肋代谢活跃灶，考虑转移瘤可能。

（2）患者行外周血同源重组修复基因检测，未检测到 *BRCA 1/2* 及其他同源重组修复通路相关基因的致病性变异或疑似致病性变异。

（3）患者接受了 T_7 和左第 6 后肋 2 个代谢活跃转移灶的放疗。靶区定义：GTV1、GTV2 为影像学可见骨转移灶，CTV30 为 GTV1 三维外扩 1 cm 所含椎体。PTV30 为 CTV30 三维外放 5 mm，PTV48 为 GTV1 三维外放 5 mm（脊髓 –8 mm），PTV60 为 GTV2 三维外放 5 mm。处方剂量：95% PTV30 30Gy/3Gy/10f，95% PTV48 48Gy/4Gy/12f，PTV60 60Gy/6Gy/10f。

（4）患者继续曲普瑞林、恩扎卢胺内分泌治疗。

（5）术后随访：2023 年 11 月 19 日 TPSA：0.72 ng/ml。

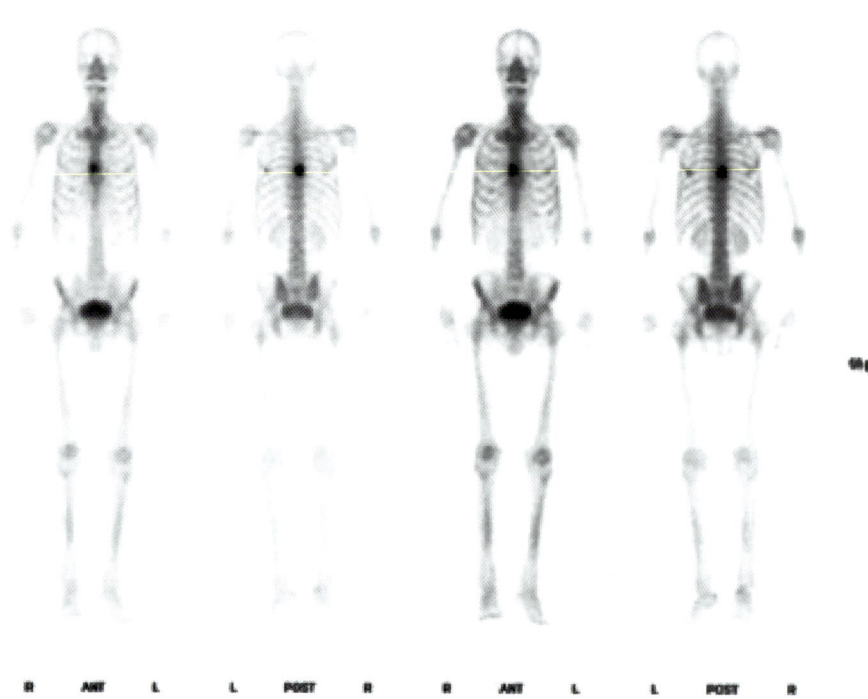

图 4-16 患者骨扫描结果

三、诊治要点总结

1. 去势抵抗性前列腺癌（CRPC）门诊多学科会诊的重要性 前列腺癌进展到 CRPC 阶段，尤其是后线阶段，患者基本都是在门诊进行随访和治疗。然而，由于多数都是高龄患者，合并症情况、前线治疗情况、联合治疗情况又各不相同，疾病的个体性差异和治疗的复杂性使前列腺癌的门诊多学科会诊的重要性凸显。

2. 寡进展前列腺癌患者的局部治疗 寡进展前列腺癌是指多发转移的前列腺癌患者经一线内分泌治疗后，全身多数转移灶稳定，仅少数病灶进展的状态[1]。肿瘤的异质性是出现寡进展最主要的原因。在治疗对多数病灶仍有效的情况下，少数病灶出现了耐药和进展。此时，如对进展病灶采取有效的局部放疗，可以消灭这些异质性病灶，使患者整体恢复对内分泌治疗的敏感性。

一项多中心回顾性研究显示，对于 mCRPC 寡进展的患者，行进展病灶的局部放疗可以推迟其进入后线治疗的时间，其放疗后进展至下一个阶段系统治疗的中位时间为 11.1 个月，中位无影像学进展时间为 12.3 个月[2]。寡进展病灶放疗更适用于高龄或一般情况差，无法耐受化疗、核素治疗、PARP 抑制剂等副作用较大的治疗方式的患者。本例患者就是一个很好的例子。

此外，放疗还可激活肿瘤免疫，改善 PD-1 或 PD-L1 免疫治疗的效果[3]。

3. 前列腺癌患者的放射性核素治疗 近年来，放射性核素治疗是 CRPC 后线治疗的一个研究热点。已应用到临床的主要包括氯化镭（^{223}Ra）和 ^{177}Lu-PSMA-617。^{223}Ra 为一种发射 α 粒子的放射性药物，因镭与钙为同族元素，可以富集于成骨性骨转移病灶起到治疗作用，用于治疗伴症状性骨转移且无已知内脏转移的 mCRPC 患者。相比于 β 粒子，α 粒子杀伤性更强，但射程更短（< 100 μm），在保证对肿瘤细胞杀伤作用的同时，对周围正常组织特别是骨髓组织的影响更小[4-5]。ALSYMPCA 研究结果显示，与对照组相比，^{223}Ra 可显著改善 mCRPC 患者的总生存质量，降低死亡风险 30%（14.9 个月 vs. 11.3 个月，HR=0.70，95%CI：0.58 ~ 0.83，$P < 0.001$）[6]。亚组分析显示，无论之前是否使用过化疗，患者均有获益，且在前线未使用过化疗的人群中，^{223}Ra 治疗者中位 OS 达 16.1 个月[7]。与安慰剂组相比，^{223}Ra 患者发生的 3 级或 4 级 AE（56% vs. 62%）、

严重 AE（47% vs. 60%）、和因 AE 停药（16% vs. 21%）者更少[6]。

^{177}Lu 发射 β 粒子，与 PSMA 受体结合后，^{177}Lu-PSMA-617 被内化到 PSMA 阳性的细胞中，并在这些细胞内长时间滞留，衰变过程中发射的高能电子可以选择性诱导组织和 DNA 损伤，导致细胞死亡。因此，^{177}Lu-PSMA-617 也被称为 PSMA 靶向的核素治疗，被用于 PSMA 阳性的去势抵抗性前列腺癌。一项多中心随机对照 2 期临床研究（TheraP）对比了 ^{177}Lu-PSMA-617 和卡巴他赛在 mCRPC 中的治疗价值，发现核素治疗后 PSA 下降大于 50% 患者的比例明显高于卡巴他赛组（66% vs 37%），且 3～4 级 AE 也少于卡巴他赛组[8]。

参考文献

[1] Guckenberger M, Lievens Y, Bouma A B, et al. Charcterisation and classification of oligo-metastatic disease: a European Society for Radiotherapy and Oncology and European Organisation for Research and Treatment of Cancer consensus recommendation. Lancet Oncol, 2020, 21（1）: e18-e28.

[2] Valeriani M, Detti B, Fodor A, et al. Radiotherapy at oligo-progression for metastatic castration-resistant prostate cancer patients: a multi-institutional analysis. Radiol Med, 2021, 127（1）: 108-116.

[3] Herrera F G, Bourhis J, Coukos G. Radiotherapy combination opportunities leveraging immunity for the next oncology practice. CA Cancer J Clin, 2016, 67（1）: 65-85.

[4] Bruland O S, Nilsson S, Fisher D R, et al. High-linear energy transfer irradiation targeted to skeletal metastases by the alpha-emitter 223Ra: adjuvant or alternative to conventional modalities? Clin Cancer Res, 2006, 12（20）: 6250s-6257s.

[5] Kerr C. 223Ra targets skeletal metastases and spares normal tissue. Lancet Oncol, 2023, 3（8）: 453.

[6] Parker C, Nilsson S, Heinrich D, et al. Alpha emitter radium-223 and survival in metastatic prostate cancer. NEJM, 2013, 369（3）: 213-223.

[7] Hoskin P, Sartor O, O'Sullivan JM, et al. Efficacy and safety of radium-223 dichloride in patients with castration-resistant prostate cancer and symptomatic bone metastases, with or without previous docetaxel use: a prespecified subgroup analysis from the randomised, double-blind, phase 3 ALSYMPCA trial. Lancet Oncol, 2014, 15（12）: 1397-1406.

[8] Hofman M S, Emmett L, Sandhu S, et al. ^{177}Lu-PSMA-617 versus cabazitaxel in patients with metastatic castration-resistant prostate cancer（TheraP）: a randomised, open-label, phase 2 trial. Lancet (London, England), 2021, 397（10276）: 797-804.

（田 雨 黄 毅 王 皓 宋 乐）

第四节 一例晚期前列腺癌的 MDT

一、病史简介

1. 主诉 + 现病史

58 岁男性。

主诉：尿频、排尿困难 5 个月。

现病史：5 个月前患者无明显诱因出现尿频、尿急、排尿无力、尿不尽感，无尿痛，无肉眼血尿，无腰痛，无发热，夜尿 3~4 次/天，自服抗生素无明显缓解，未诊治。5 个月来排尿困难逐渐加重。1 周前就诊我院门诊，行血 PSA 检查，提示 TPSA 8.95 ng/mL，FPSA 1.48 ng/mL，f/t 0.17，腹部超声提示双肾轻度积水，膀胱壁不光滑，三角区可见低回声结节，大小约 5.2 cm×2.1 cm。门诊膀胱镜：膀胱颈部多发不规则肿物。活检病理报告肿物性质待定，倾向于前列腺泡腺癌。为行进一步诊治，门诊以"膀胱三角区肿物，前列腺癌？膀胱癌？"收入我科病房。患者自发病来精神、食欲、睡眠情况可，排便如常，排尿如前述，体重无明显变化。

2. 既往史　否认肝炎、结核、疟疾等传染病史。否认高血压、糖尿病、心脏病、脑血管病史。否认精神疾病史。否认食物、药物过敏史。

3. 个人史　无吸烟、饮酒史。无其他不良嗜好。

4. 婚育史　适龄婚育，育有 1 子 1 女，配偶及子女体健。

5. 家族史　否认家族性遗传病史。

6. 入院查体　T 36.2℃，P 67 次/分，R 17 次/分，BP 123/76 mmHg。发育正常，营养良好，正常面容，表情自如，自主体位，神志清楚，查体合作。全身皮肤黏膜无黄染，毛发分布正常，皮下无水肿，无肝掌、蜘蛛痣。全身浅表淋巴结无肿大。头颅无畸形、压痛、包块，无眼睑水肿，结膜正常，眼球正常，巩膜无黄染，瞳孔等大等圆，对光反射正常，外耳道无异常分泌物，乳突无压痛。口唇无发绀，口腔黏膜正常。舌苔正常，伸舌无偏斜、震颤，齿龈正常，咽部黏膜正常，扁桃体无肿大。颈软、无抵抗，颈动脉搏动正常，颈静脉正常，气管居中，肝颈静脉回流征阴性，甲状腺正常，无压痛、震颤、血管杂音。胸廓正常，胸骨无叩痛。呼吸运动正常，肋间隙正常，语颤正常。叩诊清音，呼吸规整，双肺呼吸音清晰，无胸膜摩擦音。心前区无隆起，心尖搏动正常，心浊音界正常，心率 67 次/分，律齐，各瓣膜听诊区未闻及杂音，无心包摩擦音。腹部平坦，未见胃肠型及蠕动波，未见瘢痕。全腹软，无压痛、反跳痛、肌紧张。未触及肿物及包块，肝、脾未触及肿大。麦氏点压痛（−），Murphy 征（−），肝区叩痛（−），移动性浊音（−）。未闻及血管杂音，肠鸣音 4 次/分。肛门及外生殖器检查见专科查体。脊柱正常生理弯曲。四肢活动自如，无畸形、下肢静脉曲张、杵状指（趾），关节正常，下肢无水肿。四肢肌力、肌张力未见异常，双侧肱二、肱三头肌腱反射正常，双侧膝腱、跟腱反射正常，双侧 Babinski 征阴性。

7. 专科查体　前列腺肿大，中央沟消失，质硬，无压痛，未触及明显结节。直肠壁可活动，退出指套无染血。

8. 辅助检查

（1）生化检验：血肌酐 89 μmol/L。

（2）盆腔 MRI 平扫（图 4-17）：膀胱壁弥漫明显不均匀增厚，最厚处约 1.1 cm，膀胱后下壁见不规则肿块状信号突向腔内，局部与前列腺分界不清。前列腺体积增大，左侧外周带见条片状长 T2 信号影，DWI 呈高信号。

（3）全身骨扫描：未见明确骨转移病灶。

9. 初步诊断

膀胱三角区肿物　前列腺癌？　cT4NxM0 期

10. 鉴别诊断

（1）前列腺腺癌：前列腺腺癌早期通常无症状。部分患者可表现为尿频、尿急、排尿困难等。实验室检查，前列腺特异性抗原 PSA 一般会升高。多参数 MRI 上前列腺癌的特征性表现为前列腺外周带 T2 加权像中有低信号病变，对应的 DWI 中为高信号，ADC 图中为低信号。本例患者因尿频、排尿困难就诊，实验室检查 PSA 升高，MRI 检查 T2 加权像前列腺弥漫低信号改变，膀胱镜下见膀胱颈不规则肿物，活检病理也提示前列腺癌可能。故该患者前列腺癌侵犯膀胱颈可能性大，但因活检组织较少，病理无法作出明确诊断，可行诊断性电切进一步明确。

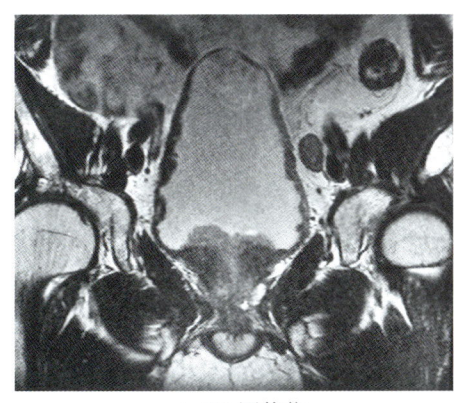 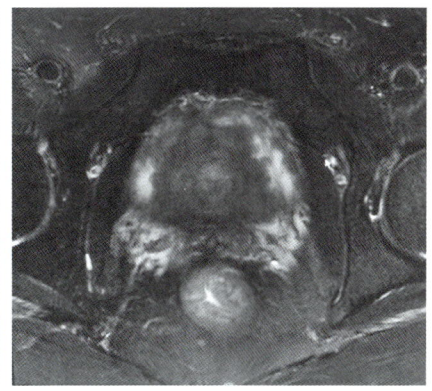

A. T2 冠状位　　　　　　　　　　　B. T2 轴位

图 4-17　盆腔 MRI 检查

（2）膀胱癌：膀胱癌最常见的临床表现为间歇性全程无痛肉眼血尿。尿找肿瘤细胞、尿核基质蛋白 NMP22、尿液 TCT 等无创检查可辅助诊断。影像学检查可见膀胱内占位性病变，增强扫描有渐进性强化。膀胱镜下可见菜花样或地毯样肿物，同时可行活检病理。该患者 MRI 显示膀胱壁不均匀增厚，膀胱下壁肿物与前列腺分界不清，膀胱镜下可见多发不规则肿物，应考虑膀胱癌可能，活检病理组织少，可行诊断性电切以除外。

（3）其他少见类型的前列腺癌，如前列腺基底细胞癌、前列腺神经内分泌肿瘤、前列腺尿路上皮癌等。此类肿瘤通常 PSA 不高，疾病大多侵袭性较强，发展较快，较早侵及精囊、膀胱等前列腺周围组织。影像学上与前列腺腺癌较难区分，需病理检查以除外。

二、诊治难点与 MDT 会诊

【诊治难点】

患者为老年男性，因尿频、排尿困难等非特异症状就诊，既往无血尿病史。血 PSA 升高，影像学检查提示膀胱不均匀增厚，膀胱镜下见病变主要位于膀胱颈及三角区，虽行活检病理，但因组织较少未能作出明确诊断，是膀胱癌侵犯前列腺，还是前列腺癌侵犯膀胱，还是膀胱癌合并前列腺癌，根据目前检查结果尚无法作出准确诊断。

【第一轮 MDT 专家会诊】

1. 影像科会诊意见　膀胱壁弥漫明显不均匀增厚，最厚处约 1.1 cm，膀胱后下壁见不规则肿块状信号突向腔内，局部与前列腺分界不清，不除外膀胱原发肿瘤。前列腺体积增大，左侧外周带见条片状长 T2 信号影，DWI 呈高信号，符合前列腺癌影像学表现，考虑前列腺癌可能性大。

2. 病理科会诊意见　因膀胱镜活检取材有限，肿瘤性质不能明确，但倾向于前列腺腺泡腺癌，建议行膀胱诊断性电切或前列腺穿刺活检明确。

3. 泌尿外科会诊意见　患者目前影像学检查和膀胱镜下所见证实膀胱三角区肿物明确，病变性质不除外膀胱癌或前列腺癌，或是二者兼而有之，可以先行膀胱诊断性电切，切除肉眼可见的病灶，获取更多标本，进一步明确诊断后决定进一步治疗。若为膀胱癌，可以了解病变深度及前列腺浸润情况；若为前列腺癌侵犯膀胱，则无需再行前列腺穿刺活检。

◆ MDT 会诊意见总结

患者临床诊断膀胱三角区肿物基本明确，病变累及膀胱颈和前列腺，先行经尿道膀胱诊断性电切，手术切除肉眼可见的病变，并切除突入膀胱内的前列腺组织，明确病理诊断。

【第一轮 MDT 会诊后医患沟通】

第一轮 MDT 会诊后，术者及管床医生充分告知患者及家属 MDT 会诊意见，患者及家属同意先行膀胱诊断性电切术。

【第一轮 MDT 会诊后治疗】

患者行经尿道膀胱诊断性电切术。

术中见双侧输尿管口周围、三角区多发滤泡样肿物，输尿管口被肿物侵犯。膀胱肿瘤位于膀胱颈 6 点三角区，呈隆起样生长，宽基底无蒂，大小约 2.5 cm，予电切。标本呈实性，质硬。余膀胱黏膜未见明显异常。

术后病理为前列腺腺泡腺癌。

【诊治难点】

根据诊断性电切结果，目前诊断为前列腺腺泡腺癌，T4NxM0。对于局部晚期前列腺癌，单纯手术无法完全控制肿瘤进展。

【第二轮 MDT 专家会诊】

1. 泌尿外科会诊意见　根据 EAU 指南，对于一些高选择的局部晚期前列腺癌患者，可行手术治疗作为综合治疗的一部分。手术的同时推荐行扩大的盆腔淋巴结清扫。对于手术的时机，直肠指检提示前列腺与直肠间隙可，可考虑直接手术，但因病变累及双侧输尿管口，直接手术可能需行输尿管膀胱再植，也可先行新型内分泌药物 +ADT 新辅助治疗 3 个周期后再行手术。

2. 肿瘤放疗科会诊意见　患者为高危局限性前列腺癌，如患者不考虑手术，可行根治性放疗。如患者选择手术方案，术后若切缘阳性，待尿控恢复后可行辅助放疗。

◆ **MDT 会诊意见总结**

患者目前为局部晚期前列腺癌，临床上判断可切除，手术可以作为综合治疗的一部分。

【第二轮 MDT 会诊后医患沟通】

第二轮 MDT 会诊后，术者及管床医生充分告知患者及家属 MDT 会诊意见，患者及家属选择直接手术治疗。

【第二轮 MDT 会诊后治疗】

患者在全麻下行腹腔镜经腹前列腺癌根治 + 下半膀胱切除 + 双侧输尿管膀胱再植 + 扩大盆腔淋巴结清扫术。

（1）术后病理：前列腺腺泡腺癌，Gleason 评分 5+4=9 分，癌组织呈散在弥漫性分布于前列腺左叶和右叶。可见神经侵犯，未见确切脉管内癌栓，可见腺外侵犯，尖端及右下前方局部切缘阳性。膀胱及双侧精囊腺可见癌累及，双侧输精管未见癌累及。左髂内、闭孔淋巴结癌转移（2/17）。

（2）术后病理分期：pT4N1M0。

（3）术后辅助治疗：术后 PSA 降至测不出水平，给予持续内分泌治疗。患者控尿功能恢复良好，向患者及家属建议行辅助外放射治疗，但患者及家属拒绝。

（4）随访至术后 2 年，患者 PSA 逐渐升高至 1.67 ng/ml，血清睾酮 < 0.69 nmol/L，胸部平扫 CT 结果提示双肺多发转移，全身骨扫描结果：骶骨、左侧坐骨代谢增高，考虑转移（图 4-18）。

【诊治难点】

患者前列腺癌根治术后辅助 ADT 治疗，PSA 进行性升高 6 个月，TPSA 1.67 ng/ml，血清睾酮在去势水平，影像学检查提示双肺转移，多发转移，转移性去势抵抗性前列腺癌诊断明确。

【第三轮 MDT 专家会诊】

1. 影像科会诊意见　患者胸部 CT 提示双肺多发转移。患者已有内脏转移，可复查盆腔 MRI 评估是否存在局部病灶。

2. 核医学科会诊意见　患者胸部 CT 提示双肺多发转移，骨扫描提示骶骨、左侧坐骨转移，如患者经济条件允许，可考虑行 PSMA-PET 进一步评估。

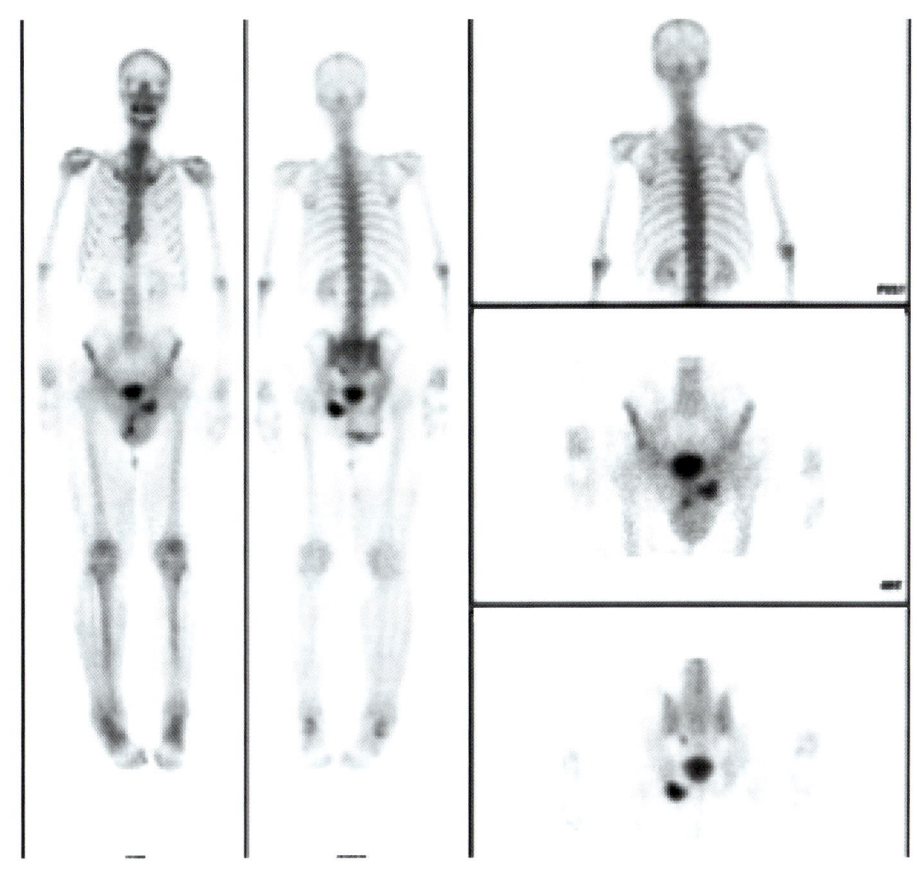

图 4-18 全身骨扫描影像资料

3. 泌尿外科会诊意见 患者已进入 mCRPC 阶段，可予阿比特龙+泼尼松治疗，或多西他赛化疗。

4. 肿瘤放疗科会诊意见 患者目前双肺转移，多发骨转移，无明显骨痛症状。建议进入二线治疗，如出现骨痛症状，可行骨转移灶放疗缓解疼痛。

◆ **MDT 会诊意见总结**

患者 mCRPC 诊断基本明确，可予阿比特龙+泼尼松治疗，或多西他赛化疗。

【第三轮 MDT 会诊后医患沟通】

第一轮 MDT 会诊后，术者及管床医生充分告知患者及家属 MDT 会诊意见，患者及家属同意行多西他赛化疗。

【第三轮 MDT 会诊后治疗】

（1）患者行多西他赛化疗 6 个周期，PSA 下降至 0.06 ng/ml，后停化疗，继续 ADT 治疗（图 4-19）。

（2）患者 TPSA 逐渐上升，14 个月后 TPSA 升至 2.06 ng/ml，给予阿比特龙+泼尼松治疗，治疗 2 个月，PSA 升至 4.81，复查骨扫描，同时加用多西他赛化疗，9 个周期后 PSA 无明显下降（图 4-20）。复查骨扫描见转移灶明显减少（图 4-21）。

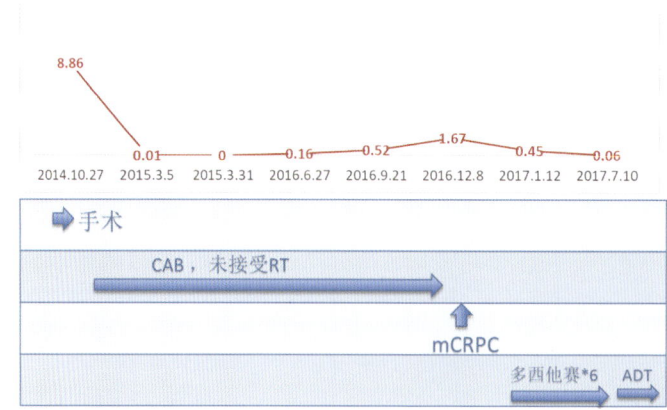

图 4-19　患者 2014 年 10 月 27 日—2017 年 7 月 10 日 PSA 变化及接受治疗情况

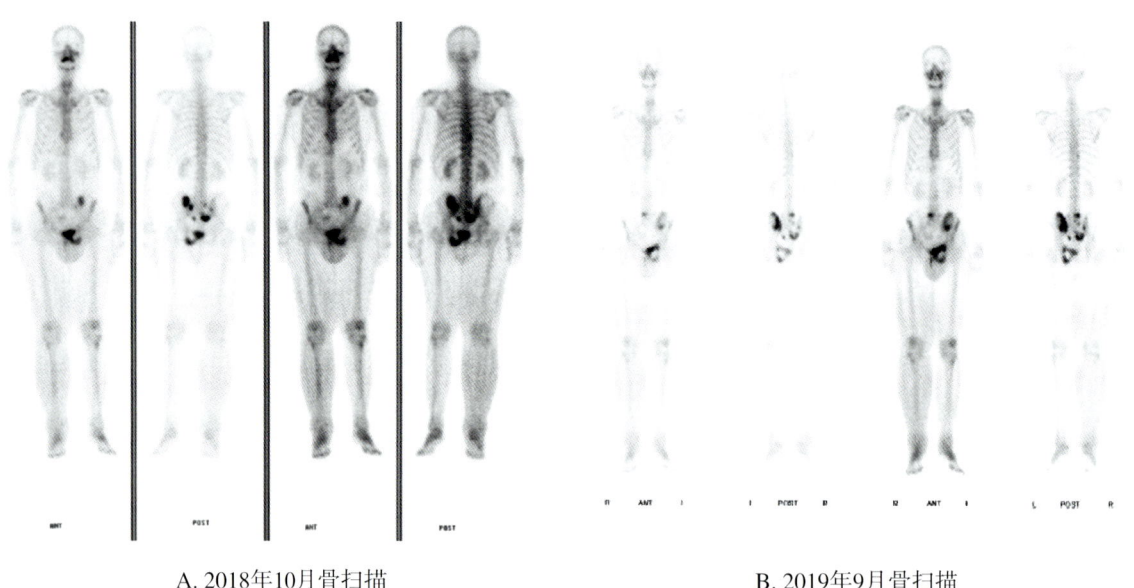

A. 2018年10月骨扫描　　　　　　　　B. 2019年9月骨扫描

图 4-20　患者不同时间全身骨扫描影像资料

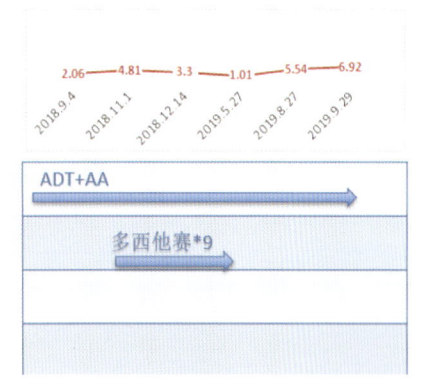

图 4-21　患者 2018 年 9 月 14 日—2019 年 9 月 29 日 PSA 变化及接受治疗情况

（3）2019 年 12 月 31 日行髂骨转移灶穿刺，病理结果：神经内分泌化前列腺癌。基因检测结果提示 *BRAC1*、*BRAC2* 基因均为野生型。

（4）2020 年 3 月 24 日 TPSA 61.83 ng/ml。给予紫杉醇＋顺铂化疗 3 个周期。PSA 处于稳定水平，2020 年 6 月 22 日 TPSA 75.17 ng/ml。患者出现明显骨痛症状，严重影响生活质量。

【诊治难点】

患者进入 mCRPC 阶段，治疗后肿瘤出现了神经内分泌化，铂类化疗后 PSA 稳定但骨痛明显。如何调整治疗缓解骨痛、改善患者生活质量成为目前治疗的首要目标。

【第四轮 MDT 专家会诊】

1. **核医学科会诊意见**　患者 mCRPC 伴神经内分泌化，PSA 稳定但骨痛明显，可复查骨扫描，观察患者骨转移病灶代谢情况，如仍为成骨型转移，可考虑镭-223 治疗。

2. 肿瘤放疗科会诊意见　患者目前骨痛明显，既往尚未接受过放射治疗。可考虑行局部姑息性放疗缓解骨痛症状。

3. 疼痛科会诊意见　患者前列腺癌晚期，骨转移，骨痛明显，NSAIDS 止痛药效果不佳。可考虑应用芬太尼或吗啡透皮贴剂缓解骨痛症状。

4. 泌尿外科会诊意见　患者 mCRPC 伴神经内分泌化，阿比特龙 + 泼尼松，铂类化疗治疗后，基因检测显示 *BRAC1*、*BRAC2* 基因均为野生型，患者可能无法从靶向药中获益。可考虑是否有符合入组条件的临床试验。

◆ **MDT 会诊意见总结**

患者的前列腺癌已到达终末期，可及的治疗手段有限，目前患者骨痛严重影响生活质量，可考虑行局部放疗或镭-223 治疗，积极寻找符合入组条件的临床试验。

【第四轮 MDT 会诊后医患沟通】

第二轮 MDT 会诊后，术者及管床医生充分告知患者及家属 MDT 会诊意见，患者及家属表示理解目前患者已进入疾病终末期，目前治疗的核心在于提高患者的生活质量，患者愿意接受局部放疗缓解症状。

【第四轮 MDT 会诊后治疗】

2020 年 6 月，患者接受了盆腔和左髋部的外放射治疗（图 4-22）。治疗剂量：DT 45 Gy/3 Gy/15 f，BED 90 Gy，EQD2 60 Gy。

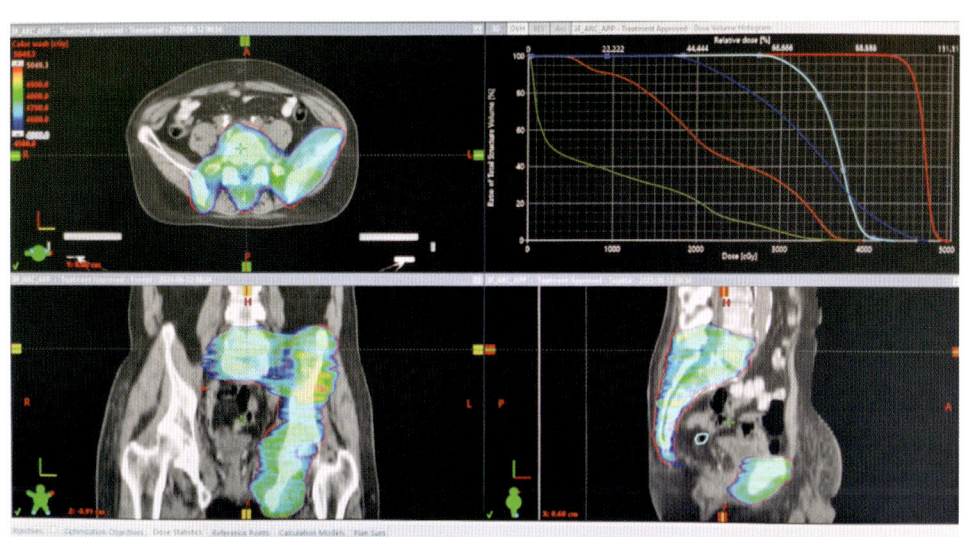

图 4-22　患者于 2020 年 6 月接受外放射治疗，靶区治疗剂量

（1）2020 年 6 月 LDH > 300 U/L，ALP > 2000 U/L，2020 年 7 月 LDH 226 U/L，ALP 190 U/L。

（2）放疗后患者 PSA 也出现了明显下降（图 4-23）。

（3）2020 年 10 月 17 日（距初发前列腺癌 68 个月），TPSA 9.8 ng/ml。患者一般状况可，骨痛明显缓解。维持顺铂化疗至 2021 年 2 月。

（4）2021 年 4 月（距初发前列腺癌 76 个月），患者骨痛再次加重，并出现截瘫。2021 年 5 月患者因肺部感染死亡。

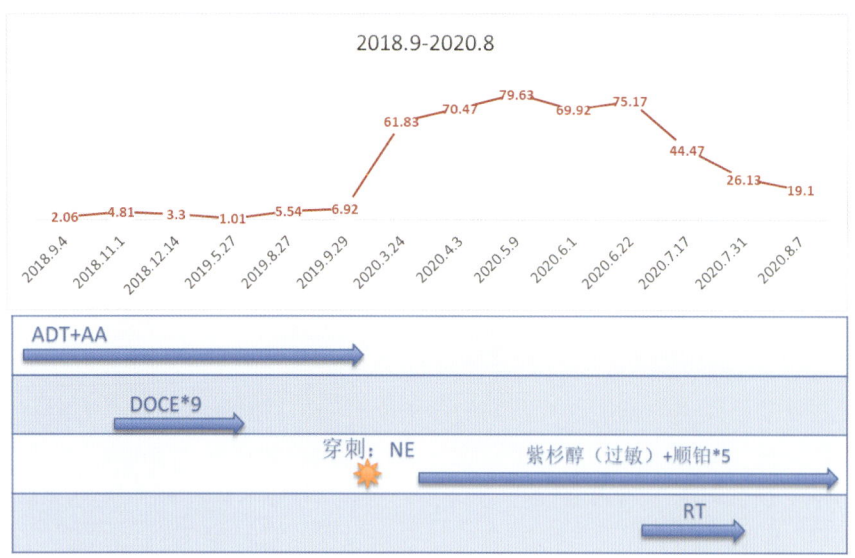

图 4-23 患者 2018 年 9 月 4 日—2020 年 8 月 7 日 PSA 变化及接受治疗情况

三、诊治要点总结

1. 前列腺癌的流行病学 前列腺癌（PCa）是男性泌尿生殖系统中最常见的恶性肿瘤，根据世界卫生组织（WHO）2018 年 GLOBOCAN 统计，在世界范围内，其发病率在男性所有恶性肿瘤中位居第二，仅次于肺癌[1]。前列腺癌的发病率具有显著的地域和种族差异，美国、北欧和西欧、澳大利亚和新西兰等国家是高发地区。亚洲前列腺癌的发病率和死亡率远低于欧美国家，但近年来呈现明显上升趋势，其增长比欧美发达国家更为迅速[2-3]。前列腺癌发病率与年龄密切相关，即随着年龄的增长，50 岁以上者发病率呈指数增加。我国新诊断前列腺癌患者中位年龄为 72 岁，高峰年龄为 75～79 岁，而小于 60 岁者前列腺癌相对风险较低[4]。

2. 局部晚期前列腺癌的手术治疗 部分回顾性研究显示局部进展期前列腺癌接受以根治性手术为基础的综合治疗能获得良好的生存获益，对局部进展期前列腺癌患者可以有选择地实施前列腺根治性切除术及扩大淋巴结清扫[5]。但是，与根治性外放疗相比，对局部进展期患者实施前列腺根治性切除术能否产生生存获益目前仍缺乏前瞻性随机对照研究。

对于 cT3b-T4 期前列腺癌患者，回顾性研究显示此类患者行前列腺根治性切除术后 15 年的肿瘤特异性生存率和总生存率分别为 87% 和 65%[6]。但是，cT3b-T4 期前列腺癌患者手术治疗围手术期并发症发生概率较高，应在与患者充分沟通的基础上谨慎选择手术。

3. CRPC 的诊断与治疗 去势抵抗性前列腺癌（castration resistant prostate cancer, CRPC）是指前列腺癌患者经过初始持续 ADT 治疗后，血清睾酮达到去势水平（< 50 ng/dl 或 < 1.7 nmol/L），但是疾病依然进展的前列腺癌阶段。疾病进展可表现为 PSA 水平持续增高（PSA 进展）或影像学可见的肿瘤进展（影像进展）。鉴别 CRPC 与转移性 HSPC 的两个关键点在于：①睾酮是否达到去势水平；②达到去势条件后，疾病是否持续进展。

mCRPC 的化疗方案选择：多西他赛联合泼尼松是治疗 CRPC 患者的标准治疗方案，可考虑应用于初发或一种新型内分泌耐药的 mCRPC。多西他赛常见的不良反应是骨髓抑制、疲劳、脱发、腹泻、神经病变和血管神经性水肿。TAX-327 研究中，患者最多接受多西他赛治疗 10 个周期，而在临床实践中，患者的最多治疗周期数可以不受此限制，对于完成 10 个周期多西他赛化疗、疗效好且身体状况能够承受的患者，可以继续增加化疗周期数，直至疾病进展[7]。如果患者在重复穿刺中提示神经内分泌分化，则建议患者接受铂类化疗。

mCRPC 的姑息性治疗：针对难治性骨痛，外照射放疗可显著缓解疼痛，对疼痛无法耐受者可建议单次小剂量放疗或三代双膦酸盐治疗。对于骨转移引起的椎体塌陷或畸形、病理性骨折和脊髓压迫等并发症，骨水泥填充或减压手术可缓解疼痛和改善生活质量，应充分告知患者脊髓压迫的危险性，有可疑症状者给予高剂量皮质类固醇并尽快行 MRI 检查，进行包括骨科在内的多学科会诊考虑是否通过减压手术解除压迫症状，或者辅助外照射放疗。

参考文献

[1] Freddie, Bray, Jacques, et al. Global cancer statistics 2018：GLOBOCAN estimates of incidence and mortality worldwide for 36 cancers in 185 countries. CA Cancer J Clin, 2018, 68 (6): 394-424.

[2] Chung B H, Horie S, Chiong E, et al. The incidence, mortality, and risk factors of prostate cancer in Asian men. Prostate Int, 2018, 7 (1): 1-8.

[3] Chen R, Ren S, Chinese Prostate Cancer Consortium, et al. Prostate cancer in Asia：A collaborative report. Asian J Urol, 2014, 1 (1): 15-29.

[4] 韩苏军，张思维，陈万青，等. 中国前列腺癌发病现状和流行趋势分析. 临床肿瘤学杂志，2013，18 (4): 330-334.

[5] Bastian P J, Gonzalgo M L, Aronson W J, et al. Clinical and pathologic outcome after radical prostatectomy for prostate cancer patients with a preoperative Gleason sum of 8 to 10. Cancer, 2010, 107 (6): 1265-1272.

[6] Yossepowitch O, Eggener S E, Bianco F J, et al. Radical prostatectomy for clinically localized, high risk prostate cancer：critical analysis of risk assessment methods. J Urol, 2007, 178 (2): 493-499.

[7] Petrylak D P. Docetaxel and estramustine compared with mitoxantrone and prednisone for advanced refractory prostate cancer. N Engl J Med, 2004, 173: 1513-1520.

（张　帆　黄　毅　裴新龙　王　皓　贺慧颖　宋　乐）

第五节　一例局部进展期膀胱癌的 MDT

一、病史简介

1．主诉 + 现病史

69 岁男性。

主诉：肉眼血尿伴排尿疼痛 1 个月就诊。

现病史：1 个月前患者无明显诱因突然出现尿痛，合并肉眼血尿，伴尿频，排尿后灼热感，多饮水后可缓解。否认尿急、排尿困难、尿不尽、恶心、呕吐、腹痛、发热等不适。于我院门诊就诊，B 超提示膀胱占位性病变。为行进一步诊治，以"膀胱占位"收入我科病房。患者自发病来，精神、睡眠情况可，食欲正常，排便正常，排尿如前述，近 1 个月体重减轻 2 kg。

2．既往史
高血压 8 年，血压最高 160/100 mmHg，口服非洛地平控制在 120/80 mmHg。否认肝炎、结核、疟疾等传染病史。否认糖尿病、心脏病、脑血管病史。否认精神疾病。否认食物、药物过敏史。

3．个人史
无吸烟、饮酒史。无其他不良嗜好。

4．婚育史
适龄婚育，育有 2 女，配偶及子女体健。

5. 家族史 否认家族性遗传病史。

6. 入院查体 T 36.5℃，P 70次/分，R 18次/分，BP 125/80 mmHg。腹部平坦，未见胃肠型及蠕动波，未见腹壁瘢痕。全腹软，无压痛、反跳痛、肌紧张。双侧肾区无叩痛。未触及肿物及包块，肝、脾未触及肿大。麦氏点压痛（-），Murphy征（-），肝区叩痛（-），移动性浊音（-）。耻骨上三横指范围内叩痛轻微阳性。未闻及血管杂音，肠鸣音 4次/分。

7. 辅助检查

（1）血常规及生化：HGB 135 g/L，PLT 156×10^9/L，WBC 5.65×10^9/L，血肌酐 67 μmol/L。

（2）尿常规：红细胞 25/高倍镜视野，白细胞 0～2/高倍镜视野。

（3）尿找肿瘤细胞：可见尿路上皮肿瘤细胞。

（4）胸部平扫CT：未见明确肺部及纵隔转移征象。

（5）膀胱增强MRI（图4-24至图4-26）：膀胱区较大占位，最大径 5 cm×6 cm×6.5 cm，主体位于膀胱右前壁，累及三角区，余右侧输尿管口关系密切，合并膀胱浆膜侵犯，部分肿瘤侵犯盆底肌筋膜，DWI 弥散明显受限。盆腔双侧髂内血管、双侧髂外血管旁以及右侧髂总动脉旁多发淋巴结肿大，最大淋巴结短径 2.8 cm，DWI 弥散受限。

（6）F18-FDG PET-CT（图4-27）：膀胱肿瘤，合并盆腔多发淋巴结转移，未见明显远处转移。

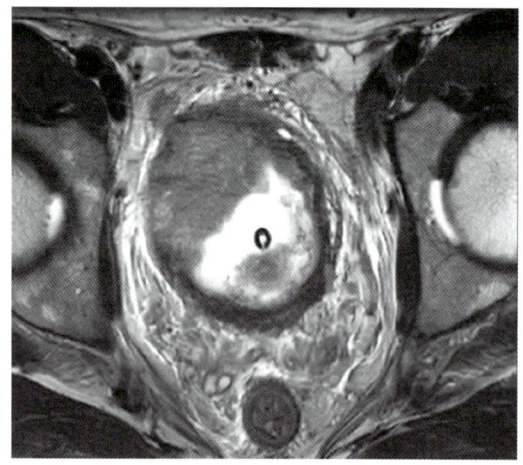

图 4-24 膀胱轴位 MRI：T2WI

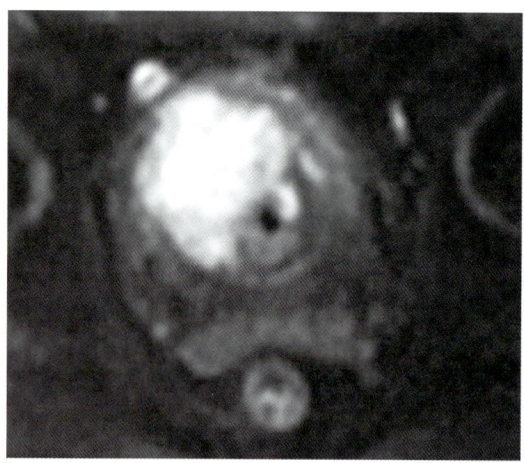

图 4-25 膀胱轴位 MRI：DWI B1000

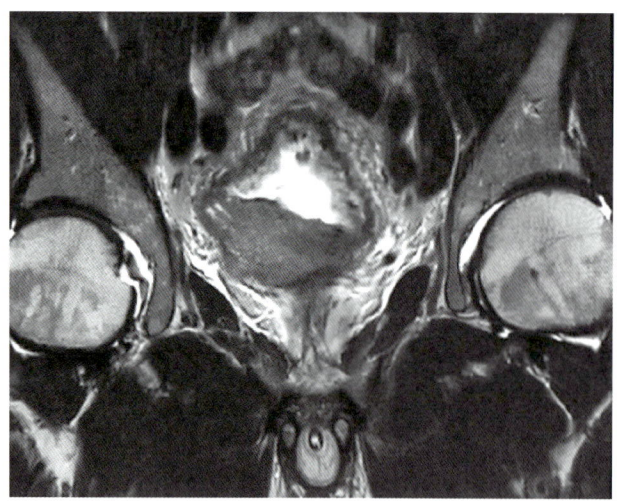

图 4-26 膀胱冠状位 MRI：T2WI

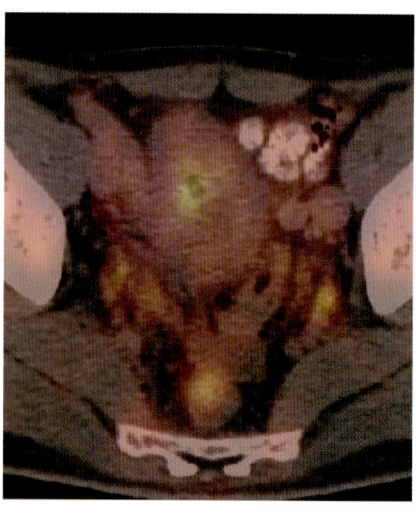

图 4-27 PET-CT：多发淋巴结转移

8. 经尿道膀胱镜下诊断性电切 经尿道置入F21电切镜,双侧输尿管口因肿瘤遮挡难以探查,膀胱前壁肿物,范围5 cm×5 cm,宽基底,浸润性表现,肿物占据膀胱黏膜接近一半,膀胱容量小,注水100 ml出现膀胱痉挛,膀胱内肿物予以多点电切活检。接近膀胱颈部的前列腺部尿道黏膜粗糙,予以电切活检。

9. 诊断性电切病理
(1) 膀胱肿物:高级别乳头状尿路上皮癌(G3)。
(2) 前列腺部尿道:显微结缔组织中可见癌浸润,符合高级别尿路上皮癌累及。

10. 术前诊断
(1) 膀胱肿瘤(T4N2M0)。
(2) 高血压 极高危。

二、诊治难点与MDT会诊

【诊治难点】

在我国,膀胱癌的发病率已超过肾癌,紧随前列腺癌,成为泌尿外科第二常见的恶性肿瘤[1]。初诊的膀胱癌患者中,有25%~30%为肌层浸润性膀胱癌(muscle invasive bladder cancer,MIBC)[2]。目前,根治性膀胱全切术(radical cystectomy,RC)依然是MIBC患者的标准治疗手段,5年的肿瘤特异性生存率可以达到62%[3],但58%的患者出现了围手术期并发症,术后90天的死亡率高达2.3%~8.0%[4]。同时,RC也会在一定程度上对患者的排尿习惯、性功能及身心健康造成损害,严重影响患者术后的生活质量。本例患者初诊即为局部进展期膀胱肿瘤,瘤体较大,局部侵犯组织较多,同时合并多发淋巴结转移,肿瘤负荷较重,可以判定为难以实现R0切除的局部进展期膀胱癌。无论是手术、放疗或者化疗,都具有相当的挑战,患者整体预后不容乐观。

【第一轮MDT专家会诊】

1. 影像科会诊意见 针对本例患者的MRI检查结果,可以看到膀胱右前壁明显的占位,最大范围4 cm×6.5 cm,膀胱壁全层侵犯,且局部的盆底肌筋膜也出现连续性中断,高度可疑右侧盆底肌侵犯。肿瘤呈现部分分叶状,肿瘤中央造影剂摄取较少的部分可疑坏死,以上特征均提示肿瘤生长较快。盆腔双侧多发淋巴结肿大,最高位于髂总血管水平,在MRI和PET-CT上均双重确认,考虑淋巴结转移可能性大。

2. 病理科会诊意见 该患者的膀胱镜病理取材质量不佳,组织量少,且合并大量坏死。从残存的组织中可见显著异型性细胞,符合高级别尿路上皮癌表现。但送检组织中未见明显肌性成分,无法判定浸润情况。送检的前列腺部尿道组织可见肿瘤细胞浸润,考虑尿路上皮癌侵犯前列腺部尿道。可建议患者继续完善免疫组织染色,进一步评估HER2、PD-L1、MMR相关信息,为后续治疗提供指导。

3. 肿瘤放疗科会诊意见 该患者为局部进展期膀胱肿瘤,肿瘤侵犯膀胱全层,侵犯右侧盆底肌肉,侵犯右侧盆壁可能性大,同时合并盆腔广泛淋巴结转移。对于此类患者,一期实现R0切除是对外科医生的显著挑战。结合患者目前肾功能水平尚可,肌酐清除率77 mol/(L·min),有如下几种治疗选择:①可考虑先行新辅助治疗,经新辅助转化降期后,再考虑手术治疗,新辅助方案可考虑纯化疗,也可考虑化疗增敏的联合放疗方案;②如外科不以手术作为第一选择,则也可以考虑实施挽救性放疗,在局部晚期的患者中,挽救性放疗依然可以达到很好的肿瘤控制效果。

4. 肿瘤化疗科会诊意见 患者为局部晚期膀胱癌,具体情况前文已详细介绍。针对此类患者,需要优先由外科判断手术切除的可行性,再考虑其余围手术期治疗方案。如考虑手术,则推荐术前新辅助化疗，目前根据 NCCN、EAU、CUA 及 CSCO 指南，均推荐以含顺铂为主的方案进行新辅助治疗。国内常见的 GC（吉西他滨＋顺铂）方案以及国外常见的 DD-MVAC（剂量密集型：甲氨蝶呤＋长春新碱＋阿霉素＋顺铂）方案分别能达到 35% 和 44% 的客观缓解率（ORR），从总生存期看，5%～10% 的患者可以延长 5 年 OS。

5. 泌尿外科会诊意见 本例患者诊断为局部进展期膀胱癌，肿瘤局部浸润范围较广，侵犯膀胱全层，侵犯肛提肌和盆底筋膜，且存在盆腔双侧广泛淋巴结转移，手术难度极大，基本无法实现 R0 切除，且术中肿瘤种植风险较高，整体评估为难以切除的局部进展期膀胱肿瘤。患者目前基础状况尚且良好，ECOG 评分 0 分，肌酐清除率可以耐受顺铂。可以考虑使用以顺铂为基础的方案，进行新辅助系统性化疗。

◆ **MDT 会诊意见总结**

本例患者为局部难以切除的进展型膀胱肿瘤，肿瘤侵犯范围较广，合并广泛区域淋巴结转移。目前可考虑的治疗方案有：①参考晚期尿路上皮肿瘤治疗方案，选择一线化疗＋序贯免疫治疗；②新辅助化疗，伴或不伴免疫治疗；③顺铂增敏的挽救性放疗。

【第一轮 MDT 会诊后治疗】

经过与患者和家属的反复沟通，最终患者和家属一致选择了使用"化疗＋免疫治疗"的新辅助治疗方案"GC+PD-1"：即顺铂 70 mg/m^2（day1）、吉西他滨 1000 mg/m^2（day1、day8）＋替雷利珠单抗 200 mg（day1），每 3 周一个周期，每 3 周进行一次影像学评效，评效参考 RECIST 1.1 标准，计划执行 4～6 个周期。

患者在进行第一次评效（第 3 周期末）时，可以看到肿瘤相较于初诊状态，肿瘤体积明显缩小，侵犯右侧盆底肌的部分明显缓解，右侧盆底肌与膀胱之间的界线重新变得清晰（图 4-28A）。但膀胱壁内肿瘤主体依然存在，综合考虑继续执行新辅助方案治疗，患者仍然可以获得局部进一步缓解，因此继续执行 4～6 周期的系统性新辅助治疗。

在第二次评效（第 6 周期末）时，相较于第 3 周期末，肿瘤膀胱壁内的肿瘤明显缩小，膀胱容积增大，膀胱壁顺应性进一步增加，肿瘤继续获得了部分缓解（partial remission）（图 4-28B）。根据膀胱肿瘤新辅助治疗的方案，患者结束 6 个周期化疗后，需要经历 3～4 周的恢复期，再接受膀胱全切手术。但在患者恢复期间，突然再次出现尿痛、排尿困难的症状。经过 7 天口服抗生素，症状并未缓解，甚至出现了新发的血尿。于是安排了 CT 检查（2021 年 5 月 13 日）：膀胱颈部和前列腺部出现新发肿瘤，局部占位效应明显，造成膀胱出口梗阻（图 4-28C）。

鉴于患者突发的病情变化，积极组织了第二次 MDT 会诊，共同商议治疗策略。

【第二轮 MDT 专家会诊】

1. 影像科会诊意见 回顾前 6 周期的影像资料，与初诊时相比，患者膀胱肿瘤取得了非常明显的控制，瘤体缩小超过 90% 水平，膀胱壁重新恢复了正常形态，与周围盆底肌之间的脂肪间隙重新可见。但观察最后一次 CT 影像：可以看到膀胱颈部新发占位，与原有病灶位置并未完全重叠，局部占位效应明显，肿物呈显著的分叶状态生长，考虑生长速度较快，前列腺底部形态不规则，前列腺受侵可能性大。

2. 肿瘤化疗科会诊意见 患者膀胱颈部及前列腺部位新发肿瘤，相较于之前 PR 疗效，目前新病灶可以判定为疾病进展（progressive disease，PD），新病灶在结束化疗 3 周左右就出现了显著增长，这充分体现了膀胱肿瘤的异质性。新病灶进展的时间节点距离化疗结束较近，很有可能存在对新辅助治疗方案耐药的可能。因此可以判定新辅助化疗＋免疫方案失败。按照既往经验，如果考虑继续系统性治疗，则需要更换二线治疗方案：①可选紫杉醇为主的二线方案，但综合有效率不超过 30%；②也可以考虑使用抗体偶联的小分子化疗药物（antibody-drug conjugate，ADC），例如维迪斯妥单抗或者 Enfortumab Endotin（EV）；③可以检测患者标本中的 FGFR 突变情况，考虑使用 FGFR 靶向抑制剂 Erdatinib。以上三种方式，综合有效率均低于 50%，且无进展

Cycle 3：PR，肿瘤明显退缩

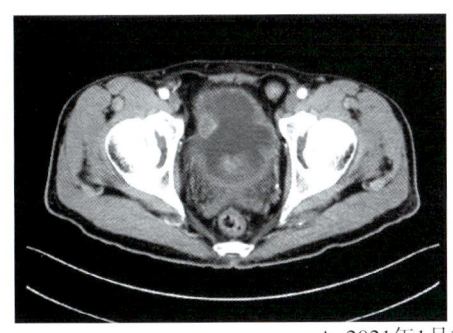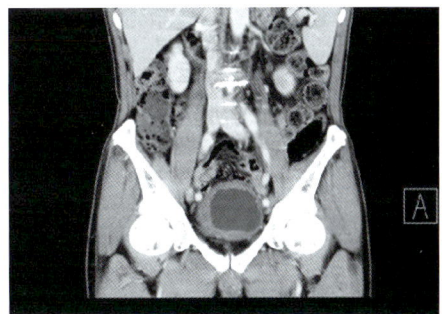

A. 2021年1月29日检查结果

Cycle 6：PR，肿瘤持续退缩，膀胱顺应性改善

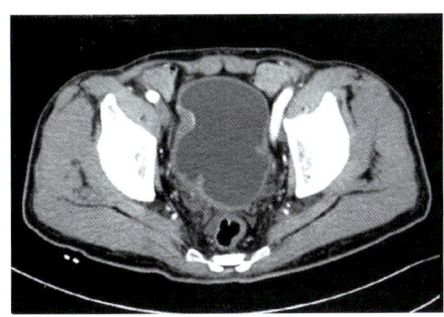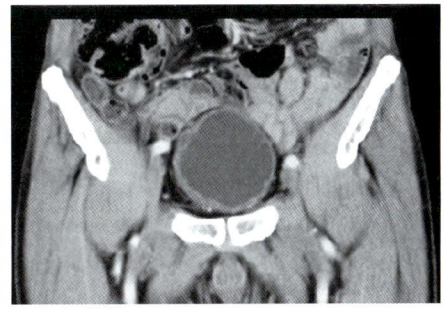

B. 2021年4月2日检查结果

膀胱颈新发肿瘤

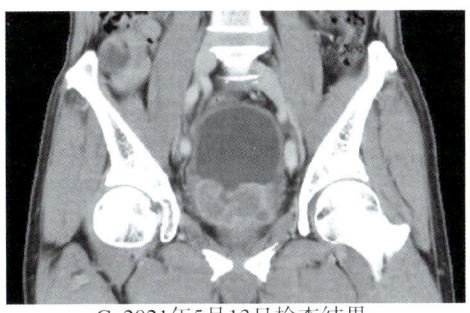

C. 2021年5月13日检查结果

图 4-28　肿瘤治疗评效及后续进展

生存期通常都低于 12 个月的水平，因此，系统性治疗给予患者的生存期十分有限。

3. 肿瘤放疗科会诊意见　患者局部新发肿瘤，可考虑在二线化疗基础上，采用局部挽救性放疗，控制血尿和排尿症状。此类挽救性放疗有效率较高，但维持时间不长，存在较高的复发率。

4. 泌尿外科会诊意见　患者经过前 6 周期化疗实现了很好的疾病转化和降期效果，在结束化疗等待手术的恢复期，患者出现了显著的新发肿瘤进展。但根据最新的影像判断，目前疾病仍旧局限在膀胱颈部和少量前列腺底部区域。相较于初诊情况，目前的肿瘤可以很好地通过手术进行控制。患者新辅助化疗 + 免疫方案经历了获益到耐药的过程，二线可选方案有效率有限，且未来二线耐药后，剩余的治疗方案已经不多，可以预计，单纯接受系统性治疗，患者的总生存时间非常有限。因此，可以优先考虑进行根治性膀胱切除治疗，之后再选择其他辅助治疗进一步降低复发率，通过手术 + 辅助治疗的方式，综合提高患者的生存率。

【第二轮 MDT 会诊后治疗】

在与患者及家属充分沟通之后，最终为患者进行了膀胱根治性切除术 + 盆腔淋巴结清扫术。术后病理提示：高级别尿路上皮癌，肿瘤大小 3.7 cm×2.6 cm×1.7 cm，侵透肌层达到浆膜下脂肪组织，并且偶发前列腺腺泡腺癌，Gleason 评分：3+3=6 分。双侧输尿管断端未见癌，淋巴结清扫 2/8 阳性，最大阳性淋巴结 2.6 cm。最终病理分期：pT4N2M0。

患者术后进行了单药 PD-1 免疫维持治疗，每个月规律随访，截至发稿，维持治愈状态，术后中位无进展生存期超过 31 个月。

三、诊治要点总结

1. 膀胱癌的治疗现状 膀胱癌的治疗主要根据肿瘤的浸润深度和分级来决定。对于表浅性和低级别的膀胱癌，通常会选择经尿道的膀胱肿瘤切除术。对于肌层浸润的膀胱癌，建议采取根治性的膀胱全切除术。而对于转移性或升级复发的膀胱癌，则需要系统化疗来减缓病情[5]。常用的化疗药物包括铂类药物和新一代的免疫检查点抑制剂。这些药物可以单独使用，也可以联合使用，以提高治疗效果。目前膀胱保存疗法联合放化疗在可切除和局部晚期膀胱癌治疗中应用广泛。尽管各种治疗方案都取得了一定的疗效，但 5 年生存率仍较低，仅在 50% 上下[3]。这提示我们仍需进一步改善现有治疗方法，开发更加安全有效的新药物。整体来说，精准治疗是膀胱癌治疗的发展方向之一[6]。

2. 晚期膀胱癌的系统性治疗现状 除了传统的铂类化疗药物，一些新型化疗药物也开始用于晚期膀胱癌的治疗。例如紫杉醇类药物聚乙烯醇结合帕克立平（nab-paclitaxel）显示出较好的疗效和安全性[7]。

目前一系列临床试验正在探索 PD-1/PD-L1 抑制剂与化疗、抗血管生成药物、FGFR 抑制剂等的联合应用。联合治疗策略旨在协同提高疗效，减少药物耐药的发生。相关研究结果令人鼓舞，完全缓解率和总生存期均有所提高[8]。这将为晚期膀胱癌的治疗带来新的曙光。

检测患者的分子生物标志物指导精准用药是当前研究的热点。针对 *FGFR* 基因异常的 FGFR 抑制剂治疗初具前景[9]。此外，HER-2 靶向药物也显示出一定的抗肿瘤活性。这些发现为开发新的精准治疗奠定了基础。

抗体偶联药物（ADC）是一类新型靶向药物。它由抗体、连接结构和细胞毒药物三部分组成。目前 ADC 已成为恶性肿瘤精准治疗的研究热点，用于晚期膀胱癌治疗的临床试验也在积极开展。体内实验发现，HER2 靶向的 ADC 药物 T-DM1 和 DS-8201a 对膀胱癌细胞系均显示出高效的细胞毒作用。特别是 DS-8201a 能快速渗透到肿瘤组织并持续释放药物，其抗肿瘤活性强于 T-DM1[10]。这两种 ADC 药物的 Ⅰ 期临床试验数据也令人鼓舞，ORR 和 DCR 分别达到 57.1% 和 85.7%[11]。这表明融合靶向性和细胞毒性的 ADC 类药物可能成为晚期膀胱癌治疗的新选择。

参考文献

[1] Ljungberg B, Campbell S C, Choi H Y, et al. The epidemiology of renal cell carcinoma. Eur Urol, 2011, 60 (4): 615-621.

[2] Blute M L, Leibovich B C, Lohse C M, et al. The Mayo Clinic experience with surgical management, complications and outcome for patients with renal cell carcinoma and venous tumour thrombus. BJU Int, 2004, 94 (1): 33-41.

[3] Reese A C, Whitson J M, Meng M V. Natural history of untreated renal cell carcinoma with venous tumor thrombus. Urol Oncol, 2013, 31 (7): 1305-1309.

[4] Al Otaibi M, Abou Youssif T, Alkhaldi A, et al. Renal cell carcinoma with inferior vena caval extention: impact of tumour extent on surgical outcome. BJU Int, 2009, 104 (10): 1467-1470.

[5] Mcdougall E, Clayman R V, Elashry O M. Laparoscopic radical nephrectomy for renal tumor: the Washington University experience. J Urol, 1996, 155 (4): 1180-1185.

[6] Romero F R, Muntener M, Bagga H S, et al. Pure laparoscopic radical nephrectomy with level Ⅱ vena caval thrombectomy.Urology, 2006, 68 (5): 1112-1114.

[7] Abaza R. Initial series of robotic radical nephrectomy with vena caval tumor thrombectomy. Eur Urol, 2011, 59 (4): 652-656.

[8] Lee J Y, Mucksavage P. Robotic radical nephrectomy with vena caval tumor thrombectomy: experience of novice robotic surgeons. Korean J Urol, 2012, 53 (12): 879-882.

[9] Abaza R, Shabsigh A, Castle E, et al. Multi-institutional experience with robotic nephrectomy with inferior vena cava tumor thrombectomy. J Urol, 2016, 195 (4 Pt 1): 865-871.

[10] Wang B, Li H, Ma X, et al. Robot-assisted Laparoscopic Inferior Vena Cava Thrombectomy: Different Sides Require Different Techniques. Eur Urol, 2016, 69 (6): 1112-1119.

[11] 张旭,王保军,马鑫,等.机器人辅助腹腔镜下根治性肾切除联合下腔静脉瘤栓取出术的临床研究.中华泌尿外科杂志,2015,36(5):321-324.

(颜 野 黄 毅 裴新龙 彭 冉 王 皓)

第六节 一例局部进展期输尿管癌的 MDT

一、病史简介

1. 主诉 + 现病史
71 岁男性。

主诉：无痛肉眼血尿 7 天。

现病史：患者 7 天前出现无痛肉眼血尿，否认尿频、尿急，否认夜尿增多、排尿困难等伴随症状。否认恶心、呕吐、腰痛等。外院检查，尿常规提示红细胞满视野，白细胞阴性，尿 NMP-22 阳性。外院泌尿系超声提示：右侧输尿管下段占位，大小 2 cm×2 cm×3 cm，可见丰富血流信号，右侧上尿路继发积水扩张，右侧肾盂分离 3.6 cm，右侧输尿管上段扩张 1.0 cm。遂于我院门诊就诊，以"右侧输尿管占位"收入院。患者发病以来，精神、睡眠、食欲好，排便正常，排尿如前述，体重无明显改变。

2. 既往史
既往未规律体检。否认肝炎、结核、疟疾等传染病史。否认高血压、糖尿病、心脏病病史。否认手术史。否认精神疾病。否认食物、药物过敏史。

3. 个人史
吸烟 10 年，饮酒 20 年。无其他不良嗜好。

4. 婚育史
适龄婚育，育有 1 子，配偶及子女体健。

5. 家族史
否认家族性遗传病史，否认家族中肠道肿瘤及尿路上皮肿瘤病史。

6. 入院查体
T 36.3℃, P 78 次/分, R 12 次/分, BP 120/75 mmHg。腹部平坦，未见胃肠型及蠕动波，未见瘢痕。全腹软，无压痛、反跳痛、肌紧张。右侧肾区轻叩痛。未触及肿物及包块，肝、脾未触及肿大，麦氏点压痛(-), Murphy 征(-), 肝区叩痛(-), 移动性浊音(-)。未闻及血管杂音，肠鸣音 4 次/分。

7. 辅助检查

血常规：HGB 128 g/L，PLT 260×10⁹/L，WBC 5.65×10⁹/L。

尿常规：红细胞满视野，白细胞 1～2/ 高倍镜视野。

尿 NMP-22：阳性；尿脱落细胞学：可见尿路上皮肿瘤细胞。

生化检验：血肌酐 97 μmol/L，肌酐清除率 60.58 ml/min。

泌尿系增强 CTU（图 4-29）：右侧输尿管跨髂血管处实性占位，大小 2 cm×2.2 cm×2.5 cm，增强扫描与肾皮质相比呈延迟强化，最高平均 96HU，肿物占据输尿管完整管腔，与输尿管管壁关系密切，无明显边界。肿物邻近腰大肌，但尚有界线。肿物上方输尿管扩张，最宽处 1.1 cm，右侧肾盂积水，肾盂分离 3.8 cm。右肾萎缩，造影剂摄取相较对侧明显减低。右侧髂血管走行区域未见明显肿大淋巴结。

胸部平扫 CT：双肺散在硬结，未见明显占位。

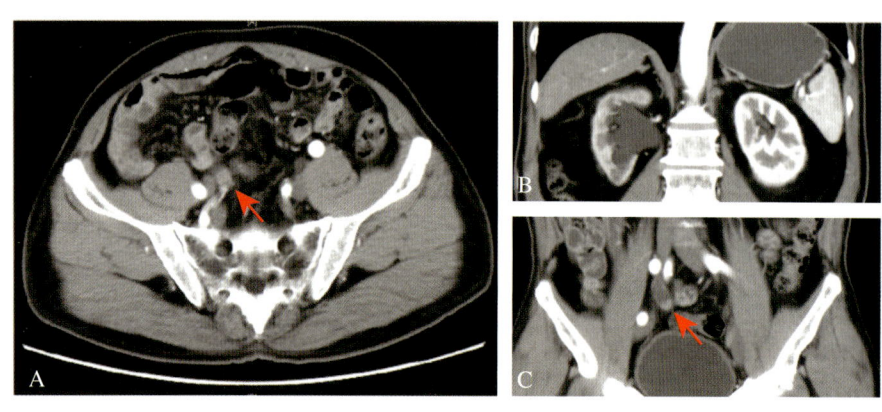

图 4-29 初始诊断输尿管肿瘤情况
A．右侧输尿管占位（轴位）；B．右侧肾盂积水；C．右侧输尿管占位（冠状位）

8. 术前诊断

（1）右侧输尿管下段占位。

（2）输尿管癌，cT2N0M0。

二、诊治难点与 MDT 会诊

【诊治难点与治疗经过】

第一阶段：手术治疗及术后膀胱灌注（至术后 13 个月）

与患者及家属充分沟通，目前临床初步诊断为右侧输尿管癌可能性大，暂未发现其他器官系统转移征象。患者及家属放弃进一步活检病理，于 2018 年 9 月 18 日行后腹腔镜右侧肾输尿管全长切除及膀胱袖状切除术。

术后病理提示：右侧输尿管高级别尿路上皮癌（G3），局部侵透管壁，输尿管断端切缘阴性，淋巴结清扫阴性 0/7，免疫组化：HER2（1+），PD-L1（−），二代测序提示 *FGFR* 突变阴性。术后病理分期为 pT3N0M0。患者术后规律进行膀胱灌注化疗：表柔比星 40 mg，前 8 周每周一次，之后每月一次，持续 1 年，每 3 个月进行影像学及膀胱镜复查。

第二阶段：膀胱复发及肺转移，GC 一线化疗（术后 14～25 个月）（图 4-30）

患者于术后第 13 个月复查，泌尿系增强 CT 提示：右侧膀胱输尿管壁内段位置结节，大小 2.5 cm×2 cm×1.5 cm，增强扫描可见明显强化。肺部平扫 CT 提示：双肺多发占位，考虑转移瘤可能性大。综合考虑，判定为输尿管癌膀胱局部复发及肺转移。尿找肿瘤细胞：未见异常。膀胱镜探查：指示下经尿道置入 F22 膀胱镜，左侧输尿管口清晰，可见喷尿，右侧原输尿管口位置可见肿物，最大径 1.5 cm，宽基底，植入活检钳取组织送病理，膀胱其余部分未见异常。

再次评估，肌酐清除率 50.37 ml/min，遂予以"GC 方案"化疗：吉西他滨 1000 mg/m^2，第 1 天 / 第 8 天，以及顺铂 70 mg/m^2，第 1 天，每 21 天一个周期，共 6 个周期。其间每 3 个周期进行一次影像学评效。第 6 周期末评效，胸部 CT 平扫提示：双肺结节完全消失；腹盆腔 CT 提示：膀胱结节消失；膀胱镜提示：膀胱黏膜光滑，各壁未见明显结节或肿物生长，尿道内口正常，右侧输尿管口区域可见陈旧瘢痕。评效完全缓解（complete remission，CR）。

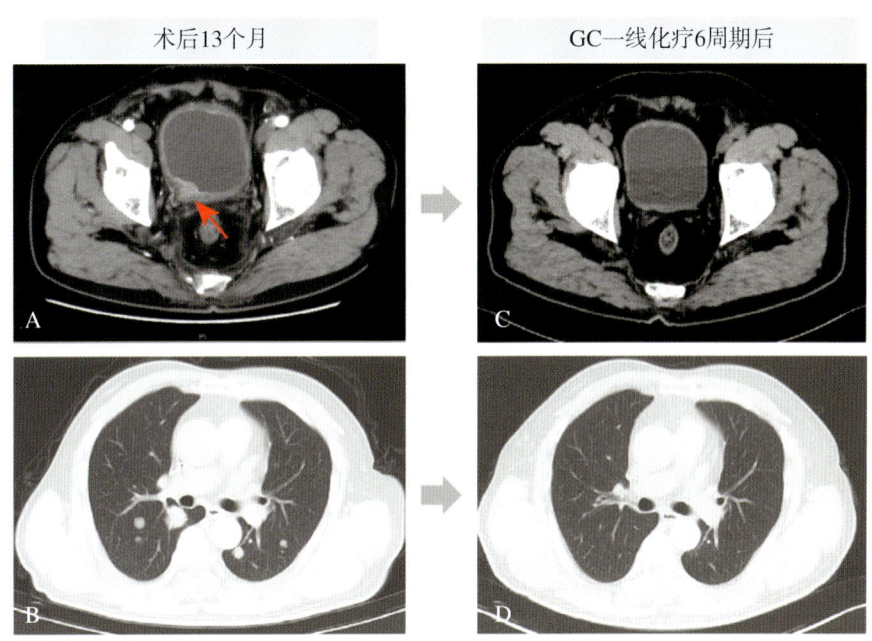

图 4-30　基线膀胱结节（A）与肺转移（B）和治疗后变化（C&D）

随即进行动态监测，每 3 个月进行尿脱落细胞学、影像学及膀胱镜复查。患者于术后第 25 个月复查时，腹盆腔平扫 CT（图 4-31）发现：①腹膜后腹主动脉旁新发淋巴结增大，大小 2.0 cm×1.2 cm×1 cm；②双侧腹股沟多发淋巴结肿大，最大径 1.2 cm，也考虑转移可能；③骶尾骨广泛肿瘤转移，伴随骨质破坏，患者同时存在骶尾部轻度疼痛。患者在复查 CT 后 2 周时间内，骶尾部疼痛症状明显加重。

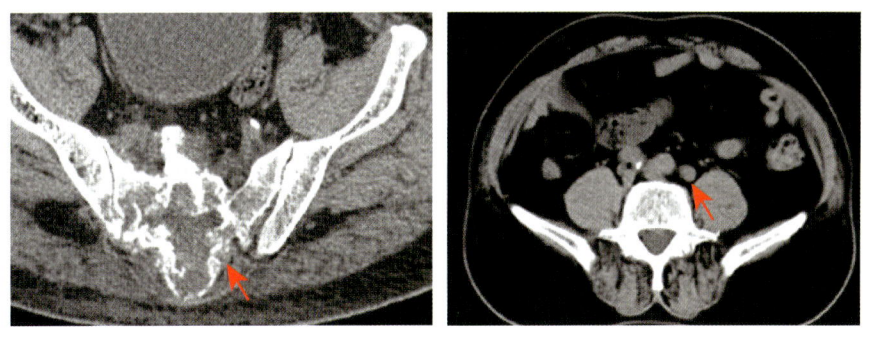

图 4-31　新发骨转移和腹膜后淋巴结转移

综合考虑，患者为右侧输尿管癌，手术治疗后局部复发 + 远处转移，经一线足量化疗后达到完全缓解，在随后的观察期内再次发生腹膜后淋巴结转移，以及骶尾骨转移。患者病程较长，经历的治疗较为复杂，因此组织 MDT 会诊，共同制定治疗策略。

【MDT 专家会诊】

1．影像科会诊意见 患者为老年男性，初诊 CT 可见右侧输尿管下段肿瘤，肿瘤位于右侧输尿管跨髂血管附近。从影像学检查上很难界定肿瘤的 T 分期。一期行手术治疗。术后 13 个月出现右侧膀胱壁内段肿物，合并多发双肺占位。经过一线化疗后，患者双肺肿瘤及膀胱肿瘤均达到完全缓解（complete remission，CR）。但是当患者第 25 个月复查时，发现肿瘤多系统复发：①骶骨复发，伴随大量骨质破坏。②腹膜后淋巴结肿大，最大径 2.0 cm，高度怀疑转移可能；③腹股沟多发淋巴结肿大，最大径 1.2 cm，转移不除外。

2．病理科会诊意见 患者右侧输尿管下段肿物，一期行右侧肾输尿管全长切除术后，病理提示高级别浸润性尿路上皮癌，免疫组化提示 HER2（1+），PD-L1 阴性。病理成分未见特殊变异亚型。患者膀胱壁内段复发合并远处转移后，经过一线"GC 方案"治疗得到完全缓解（CR），在恢复观察期间，再次出现多发淋巴结转移及骨转移。针对本次转移病情，可考虑进行转移灶活检，评估转移灶病理情况，为后续治疗提供进一步治疗方案。

3．泌尿外科会诊意见 患者右侧输尿管下段肿瘤术后，13 个月后发生局部复发及远处转移，肿瘤侵袭性较强。患者接受一线化疗后完全缓解，持续 2 年时间，再次发生多系统转移。目前针对骶骨转移灶和淋巴系统转移灶，已没有外科手术指征，但可以考虑行淋巴结穿刺及骨转移灶活检，以进一步进行病理、基因检测，为后续治疗提供指导。后续治疗仍以系统性治疗为主。

4．肿瘤放疗与化疗科会诊意见 患者输尿管肿瘤术后复发合并转移，一线顺铂+吉西他滨方案化疗后达到 CR 状态，并维持了约 24 个月时间进展。目前多系统复发，可考虑复查二线方案化疗。但患者 PD-L1 阴性，根据既往文献数据，PD-L1 阴性患者对 PD-1 免疫检查点抑制剂的客观缓解率在 10%～15% 水平，可慎重考虑加用 PD-1 免疫检查点抑制剂。此外患者 HER2（1+），可考虑使用针对 HER2 为靶点的小分子抗体偶联药物（antibody-drug conjugate，ADC），或者使用泛靶点（例如 Nectin-4）的 ADC 类药物。

另外，患者骶尾骨存在明显的骨转移迹象，且以破骨病变为主，患者目前主观症状明显，根据既往经验，二线化疗对于破骨病变效果有限，可考虑局部加以挽救性放疗。挽救性放疗通常可以达到很好的局部肿瘤控制，并可明显缓解骨转移相关症状，减少骨事件发生（如疼痛、骨折、神经压迫症状等）。

◆ **MDT 会诊意见总结**

患者为右侧输尿管下段肿瘤，一期手术切除后出现复发及转移，一线 GC 方案化疗取得 CR 效果，目前再次发生多系统转移。从外科角度，患者已经不存在减瘤手术指征，从系统性治疗角度，结合患者目前肌酐清除率和病理免疫组化特点，有如下 3 条建议：①可优先考虑二线化疗+免疫方案；②可考虑 ADC 类药物；③骶骨病变建议进行挽救性放疗缓解症状，控制局部病变进展。

【MDT 会诊后治疗】

综合 MDT 会诊建议，患者随即接受了骶尾部转移灶放射治疗，靶区定义：GTV 为骶尾骨转移灶，PTV 为 GTV 三维外放 5 mm。处方剂量：95% PTV 30 Gy/3 Gy/10 f。系统性治疗方面，考虑患者肌酐清除率 54.89 ml/min，并且一线化疗应答良好，遂以二线"TP 方案+替雷利珠单抗"免疫联合化疗：替雷利珠单抗 200 mg，第一天；紫杉醇 135 mg/m²，第一天；顺铂 75 mg/m²，第一天；每 21 天一个周期，化疗共 6 个周期。在第 3 周期末评效时，发现左侧腹股沟新发淋巴结（短径 1.6 cm），第 6 周期评效时该淋巴结明显缩小（0.9 cm）。在化疗第 6 周期末，腹主动脉旁淋巴结明显缩小（几乎消失），骶尾部骨质成骨性改变活跃，破骨性病变未再增加。因此给予整体部分缓解（partial remission，PR）评效。患者随后进行免疫单药维持治疗共 11 个周期。在免疫单药维持治疗过程中，仍保持每 3 个周期进行评效（图 4-32）。

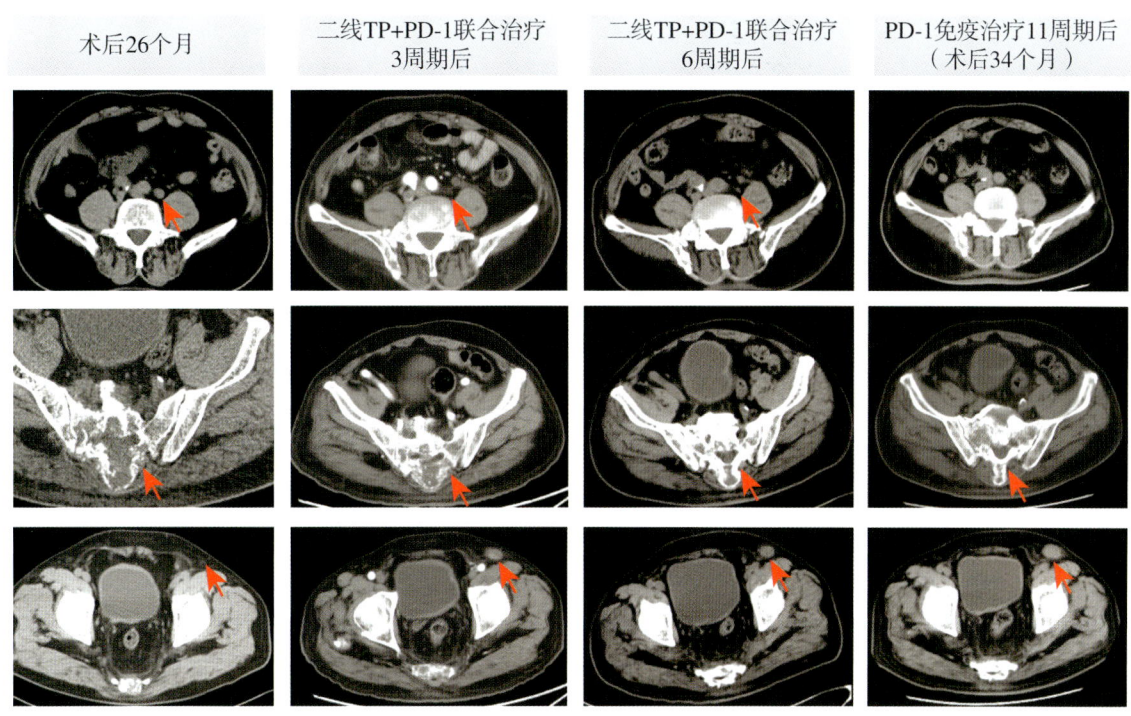

图 4-32 化疗 + 免疫治疗后变化

三、诊治要点总结

1. 上尿路尿路上皮癌的围手术期系统性治疗　新辅助化疗：目前，尽管尚没有随机对照试验证明新辅助治疗的临床获益，但仍有相当多的研究提示新辅助化疗对肿瘤控制和生存获益有正向帮助。一项Ⅱ期临床试验提示，在 UTUC 患者中，新辅助化疗可以实现 19% 的病理完全缓解[1]。在一项包含 800 例患者的 Meta 分析中，与单纯行肾输尿管切除相比，新辅助化疗分别实现了 43% 的部分缓解和 33% 的病理降期，同时对总生存和肿瘤特异性生存都有明显获益[2]。MDT 团队对患者术前基础状态进行了评估，患者肌酐清除率良好（60.58 ml/min），ECOG 评分 0 分，因此明确建议患者行以顺铂为基础的新辅助化疗后，再进行根治性手术治疗。但遗憾的是，患者及家属未接受上述意见，选择直接进行手术治疗。

辅助治疗：针对患者的术后辅助治疗，MDT 团队进行了激烈的讨论。著名的Ⅲ期随机对照研究（POUT）提示，对于 pT2-pT4，M0 的患者，进行 4 个周期术后辅助化疗，能够显著提高患者的无疾病生存率（DFS）[3]。另一项Ⅲ期双盲随机对照研究则表明，对于 PD-L1 阳性的患者，术后进行 Nivolumab 单药辅助免疫治疗能够显著提高患者的无病生存率（20.8 vs. 10.8 个月）[4]。对于术后辅助放疗，目前没有针对患者的适用人群及获益得到相对确切的结论[5]。目前比较权威的两项随机对照试验显示，术后 2～10 天内的单次膀胱灌注化疗，可以有效降低术后膀胱内复发的风险[6-7]。患者术后病理出现了升级，达到 pT3N0M0，MDT 团队建议患者进行术后辅助化疗，患者再次拒绝。因此术后进行膀胱灌注化疗，并维持每 3 个月一次的影像学及膀胱镜复查。在患者术后的时间点，国内所有的免疫检查点抑制剂均没有尿路上皮癌适应证，且 Checkmate 274 等相关研究的结果披露时间也明显晚于患者手术时间，因此当时并未向患者建议辅助免疫治疗[8]。

2. 晚期上尿路尿路上皮癌的系统性治疗
一线治疗：患者在术后 13 个月出现了局部膀胱壁复发以及双肺多发转移。在当前这个时代，基于顺铂的细胞毒性药物化疗依然是复发或转移性尿路上皮肿瘤的基石。在多项 RCT 中，顺铂化疗都出现了超过 40% 的客观缓解率（ORR）[9]。患者术后复查肌酐清除率，依然能耐受顺铂治疗。因此 MDT 团队一线安排患者进行 GC 方案化疗 6 个周期。化疗结束时，患者评效为完全缓解状态。根据当时的国内外指南，后续对患者进行规律随访。

二线治疗：患者在一线治疗获得完全缓解后，经过 8 个月的随访，再次发生骶尾骨转移和腹膜后淋巴结以及腹股沟淋巴结转移。转移性尿路上皮癌的二线治疗选择较为多样：一方面可以选择二线化疗方案；另一方面多项 RCT 证明单药免疫检查点抑制剂治疗效果不劣于二线化疗[10-11]。尽管化疗联合免疫检查点抑制剂的方案对比单纯化疗并未取得明确的生存获益，但是在亚组分析中发现，无肝转移组患者，或者采用顺铂的患者，其联合治疗是可以取得生存获益的[12]。此外，另一项 RCT 研究表明，在接受化疗取得应答的患者中，化疗结束后继续应用 avelumab 进行免疫维持治疗，相比于单纯化疗患者，可以获得明确的生存获益[13]。综合上述证据，尽管部分证据来自于一线治疗，但我们有理由推断，本患者一线顺铂化疗取得完全缓解，其二线继续应用顺铂获益的概率仍较大，同时该患者不存在肝转移，化疗后疾病控制显著，因此采用免疫联合化疗并持续免疫维持的综合获益应当较大。因此 MDT 治疗组经过详细讨论，在与患者及家属充分沟通后，予以了相对个体化的方案：即二线 TP 方案化疗联合同期免疫治疗，化疗结束后持续免疫维持治疗。除此之外，患者在一线治疗失败复发时，伴随着显著的骶尾骨疼痛症状，且影像学提示骶尾骨大量溶骨病变，局部骨破坏严重，肿瘤负荷较高。根据 MDT 团队中放化疗科丰富的治疗经验预测，单纯应用二线系统性治疗不足以短期内控制患者骶尾部症状，而局部症状的存在又会影响患者的一般状况（ECOG 接近 2 分），从而可能降低对化疗的耐受。因此在考虑后续叠加系统性化疗的情况下，予以了局部减量的适形调强放射放疗，进而迅速控制了患者的局部症状。局部病灶的放疗处理虽暂无充分临床研究证据可提高整体 OS，但是随着系统治疗疗效的进步，其一方面通过改善患者一般状况，为后续二线治疗的足量足疗程应用提供了窗口；另一方面可明确提高局部控制率，在有效的系统治疗的基础上可能为提高 OS 做出贡献。

参考文献

[1] Coleman J A, Yip W, Wong N C, et al. Multicenter phase II clinical trial of gemcitabine and cisplatin as neoadjuvant chemotherapy for patients with high-grade upper tract urothelial carcinoma. J Clin Oncol Off J Am Soc Clin Oncol, 2023, 41 (8): 1618-1625.

[2] Leow J J, Chong Y L, Chang S L, et al. Neoadjuvant and adjuvant chemotherapy for upper tract urothelial carcinoma: a 2020 systematic review and Meta-analysis, and future perspectives on systemic therapy. Eur Urol, 2021, 79 (5): 635-654.

[3] Birtle A, Johnson M, Chester J, et al. Adjuvant chemotherapy in upper tract urothelial carcinoma (the POUT trial): a phase 3, open-label, randomised controlled trial. Lancet Lond Engl, 2020, 395 (10232): 1268-1277.

[4] Kagawa H, Urabe F, Kiuchi Y, et al. Real-world outcomes of adjuvant immunotherapy candidates with upper tract urothelial carcinoma: results of a multicenter cohort study. Int J Clin Oncol, 2024 (1): 29.

[5] Zalay O, Yan M, Sigurdson S, et al. Adjuvant radiotherapy for upper tract urothelial carcinoma: systematic review and Meta-analysis. Curr Oncol Tor Ont, 2022, 30 (1): 19-36.

[6] O'Brien T, Ray E, Singh R, et al. Prevention of bladder tumours after nephroureterectomy for primary upper urinary tract urothelial carcinoma: a prospective, multicentre, randomised clinical trial of a single postoperative intravesical dose of mitomycin C (the ODMIT-C Trial). Eur Urol, 2011, 60 (4): 703-710.

[7] Fang D, Li X S, Xiong G Y, et al. Prophylactic intravesical chemotherapy to prevent bladder tumors after nephroureterectomy for primary upper urinary tract urothelial carcinomas: a systematic review and meta-analysis. Urol Int, 2013, 91 (3): 291-296.

[8] Bajorin D F, Witjes J A, Gschwend J E, et al. Adjuvant nivolumab versus placebo in muscle-invasive urothelial carcinoma. N Engl J Med, 2021, 384 (22): 2102-2114.

[9] Seisen T, Jindal T, Karabon P, et al. Efficacy of systemic chemotherapy plus radical nephroureterectomy for metastatic upper tract urothelial carcinoma. Eur Urol, 2017, 71 (5): 714-718.

[10] Balar A V, Castellano D, O'Donnell P H, et al. First-line pembrolizumab in cisplatin-ineligible patients with locally advanced and unresectable or metastatic urothelial cancer (KEYNOTE-052): a multicentre, single-arm, phase 2 study. Lancet Oncol, 2017, 18 (11): 1483-1492.

[11] Rosenberg J E, Hoffman-Censits J, Powles T, et al. Atezolizumab in patients with locally advanced and metastatic urothelial carcinoma who have progressed following treatment with platinum-based chemotherapy: a single-arm, multicentre, phase 2 trial. Lancet Lond Engl, 2016, 387 (10031): 1909-1920.

[12] Powles T, Csőszi T, Özgüroğlu M, et al. Pembrolizumab alone or combined with chemotherapy versus chemotherapy as first-line therapy for advanced urothelial carcinoma (KEYNOTE-361): a randomised, open-label, phase 3 trial. Lancet Oncol, 2021, 22 (7): 931-945.

[13] Grivas P, Grande E, Davis I D, et al. Avelumab first-line maintenance treatment for advanced urothelial carcinoma: review of evidence to guide clinical practice. ESMO Open, 2023, 8 (6): 102050.

(颜　野　黄　毅　裴新龙　彭　冉　王　皓)

第五章 胸外科肺癌病例

两例肺癌手术后再复发的 MDT

病例 1 局部晚期中心型肺腺癌手术后再次复发 MDT

一、病史简介

1. 主诉 + 现病史

56 岁女性。

主诉：胸闷、咳嗽 2 年，发现右肺中叶肿物 4 天。

现病史：患者 2 年前无明显诱因出现胸闷、咳嗽，胸闷与活动无关，咳嗽时伴有咳痰，痰液为白色黏痰，无血丝，每日痰量大约 2 ml。无发热、咯血、声音嘶哑，无头晕、恶心、呕吐，无胸痛、背痛、腹痛。于 4 天前行胸部平扫 CT 检查，发现右肺中叶肿物，后行 CT 引导下穿刺活检，病理考虑为恶性肿瘤，腺癌可能大，因取材较少，未行基因检测。现为进一步诊疗收入院，患者自发病以来精神可，睡眠欠佳，食欲良好，二便正常，体重无明显变化。

2. 既往史 否认肝炎、结核、疟疾等传染病史。否认高血压、糖尿病、心脏病、脑血管病史。否认精神疾病史。否认手术、外伤、输血史。否认食物、药物过敏史。

3. 个人史 接触油烟 10 年，无吸烟、饮酒史。无其他不良嗜好。无化学性物质、放射性物质接触史。

4. 婚育史 初潮 18 岁，7/16～24 天，53 岁绝经，月经不规律，无血块，适龄婚育，育有 1 子，配偶及儿子体健。

5. 家族史 否认家族性遗传病史。

6. 入院专科查体 T 36.5℃，P 80 次/分，R 19 次/分，BP 135/89 mmHg。皮肤、巩膜无黄染，口唇无发绀，气管居中，颈部未触及淋巴结肿大，胸廓外形正常。无三凹征，双侧呼吸运动度一致，语颤一致，叩诊双侧清音，听诊双侧呼吸音正常，无湿啰音，无哮鸣音，无胸膜摩擦音。四肢关节无肿痛，无杵状指。屏气试验 25 s。

7. 辅助检查

（1）血肿瘤标志物：癌胚抗原（CEA）22.91 U/ml（0～5）。

（2）胸部增强 CT：右侧胸腔可见气体密度影，右肺组织压缩 10%～20%，右肺下叶脊柱旁见条片状软组织密度影，CT 值为 47HUPS，159HUCE，内见空气支气管征；右肺中叶见不规则团块影，大小约 4.4 cm×5.2 cm×2.7 cm，CT 值为 25HUPS，65HUCE，病灶强化不均匀，周围见斑片状、索条状高密度影。左肺上叶舌段、下叶见索条影。纵隔未见明显增大淋巴结。左侧胸膜略增厚。右侧前胸壁、侧胸壁皮下见气体密度影。肝右叶见类圆形低密度影，左肾见类圆形低密度影，内含脂肪密度。影像诊断：①右侧气胸（穿刺后），右肺膨胀不全；②右肺中叶团块影，考虑为肺癌可能性大；③左肺多发索条影；④左侧胸膜肥厚；⑤右侧前胸壁、侧胸壁皮下气肿；

⑥肝右叶囊肿、左肾错构瘤。

胸部增强 CT 结果如图 5-1 所示，展示可切除性评估。

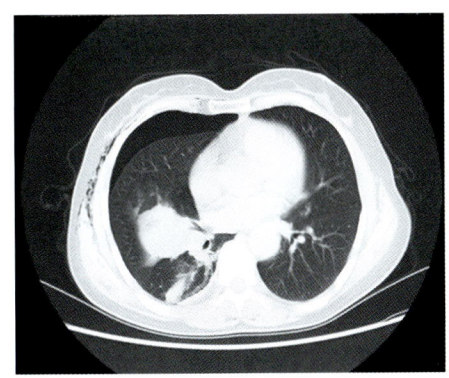

A. 增强CT肺窗　　　　　　B. 增强CT纵隔窗

图 5-1　胸部增强 CT 结果

(3) 血气分析：FEV_1 1.4 L，FEV_1/FVC 82%。
(4) 心电图：ST-T 改变。
(5) 心电图平板运动：可疑阳性。
(6) 冠脉 CTA：冠状动脉粥样硬化，钙化积分 5.0，左旋支中段狭窄 < 30%。
(7) 颅脑 MRI：未见颅内转移征象。
(8) 骨扫描：右第 8 后肋代谢活跃灶，建议定期复查除外转移瘤。
(9) 腹部增强 CT：未见腹腔转移征象。肝囊肿、脂肪肝、左肾错构瘤、左肾囊肿。
(10) 颈部淋巴结超声：未见肿大淋巴结。

8．术前诊断
(1) 右肺中叶腺癌 cT3N0M0，Ⅱb 期。
(2) 右肺穿刺术后。
(3) 右侧气胸（穿刺后）。
(4) 肝囊肿。
(5) 脂肪肝。
(6) 左肾错构瘤。
(7) 左肾囊肿。

二、诊治难点与 MDT 会诊

【诊治难点1】
根据肿瘤在肺内的生长位置，将肺癌分为中心型肺癌及周围型肺癌，靠近肺门血管、位于肺野内 1/3 的为中心型肺癌；靠近肺组织周边、位于肺野外 1/3 的为周围型肺癌。根据肺癌的病理类型及起源，中心型肺癌多为鳞状细胞癌，癌细胞起源于气管及支气管上皮。而周围型肺癌多为腺癌，癌细胞起源于肺泡上皮。该患者从肿瘤位置上属于中心型肺癌，但病理类型为腺癌，属于较少见的类型，多生长时间较长、恶性程度较高，肿瘤包绕气管可产生压迫，造成气道狭窄及肺不张，亦可跨肺裂生长，侵犯邻近肺叶组织。

从心肺功能角度评估，患者肿瘤虽生长在右肺中叶（中叶为人体内体积最小的肺叶组织，功能占比只有全部肺功能的 10%），但肿瘤体积较大，包绕右肺中间干气管及右肺中下叶动脉干，考虑中叶及下叶气管从右肺中间干分支长出且距离较近,中叶两支动脉及下叶多支动脉也从右肺动脉干发出,手术分离中叶动脉和中叶气管较难,甚至肿瘤可能跨裂侵犯右肺上叶及下叶组织,单独切除右肺中叶十分困难,较大概率需切除右肺中叶及下叶,甚至中心型肺癌有切除右全肺的可能。右肺下叶肺功能占比为25%,右肺上叶肺功能占比为20%,若切除右肺中下叶,会损失35%左右的肺功能;若切除右全肺,则将损失55%左右的肺功能。在胸外科肺癌根治手术中,右全肺手术切除后肺功能损失较大,且术后并发症发生风险高。左全肺切除后,因左侧有心脏及心包脂肪组织填充,剩余胸膜残腔可较快消失;相反,右侧无心脏及心包脂肪组织填充,术后胸膜残腔持续存在,易发生支气管胸膜瘘、胸腔感染等并发症。且该患者术前肺功能 FEV_1 只有 1.4 L,对于全肺切除的肺功能要求 FEV_1 满足 2 L,否则手术切除后剩余肺功能无法代偿心肺循环,极易出现呼吸衰竭。

从肿瘤学角度评估:患者胸部 CT 未见纵隔肿大淋巴结,临床分期为 T3N0M0,Ⅱb 期,有直接手术指征。但因肿瘤直径较大,亦可行术前新辅助化疗使肿瘤缩小,降低为 T2aN0M0,Ⅰb 期或 T2bN0M0,Ⅱa 期,以期待肿瘤对动脉和气管的侵犯减轻,更易分离,有利于手术切除,保留更多的肺组织。但患者骨扫描检查提示右侧第 8 后肋代谢活跃,不除外转移,若已发生骨转移,该患者分期应升级为 T3NxM1c,Ⅳb 期,可能无外科手术指征,首选姑息保守治疗,直接行全身化疗或局部根治性放射治疗。因此,需要组织 MDT 多学科会诊,讨论并制定最佳的个体化治疗方案。

【第一轮 MDT 专家会诊】

1. 影像科会诊意见　患者右肺下叶软组织密度影,内见空气支气管征;右肺中叶见不规则团块影,大小约 4.4 cm×5.2 cm×2.7 cm,病灶强化不均匀,右肺中叶癌诊断基本明确,且存在跨裂侵犯下叶可能。纵隔未见明显增大淋巴结,考虑目前肿瘤并未发生肺门及纵隔淋巴结转移。患者右肺组织压缩 10%～20%,为 CT 引导下穿刺后肺漏气导致。

2. 核医学科会诊意见　患者骨扫描虽提示右侧第 8 后肋代谢活跃,但该检查特异性不高,亦可为陈旧骨折或慢性炎症导致代谢活跃,结合胸部 CT 未见明显骨质破坏或成骨表现,诊断骨转移证据不足。

3. 病理科会诊意见　患者 CT 引导下穿刺病理组织较少,无法行基因检测进一步评估有无突变基因,无敏感靶向位点。目前只能考虑为浸润性腺癌,病理亚型难以区分。

4. 肿瘤放疗科会诊意见　患者右肺中叶腺癌诊断明确,临床分期为 T3N0M0,Ⅱb 期,有手术适应证。可先尝试术前新辅助化疗,若肿瘤降期,重新评估手术风险,优选手术根治。若化疗效果不佳或患者无法耐受手术切除,可选择根治性放射治疗。若手术后切缘不净,R1 或 R2 切除,可于术后行补充放疗。若术后肿瘤复发,难以再次手术,亦可行放射治疗。

5. 肿瘤化疗科会诊意见　患者右肺中叶腺癌诊断明确,临床分期为 T3N0M0,Ⅱb 期,因肿瘤直径较大,超过 5 cm,侵犯下叶,且与中间干气管及肺动脉干界限不清,属于局部晚期肿瘤,直接手术切除困难。可尝试行新辅助化疗 2～4 周期,评估化疗效果,若肿瘤降期明显,可行手术根治。若肿瘤对化疗药物不敏感,可重新评估是否冒险行手术切除,或选择根治性放射治疗。化疗方案可选择培美曲塞或紫杉醇或吉西他滨,联合顺铂或卡铂治疗,21 天一个周期,每周期评估疗效,关注化疗毒性,对症处理骨髓抑制并发症,警惕感染。

6. 胸外科会诊意见　患者右肺中叶腺癌经 CT 穿刺病理诊断明确,临床分期为 T3N0M0,Ⅱb 期,可直接行手术治疗。但患者肺功能 FEV_1 只有 1.4 L,若只行右肺中叶切除,肺功能尚能满足。但肿瘤直径较大,似侵犯中间干气管管口,若联合切除右肺中下叶,甚至切除右全肺,肺功能损失较大,术后心肺功能负荷较高。且手术方式无法微创,需开胸切除,创伤较大,术中出血风险较高,围手术期死亡风险较大。且肋骨转移目前尚不能除外,若已为Ⅳb 期肺癌,则无手术指征。综合心肺功能及肿瘤学评估,暂不行手术治疗,优选新辅助化疗,若化疗可降期,使肿瘤缩小，中叶动脉及气管可单独分离，能只切除右肺中叶，则积极手术治疗。必要时可行CT引导下肋骨穿刺，明确肋骨病变是否为转移病灶。若化疗效果不佳，则重新评估治疗方案，选择根治性放射治疗，尽量避免手术根治。

◆ **MDT 会诊意见总结**

患者右肺中叶浸润性腺癌诊断明确，临床分期T3N0M0，Ⅱb期，虽有手术指征，但肿瘤较大，局部侵犯严重，肺功能不佳，难以耐受扩大手术切除，存在手术相对禁忌证。且并不能除外远处肋骨转移，手术适应证不明确。综合治疗方式，优选新辅助化疗2～4周期，若肿瘤降期缩小，可尝试行右肺中叶切除术。若化疗效果不佳，重新评估治疗方式，优选根治性放射治疗，尽量避免高风险手术切除。

【第一轮 MDT 会诊后治疗】

（1）新辅助化疗第一周期，患者体重53 kg，身高162 cm，换算体表面积为1.58 m^2，采用TP方案，紫杉醇210 mg+顺铂120 mg（30mg×4天），未出现化疗副作用，化疗评效SD。

胸部增强CT：对比之前胸部CT结果，右侧胸腔内气体密度影吸收，右肺复张；右肺中叶见不规则团块影，大小基本同前，病灶强化与前相仿，右肺新增多发磨玻璃斑片影，侧位位于叶间裂。左肺上叶舌段、下叶条片影较前吸收。纵隔未见明显增大淋巴结。左侧胸膜略增厚。右侧前胸壁、侧胸壁皮下气体密度影吸收。余大致同前。影像诊断：①右肺中叶团块影，考虑肿瘤，请结合临床进一步检查；②右肺多发磨玻璃斑片影，考虑叶间裂局限性增厚，转移？余大致同前。

胸部增强CT结果如图5-2所示，展示化疗后评估。

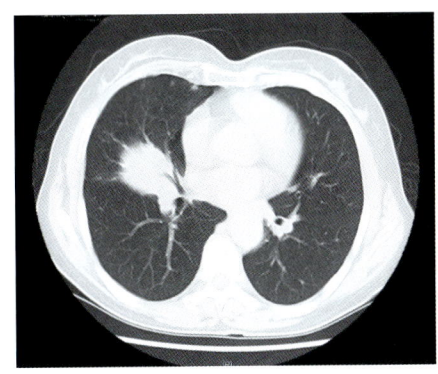
A. 增强CT肺窗

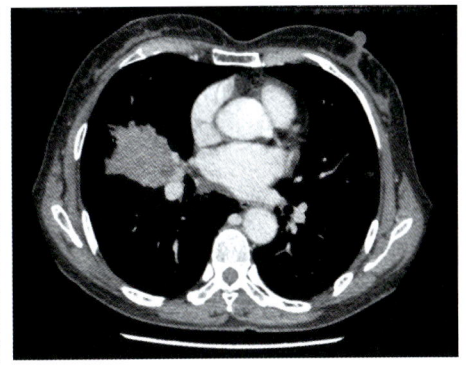
B. 增强CT纵隔窗

图5-2 胸部增强CT结果

（2）化疗效果不佳，暂停后续化疗。患者强烈拒绝继续化疗，亦不同意行根治性放疗，要求行手术切除，愿意承担手术风险。

【诊治难点2】

经过术前新辅助化疗，肿瘤并未如预想降期，患者亦不同意更改方案继续化疗，也不接受根治性放疗，手术意愿强烈，且能承担手术风险。压力随即转加到胸外科医生身上，需详细制定手术方案，充分交代术中可能存在的各种情况，如开胸手术，极大概率为中下叶切除，术中大出血可能，甚至切除右全肺可能。包括让患者接受术后可能出现的各种并发症，如术后呼吸衰竭、胸腔内感染、支气管胸膜瘘等。经再次术前评估，于新辅助化疗4周后行手术治疗。

【第一次手术】

开胸探查，肿瘤直径5 cm，跨水平裂生长，侵犯部分右肺上叶。右肺下叶斜裂处胸膜可探及多发结节，肿瘤侵犯肺动脉干，只能保留上叶动脉，中叶及下叶动脉需随肺动脉干一起切除。同时肿瘤包绕中间干气管，只能保留上叶气管，将中叶及下叶气管随中间干气管一起切除。肿瘤并未侵犯肺静脉，可单独断扎。为保证肿瘤根治，将右肺中下叶切除，同时将侵犯水平裂的部分上叶切除。清扫第7、第10、第11组淋巴结。术后病理提示浸润性肺腺癌，大小4.5 cm×3 cm×1.5 cm，腺泡型占60%，乳头型占40%，未见明确脉管内瘤栓及神经侵犯，肿瘤侵及但未穿透胸膜。（临床系线处）可见肺不张及灶状间质纤维化。支气管断端及血管断端未见癌累及。肺门淋巴结未见瘤转移（0/1），另送（第7组淋巴结、第10组淋巴结、第11组淋巴结）见癌转移（4/8，0/4，0/4）。病理分期T2bN2M0，Ⅲa期，淋巴结4/17。

【诊治难点3】

患者术后第3天出现咯血，为鲜血，氧饱和度下降至90%，持续高热39℃，白细胞升至$14.14×10^9$/L，胸腔引流720 ml，为淡血性液，咳嗽时引流瓶内水柱波动较大。复查胸部CT提示：右肺术后，原右肺中叶不规则团块影未见显示，右侧胸腔可见引流管影，右侧胸壁可见皮钉影，右肺中下叶近肺门处见金属缝合线影；胸腔内见压缩的肺组织，压缩约35%；右肺上叶新见条状、斑片状高密度影，右肺下叶磨玻璃密度影较前增多，范围较前增大；左肺上叶舌段条状高密度影，范围较前增大。气管及主要支气管通畅。肺门、纵隔未见肿大淋巴结，右侧胸腔见积液征。余大致同前。影像诊断：①右肺术后、右侧胸腔引流管置入术后改变；②右侧气胸，右肺膨胀不全；③两肺渗出性病变；④右侧胸腔积液，余大致同前。

胸部低剂量CT结果如图5-3所示，展示肺内淤血情况。

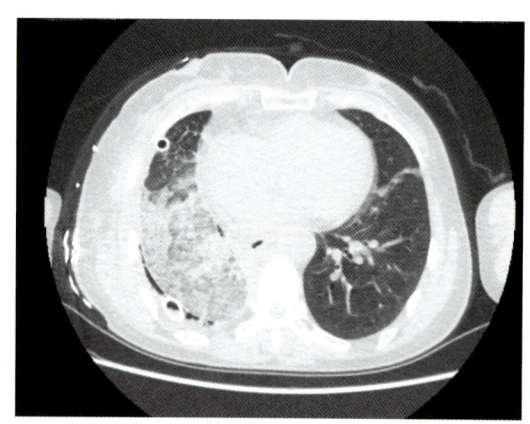 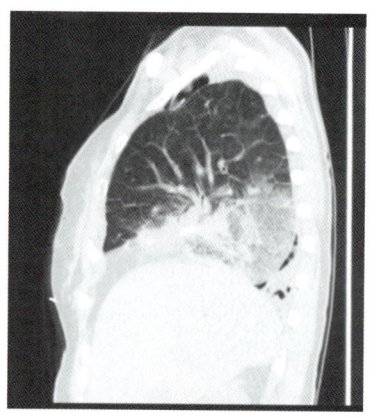

A. 平扫CT肺窗水平位　　　　　　　　B. 平扫CT肺窗矢状位

图5-3　胸部低剂量CT结果

考虑右肺上叶淤血，可能为手术中右肺上叶部分切除时，上叶部分静脉损伤，血液回流不畅，致使肺组织缺血坏死，引起感染。患者病情较重，存在感染中毒性休克风险，若不及时处理，患者死亡风险极大，需急诊切除残余右肺上叶。但患者术前肺功能FEV_1仅为1.4 L，右全肺切除后肺功能损失较大，呼吸衰竭发生风险较高。经权衡患者情况，向家属交代病情，为抢救生命，须冒险行急诊右全肺切除术。

【第二次手术】

再次开胸探查，可见残余右肺上叶后段淤血实变明显，考虑为中央静脉损伤，虽然右肺上叶尖段及部分前段肺组织尚正常，但考虑炎症较重，若切除不完全，再次出现肺淤血，患者没有机会再经历第三次手术，故将右肺上叶残余肺组织全部切除。术后病理示可见残余肺组织内小脓肿形成，术后患者低氧状态改善，一般情况良好，无发热、咯血、呼吸困难，未转入重症监护病房，3天后拔除胸腔引流管，于术后第13天顺利出院。

【诊治难点4】

患者肺功能FEV_1仅为1.4 L，但行右全肺切除后一般情况较好，顺利出院，生活质量尚可，未出现严重术后并发症。患者术前分期为T3N0M0，Ⅱb期，但因术后淋巴结清扫显示有纵隔淋巴结转移，术后肿瘤分期升级为T2bN2M0，Ⅲa期，淋巴结4/17，5年生存期为36%，行基因检测提示 *EGFR 21 L858R* 错义突变，属于较为常见的突变类型，可服用靶向药物。但患者口服吉非替尼1年后出现严重不良反应，腹泻难以缓解。后自行换药购买印度版9291（奥希替尼）服用，其间并未接受静脉化疗，术后每3个月规律复查，未见肿瘤复发征象，于术后3年10个月复查时发现肿瘤复发，出现肺内转移、肝转移、锁骨上淋巴结转移、脑转移。

血肿瘤标志物：CEA 癌胚抗原：71.32 U/ml（0～5），神经元特异性烯醇化酶 NSE 19.06 U/ml（0～17），骨胶素 CYFRA21-1 13.76 U/ml（0～3.3）。

锁骨上淋巴结超声：左侧锁骨上区见多发肿大淋巴结，大者约 1.8 cm×1.4 cm，门样结构消失，其内可见少量血流信号。右侧锁骨上区及双颈部未探及肿大淋巴结。诊断结论：左侧锁骨上区多发肿大淋巴结。

颅脑 MRI：T2：左侧大脑镰旁可见结节样低信号。左侧基底节区、双侧侧脑室旁及额叶皮质下见斑点等 T1 长 T2 信号，FLAIR 相呈高信号，较前略增多，双侧脑室形态可，脑沟裂清晰，脑中线结构居中。大脑镰左侧可见结节影，呈等 T1 短 T2 信号影，较前略增大，现大小约 7 mm×5 mm。诊断结论：脑白质脱髓鞘；大脑镰左侧小脑膜瘤可能，较前略增大，请结合临床。鼻窦炎，建议 MRI 增强随诊。

腹部超声：肝形态、大小正常，包膜光滑，边缘锐利，肝实质回声均匀，血管纹理清晰，肝内探及多发低回声，大者约 4.2 cm×2.9 cm，边界尚清，未见明显血流信号。肝下缘胰腺上方探及低回声结节，大小约 3.2 cm×2.0 cm，未见明显血流信号。腹盆腔探及积液，最大液深约 10.0 cm。诊断结论：肝内多发实性结节-考虑 M 可能；肝下缘胰腺上方实性结节-考虑 M 可能。腹盆腔积液。

骨扫描：右第 8 后肋代谢活跃灶，大致同前。

胸部增强 CT：右肺术后改变，近肺门处见缝合线致密影，相应纵隔右偏，肋间隙变窄，大致同前；右侧胸腔局部包裹性积液，较前略增加。肺门、纵隔未见明显肿大淋巴结，左肺野多发新发类圆形结节影，较大的直径约 0.8 cm。肝周新发积液，肝右叶见类圆形囊性无强化低密度影；肝右后叶见新发团块影，大小约 4.4 cm×3.0 cm，肝门区见数个囊状低密度影，左肾中上极低密度影，其内见部分脂性低密度影，基本同前。影像诊断：①右肺癌术后改变；②左肺多发新发结节，考虑为转移瘤可能性大；③右侧胸腔积液较前增多；④所见腹部改变，建议进一步检查。

胸部增强 CT 结果如图 5-4 所示，展示肺内及肝内转移情况。

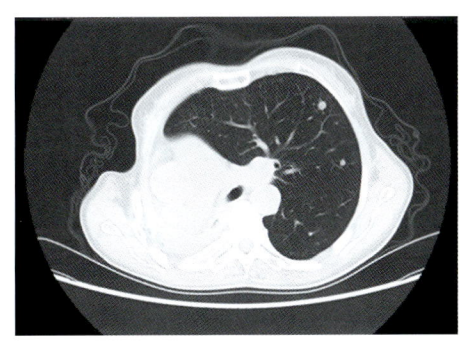 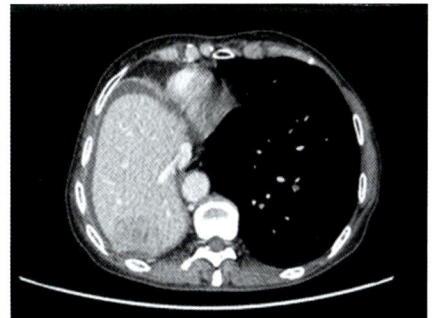

A. 平扫CT肺窗肺转移　　　　　　　　B. 平扫CT纵隔窗肝转移

图 5-4　胸部增强 CT 结果

【第二轮 MDT 专家会诊】
1. **影像科会诊意见**　患者左肺野多发新发类圆形结节影，较大直径约 0.8 cm。肝周新发积液，肝右叶见类圆形囊性无强化低密度影；肝右后叶见新发团块影，大小约 4.4 cm×3.0 cm。比较患者既往随访 CT，考虑新发结节均为转移病灶。大脑镰左侧小脑膜瘤可能，亦有可能为肺癌脑膜转移，需做颅脑增强 MRI 评估。

2. 核医学科会诊意见 患者骨扫描示右侧第 8 后肋代谢活跃，与 3 年多前骨扫描变化不大，目前暂不考虑为肋骨转移。

3. 病理科会诊意见 患者既往肺浸润性腺癌诊断明确，基因检测提示 *EGFR 21 L858R* 错义突变，属于较为常见的突变类型，后服用一代靶向药物，不良反应增加后改为三代靶向药物。目前检查结果提示肿瘤复发，考虑靶向药耐药，可能出现新的基因突变或融合突变，可酌情对肺部或肝新发结节行穿刺，明确病理，再做基因检测，寻找突变基因点位，指导后续治疗。

4. 肿瘤放疗科会诊意见 患者肺腺癌右全肺切除术后，目前左肺、肝、颅脑、锁骨上淋巴结多发转移可能。口服靶向药物控制不佳，可穿刺再取病理，行基因检测，评估能否有敏感靶向药物，酌情行全身静脉化疗。针对肺、肝、颅脑等转移病灶，可行局部射波刀放射治疗。

5. 肿瘤化疗科会诊意见 患者肺腺癌右全肺切除术后 3 年余，左肺、肝、颅脑、锁骨上淋巴结多发转移，既往基因检测提示 *EGFR 21 L858R* 错义突变，后服用一代靶向药物吉非替尼，后改为三代靶向药物奥希替尼仿制药。目前肿瘤复发考虑靶向药物耐药，可穿刺肝部病灶获取病理，相对较为安全。若基因检测有新发敏感突变，可联合靶向药物及化疗药物治疗。针对颅脑转移可加用免疫药物，或安罗替尼抗血管生成治疗。但需向患者交代风险，目前右全肺切除术后，肺功能较差，心功能负荷较大，多种药物联合使用毒副作用较大，需警惕免疫性肺炎、免疫性心肌炎以及血管出血等风险。若基因检测结果无特殊，仍为 *EGFR 21 L858R* 错义突变，可尝试更换为二代靶向药物阿法替尼，同时联合放疗控制转移病灶。

6. 胸外科会诊意见 患者肺腺癌右全肺切除术后，术后 3 年 10 个月期间持续复查未见复发转移，本次住院发现左侧肺、肝、颅脑以及左侧锁骨上淋巴结多处转移可能，已无再次手术切除机会。目前分期考虑Ⅳb 期，且从Ⅲa 期服用靶向药物治疗至今，已超过中位生存期，考虑治疗效果较好。目前肺功能代偿亦较好，未出现严重心肺功能不全表现，可继续积极治疗，明确转移病灶病理及基因类型，优选靶向药物治疗。可联合放疗针对局部病灶进行控制。

◆ **MDT 会诊意见总结**

患者浸润性肺腺癌右全肺切除术后 3 年 10 个月，心肺功能较好，靶向药物持续治疗有效，目前发现肿瘤多处转移，已无外科手术切除机会，分期为Ⅳb 期，可行全身药物治疗及局部放射治疗。针对肝部病灶进行超声下穿刺，安全方便，获取病理后行基因检测，明确基因突变情况，选取一种或多种靶向药物联合使用。

【第二轮 MDT 会诊后治疗】

经 MDT 讨论后即行超声下肝穿刺，病理结果显示：送检肝穿刺组织中可见中分化腺癌浸润，结合临床病史及免疫组化结果，支持肺腺癌转移，免疫组化结果：NapsinA（+），TTF-1（+），CK7（+），CK20（−），CK19（部分弱 +）。

遗憾的是，患者在等待基因检测结果期间，突发呼吸、心搏骤停，经抢救无效死亡。死亡讨论可能为原手术区域肿瘤复发，引起右侧支气管胸膜瘘，原右侧胸腔积液流至左侧气道，引起肺内窒息，导致死亡。

病例 2　合并结核的肺鳞癌手术后再次复发 MDT

一、病史简介

1. 主诉 + 现病史
71 岁男性。

主诉：胸部疼痛不适 1 个月余，发现右肺肿物 1 周。

现病史：患者 1 个多月前开始感觉胸痛不适，伴咳痰，痰中带血丝，无发热、喘憋、咯血，未做任何检查及处理。1 周前因"外耳道瘙痒不适"在当地医院体检行胸部 CT 检查发现右肺中叶肿物，后行 PET-CT 检查显示：右肺中叶外侧段支气管开口部位高代谢软组织密度结节病灶，考虑中心型肺癌可能性大，合并结节远段右肺中叶外侧段部分阻塞性改变；右肺中叶内外侧段交界区微小结节影，目前转移瘤证据不足，全身其余部位未见高代谢肿瘤转移病灶；右肺上叶尖段及后段钙化结节及纤维索条影，右肺门多枚钙化淋巴结，考虑陈旧性结核病灶可能性大。现为进一步治疗入院。患者自发病来，精神良好，饮食良好，睡眠良好，二便正常，体重无明显下降。

2. 既往史
30 年前曾患"肺结核"，已治愈。否认肝炎、疟疾等传染病史。否认高血压、糖尿病、心脏病、脑血管病史。否认精神疾病史。否认手术、外伤、输血史。否认食物、药物过敏史。

3. 个人史
吸烟 50 年，平均 40 支 / 日，吸烟指数 2000，无饮酒史。无其他不良嗜好。无化学性物质、放射性物质接触史。

4. 婚育史
适龄婚育，育有 1 子 2 女，配偶及子女体健。

5. 家族史
弟弟患有肺癌，否认其他家族性遗传病史。

6. 入院专科查体
T 36.5℃，P 80 次 / 分，R 20 次 / 分，BP 120/80 mmHg。皮肤、巩膜无黄染，口唇无发绀，气管居中，颈部未触及淋巴结肿大，胸廓外形正常。无三凹征，双侧呼吸运动度一致，语颤一致，叩诊双侧清音，听诊双侧呼吸音正常，无湿啰音，无哮鸣音，无胸膜摩擦音。四肢关节无肿痛，无杵状指。屏气试验 35 s。

7. 辅助检查
(1) 心肺血管功能评估正常。

(2) 肿瘤学评估无远处转移。

(3) 痰找肿瘤细胞及痰找结核分枝杆菌阴性。

(4) 肿瘤标志物正常。

(5) 血常规：白细胞 19×10^9/L，中性粒细胞分类 92.7%。

(6) 肾功能：尿素 11.4 mmol/L，肌酐 134 μmol/L。

(7) 肝功能：总胆红素 46.7 μmol/L，直接胆红素 2.8 μmol/L。

(8) TB-SPOT 淋巴细胞培养：B 抗原刺激干扰素测定 42（< 6），结核分枝杆菌特异性 T 淋巴细胞阳性（阴性）。

(9) 气管镜检查：右肺中叶外侧段管口占位性病变，为内陷性改变，无法获取病理。

(10) 胸部增强 CT：右肺上叶见索条状、结节状高密度影，部分内部钙化，边界清晰，与胸膜牵拉，局部胸膜增厚，右肺上叶部分支气管轻度扩张。右肺上叶后段沿支气管可见多发小结节状高密度影，边界欠清晰。右肺中叶外侧段支气管管壁增厚，显示欠通畅。双肺下叶胸膜下小叶间隔增厚，呈磨玻璃样高密度影。气管、支气管通畅，纵隔内未见明显肿大淋巴结，增强扫描后未见明显异常强化。双侧胸腔无明显积液。肝内见多发小圆形低密度灶，增强无明显强化。左肾皮质内见多个类圆形低密度灶，大者直径约为 30 mm，增强扫描无明显强化。影像诊断：①右肺上叶陈旧结核病变；②考虑右肺中叶外侧段内膜结核并周围结核播散灶可能，双肺下叶少许间质性病变；③肝内多发囊肿，左肾多发病变，囊肿？建议进一步检查，明确性质。

（11）胸部增强 CT 结果如图 5-5 所示，展示可切除性评估。

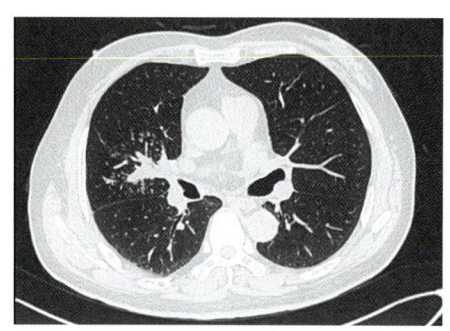
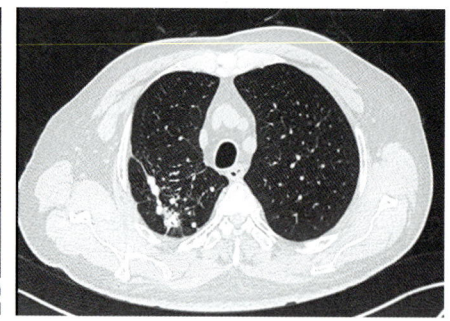

A. 增强CT肺窗中叶病灶　　　　　　B. 增强CT肺窗上叶结核

图 5-5　胸部增强 CT 结果

8．术前诊断

（1）右肺中叶肿物 cT2aN0M0 Ⅰb 期。
（2）支气管内膜结核？
（3）陈旧肺结核。
（4）肝囊肿。
（5）左肾囊肿。

二、诊治难点与 MDT 会诊

【诊治难点】

患者 PET-CT 提示右肺中叶外侧段支气管开口部位高代谢软组织密度结节病灶，考虑中心型肺癌可能性大，合并结节远段右肺中叶外侧段部分阻塞性改变。同时入院后白细胞较高，为炎症改变，考虑阻塞性肺炎导致。使用左氧氟沙星静脉输液 3 天后白细胞下降至 7.7×10^9/L，中性粒细胞分类下降至 79.7%，考虑抗感染治疗有效。关键气管镜检查亦可看到右肺中叶外侧段支气管开口处占位性病变，虽未取得病理，但直视下符合肿瘤生长特征，应行根治性右肺中叶切除术。

但患者胸部 CT 及 PET-CT 均提示右肺上叶陈旧性结核，且患者既往结核病史明确。本次胸部 CT 右肺中叶影像考虑为右肺中叶外侧段内膜结核并周围结核播散灶可能，TB-SPOT 检测为阳性，虽然痰找结核分枝杆菌为阴性，但该检查结果敏感性较低，且 PET-CT 代谢增高及气管镜占位性改变，结核亦可出现，目前检查结果无法除外活动性肺结核可能。

结核为良性病，且若为支气管内膜结核，该疾病处于活动期，不符合手术指征。一旦手术，继发结核感染加重，发生支气管胸膜瘘的风险极高，导致死亡风险增加。但若为肿瘤病变，属于可切除Ⅰb 期，虽然患者既往感染过结核，胸腔粘连严重，多发钙化淋巴结，手术难度较大，但仍可行根治切除，患者术后可明显获益，放弃手术则会延误病情。

最终以 PET-CT 及气管镜检查为诊断依据，按照肿瘤行根治手术，由于胸腔粘连严重，手术由胸腔镜改为开胸切除，完整切除右肺中叶，行肺门淋巴结清扫，最终病理结果为中 - 低分化鳞状细胞癌，未见肺内肿瘤转移，无支气管内膜结核，淋巴结无转移，病理分期为 pT2aN0M0 Ⅰb 期。

患者术后未做任何辅助治疗，规律复查，5 年内未见复发转移征象。术后第 8 年因咳嗽、咳痰加重复查，行胸部增强 CT 发现右肺下叶新发肿物。

术后随访胸部增强CT：右肺中叶肺癌术后；对比前片，右肺体积缩小，右肺中叶术后缺如，右中叶支气管开口处可见金属夹影，右肺上叶结节状高密度影，部分结节内部钙化，大致同前；原右上肺索条影，现较前增多，邻近胸膜牵拉增厚，局部细支气管轻度牵拉扩张，纵隔内未见明显肿大淋巴结，右侧胸膜肥厚。影像诊断：①右肺中叶癌术后改变；②右肺上叶陈旧结核病变；③右侧胸膜肥厚，余基本同前。

胸部增强CT结果如图5-6所示，展示术后复查情况。

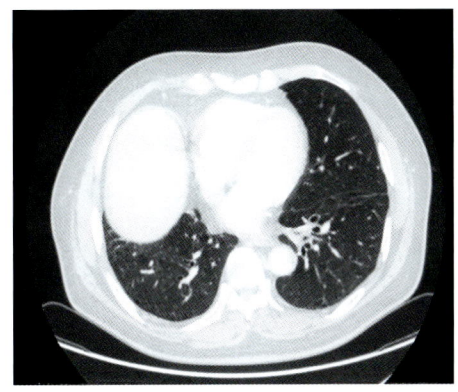
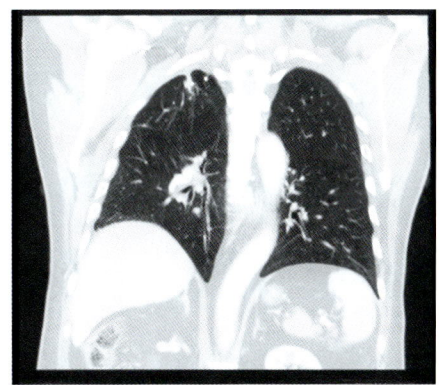

A. 增强CT肺窗水平位　　　　　　　　B. 增强CT肺窗冠状位

图5-6　术后随访胸部增强CT结果

复发时胸部增强CT：右中叶术后；右中叶术后缺如，右肺下叶内基底段见团块状影，可见分叶、毛刺，大小为31 mm×22 mm，增强扫描轻度不均匀强化。右肺上叶见索条影、条片状影及钙化影。局部继发支气管扩张，左下肺支气管扩张，双肺胸膜下磨玻璃密度影，双肺下叶为著。肺门、纵隔未见肿大淋巴结，胸腔内未见积液征。影像诊断：①右肺中叶癌术后改变；②右肺下叶肺癌可能性大；③右肺上叶纤维硬结钙化灶，继发支气管扩张，左下肺支气管扩张；④双肺间质性改变。

复发时胸部增强CT结果如图5-7所示，展示肿瘤复发情况。

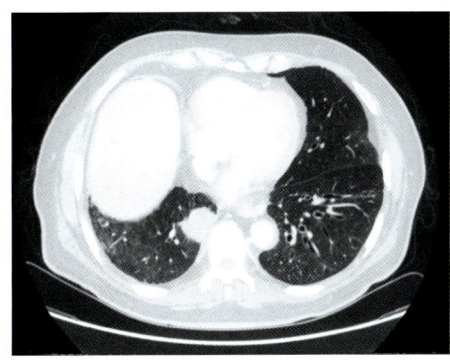
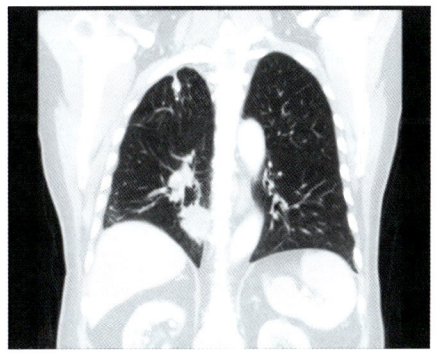

A. 增强CT肺窗水平位　　　　　　　　B. 增强CT肺窗冠状位

图5-7　复发时胸部增强CT结果

【MDT专家会诊】

1. 影像科会诊意见　患者右肺中叶术后缺如。右肺下叶内基底段见团块影，可见分叶、毛刺，大小为31 mm×22 mm，增强扫描轻度不均匀强化，右肺上叶见索条影、条片状影及钙化影，局部继发支气管扩张。左下肺支气管扩张，双肺胸膜下磨玻璃密度影，双肺下叶为著。肺门、纵隔未见肿大淋巴结，胸腔内未见积液征。结合病史，需要鉴别原发肺癌与转移瘤，建议穿刺取活检行病理诊断。

2. 核医学科会诊意见 患者再次行 PET-CT 检查示右肺下叶后基底段见团块状软组织密度影，大小约 30.5 mm×23.6 mm，SUVmax 值 22.4，首先考虑转移性病变，目前未见远处转移瘤证据。

3. 病理科会诊意见 患者既往中-低分化鳞癌诊断明确，术后 8 年随访无复发转移，目前右肺下叶新发肿物，考虑转移瘤可能较大，亦不除外第二原发肺癌，可能存在其他类型肺癌，建议行穿刺取活检明确病理诊断。

4. 肿瘤化疗科会诊意见 患者目前肿瘤标记物鳞状上皮细胞癌抗原 SCC 1.9 U/ml（0～1.5），骨胶素 CYFRA21-1 5.97 U/ml（0～3.3），肺癌七项抗体抗 GBU4-5 抗体 12.9 U/ml（0～7），综合患者病史及目前影像检查，右肺中叶鳞癌术后，右肺下叶肿物转移可能性大，仍为鳞癌可能较大，但鳞癌对化疗反应效果差，不建议单独行化学治疗。若病理证实为鳞癌，可考虑加用免疫药物联合化学治疗。

5. 肿瘤放疗科会诊意见 患者高龄，右肺中叶术后，右肺上叶结核，右肺下叶肿物仍为鳞癌可能性极大，无论新发或转移，明确为恶性后，可以就诊于放疗科门诊行射波刀治疗。

6. 胸外科会诊意见 患者高龄，既往右肺中叶鳞癌，右肺中叶切除术后，陈旧性肺结核，胸腔重度粘连，本次检查提示冠脉狭窄，左主干至左前降支近中段管壁可见大量钙化斑块及细小软斑块影，管腔狭窄＞50%。肺功能提示限制性通气功能障碍，且肾功能不佳，手术难度极大，风险较高。考虑患者既往有右肺中叶鳞癌，右肺下叶肿物为肿瘤原位复发可能较大，手术治疗获益有限，经过胸外科大查房讨论，慎重考虑手术，优选局部放疗联合全身药物治疗。

◆ **MDT 会诊意见总结**

患者高龄，既往右肺上叶陈旧结核，右肺中叶鳞癌术后，胸腔粘连严重，手术风险极大，化疗效果不佳，建议患者至放疗科门诊就诊，行射波刀治疗。

【MDT 会诊后治疗】

患者行 CT 引导下右肺下叶穿刺取病理活检，病理报告提示穿刺组织内见增生的纤维结缔组织，伴大量以淋巴单核细胞为主的炎细胞浸润，仅见极少许肺泡上皮细胞及一小巢上皮样细胞团，免疫组化结果：P40（+），P63（+），TTF-1（-），NapsinA（-），ALK（1A4）（-），PAX-8（-），PAX-2（-），提示中分化鳞状细胞癌。后至放疗科门诊行射波刀放射治疗一次，出院后复查胸部增强 CT。

胸部增强 CT：右肺中叶术后复查，右肺中叶术后缺如，支气管开口处可见金属夹影，右肺体积变小。右肺上叶结节状、条片状高密度影，部分结节内见钙化密度影，较前未见明显变化。原右肺下叶内基底段团块影较前明显变小。右侧胸膜略增厚，较前未见明显变化。双下肺支气管血管较前增多，双肺下叶后基底段少许片状磨玻璃密度影，右侧较前明显。影像诊断：①右肺中叶术后；②右肺上叶陈旧结核灶；③原右肺下叶内基底段团块影较前明显变小；余基本同前。

出院后复查胸部增强 CT 结果如图 5-8 所示，展示放疗后情况。

患者规律复查 2 年，术后一般情况可，偶有胸背部疼痛，原右肺下叶肿瘤射波刀区域炎症瘢痕样改变。自发现疾病并手术到目前随访已 10 年。

三、诊治要点总结

1. 肺癌的诊治现状简介 肺癌是我国发病率和死亡率最高的恶性肿瘤，根据病理性质，可以分为非小细胞肺癌（NSCLC，占 80%～85%，包括腺癌、鳞癌、大细胞癌等）和小细胞肺癌（SCLC，占 15%～20%）[1]。由于肺癌临床症状不典型，往往出现症状被诊断时已属晚期，导

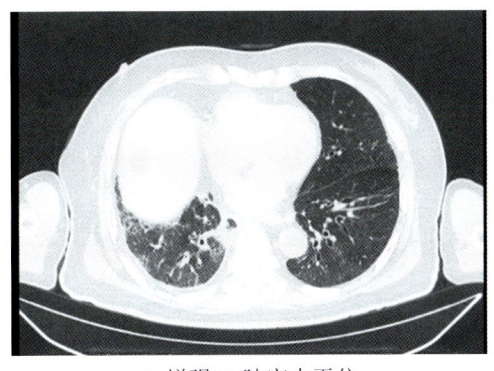 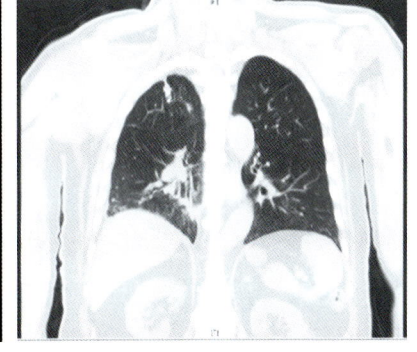

A. 增强CT肺窗水平位　　　　B. 增强CT肺窗冠状位

图 5-8　出院后复查胸部增强 CT

致患者的 5 年生存率往往低于 10%。随着肺癌诊断和治疗技术的进步，目前肺癌的 5 年生存率可提高到近 20%，但距离理想的治疗效果还有一定的差距[2]。早期肺癌手术后的 5 年生存率可以达到 80% 以上，特别是病理类型为原位腺癌和微浸润腺癌的 5 年生存率可以达到 100%，所以早诊早治对于肺癌的整体预后十分重要。

既往肺癌治疗多以手术为主、放化疗为辅，整体治疗效果不佳，特别是化疗效果不敏感，且毒副作用较大，导致患者很难坚持完成治疗。我国还有特色性的中医中药诊疗手段，往往应用于晚期肺癌，可改善生活质量，但并不能显著提高生存率，其治疗用药依托于经验传承，个体化差异较大，缺乏普及性，推广困难。近年来，随着肿瘤分子生物学、肿瘤免疫学、生物信息学等学科的迅速发展，使得肺癌的基因检测、靶向治疗、免疫治疗在临床上的应用日益普及。以胸外科为主导，肿瘤化疗科、肿瘤放疗科、病理科、影像科、核医学科、药剂科等共同协作的多学科肺癌诊疗模式日益成熟，使得肺癌的治疗更加系统、连续和规范。

2. 肺癌诊治的多学科会诊模式　多学科诊疗团队（multi-disciplinary team，MDT）被认为是肿瘤诊断和治疗的最佳选择，其核心目标是"以患者为中心"，充分考虑患者个体之间的差异，肿瘤的特异性及学科之间的跨度，多学科协作模式可以提高整体治疗效果[3]，从而延长患者的生存时间和提高生活质量[4]。

肺癌是一种全身性慢性病，其发病人群以中老年人为主，在治疗原发病的同时，也要重视对合并症、并发症的治疗。胸外科手术技术发展迅速，从微创胸腔镜，到单孔胸腔镜，再到机器人手术，快速康复治疗模式已较成熟[5]。而且肺癌相关的药物创新、科研数据、检测方式也日新月异。因此即便是专业领域的专家也不能完全掌握与肺癌相关的所有知识[6]。国外有学者[7]发现在对患者的诊治过程中，当医务人员是单独工作而不是合作时，可能导致对治疗方案的不恰当选择，因为专家倾向于提供他们熟悉的或更容易获得的方案，而不是根据患者的需要量身定制的方案[8]。大多数肺癌病例是通过呼吸科影像学检查发现，然后才转诊到胸外科，经评估无法手术后再转诊到肿瘤化疗科及放疗科。多学科专家的合作可以减少不必要的侵入性检查，减少假阳性结果，更迅速地提供治疗决策，缩短患者就诊时间，提高就诊效率，从而更早地进行治疗[9]。

肺癌 MDT 的诊疗模式可使良性结节患者避免手术，使恶性结节患者避免延误，使晚期肿瘤患者重获希望，使患者最大程度获益，避免漏诊、误诊，改善肺癌预后的不平等结局[10]。

3. 肺癌可切除性评估标准　从术前影像肿瘤学分期评估判断：①处于早期（0～Ⅰ期）、中期（Ⅱa～Ⅲa期）和肿瘤局限在一侧胸腔的部分Ⅲb期肺癌，适于直接行外科手术切除，此类患者最多。②Ⅲa期及部分Ⅲb期肺癌，需经术前新辅助治疗降期，再接受外科手术切除。③Ⅲb期非小细胞肺癌多为局部晚期，肿瘤侵犯心包、大血管、膈肌或气管隆嵴，经各种检查排除了远处转移和（或）微转移，病变局限，患者无生理性手术禁忌证，能够达到肿瘤受侵组织器官完全切除者，亦可行外科手术切除。④对于少部分Ⅳa及Ⅳb期肺癌，如伴有孤立性转移（即颅内、骨、肾上腺或肝）的非小细胞肺癌，经多学科会诊后，确认原发肿瘤和转移瘤均适合于外科治疗，又无外科手术禁忌证，并能达到原发肿瘤和转移瘤完全切除者，可行外科手术切除。⑤部分中晚期肺癌虽无根治性手术机会，但为减瘤治疗，缓解症状，抢救止血，获取病理，仍可行姑息性手术切除。

从术前检查心肺功能评估判断：①肺功能是首选指标，因为要切除部分肺叶或者全肺，患者肺功能需耐受，现在普遍认可的耐受肺切除术的肺功能要求如下：全肺切除术：第 1 秒用力呼气容积（FEV_1）＞ 2 L；肺叶切除术：FEV_1 ＞ 1 L；肺段或楔形切除术：FEV_1 ＞ 0.6 L。对于高龄、身材瘦小和女性患者，由于 FEV_1 绝对值会低估其手术耐受性，术后预计值 FEV_1（$ppoFEV_1$）的应用优于术前肺功能值，并能减少个体差异性，其计算公式为：$ppoFEV_1$= 术前实测 FEV_1 ×（1-被切除有功能的肺段数量 / 具有功能的肺段总数）。②其他指标：心脏功能、血管状态、血压水平、化验指标（如血红蛋白、白蛋白、生化功能等）均要符合手术指征[11]。

4. 局部晚期肺癌的可切除性评估 当肿瘤侵犯肺动脉干或主支气管时，其周围的脂肪组织出现水肿、增厚，肿瘤与血管或气管壁分界不清，难以游离，无法行单独肺叶切除，一般需行全肺切除术。而对于老年患者、心肺功能较差患者或仅一个肺叶有癌肿的患者，则不宜行全肺切除。有报道行肺动脉袖状切除或支气管袖状切除可提高手术切除率，保留患者正常的肺功能，从而改善预后。

肺癌侵犯肺动脉干或主支气管者，分期较晚，往往伴随较大的肺门及纵隔转移淋巴结，使得手术困难更大，手术后应施行包括放化疗在内的多学科综合治疗措施，方能取得较好的预期效果。

部分Ⅱb～Ⅲb 期患者在接受术前辅助化疗、辅助靶向治疗或辅助免疫治疗及联合治疗后，经胸部 CT 或 PET/CT 评估肿瘤缩小，淋巴结缩小，肿瘤与周围血管、气管关系变清晰，明确分期下降，且：①无纵隔肿大淋巴结；②肿瘤未直接侵犯大血管、膈肌、心脏、心包、气管隆嵴（确保肿瘤可完整切除）；③肿瘤无进展及远处转移。经由胸外科、肿瘤学及影像科专家组成的多学科团队的重新评估，有望达到完整切除，则可进一步接受手术治疗。肺癌的分期不能完全决定其手术可切除性，评估个体的肿瘤特征对判断能否手术切除更为重要[12]。多模式新辅助治疗取得的进展使更多的医生愿意在新辅助治疗降期后再次评估手术的可能性。

5. 晚期肺癌复发转移后的治疗方案选择 复发指的是肿瘤曾有消退过程，但间隔一段时间后又重新生长出来。可分为局部复发、区域复发及远处复发。局部复发是指肿瘤在原发癌相同的部位或其附近再次生长，并不会扩散到淋巴结或身体的其他部位。区域复发是指癌细胞突破了原发癌区域，出现在附近的肺门或纵隔淋巴结以及组织中。远处复发是指肿瘤在远离原来生长部位的其他组织器官生长，通常是在肺、肝、骨、脑等，也称为转移。复发原因又可分为两种：①手术没有将癌细胞完全清除。术后残留的一些微小癌细胞无法通过肉眼、影像扫描发现。随着时间的推移，生长到影像扫描可以发现的程度或出现一些症状。②癌细胞对药物产生了耐药性。耐药性分为原发性耐药（未接触药物时存在的）和获得性耐药（接触药物后产生的）两大类。癌细胞一旦产生耐药性，常规药物将不能杀死它，它就会存活下来成为复发的根源。超过 5 年肿瘤未复发可考虑为临床治愈，新发肿瘤多认为是第二原发癌。

复发肿瘤的治疗策略是基于多因素决定的，包括病理类型、复发时间、复发部位、既往治疗方案、患者身体状况等。因此，肿瘤复发后建议再次取病理组织活检明确病理类型，以便更准确地指导临床治疗。肺癌复发时多处于晚期，治愈率较低。如果肿瘤在局部复发，病灶是孤立的，可以考虑再次手术切除，或给予局部放射治疗。也适用于远处转移为单个孤立的病灶；如远处复发中的骨转移，可以用放疗减轻疼痛，控制病灶；脑转移可以用放疗控制病灶，缓解症状；肝局部复发病灶可以用射频消融术、肝动脉栓塞术等。但因为远处转移是经血行转移而来，应当同时给予全身治疗如化疗、靶向治疗，消灭隐匿在血管中的癌细胞。即使出现全身多处复发转移，也不应放弃治疗，应当保持积极乐观的心态，配合一定的姑息治疗，也可能获得较长的生存期。

参考文献

[1] Fujimoto J, Wistuba I I. Current concepts on the molecular pathology of non-small cell lung carcinoma. Seminars in Diagnostic Pathology, 2014, 31 (4): 306-313.

[2] Xing P Y, Zhu Y, Wang L, et al. What are the clinical symptoms and physical signs for non-small cell lung cancer before diagnosis is made? A nation-wide multicenter 10-year retrospective study in China. Cancer Medicine, 2019, 8 (6): 4055-4069.

[3] Gaudioso C, Sykes A, Whalen P E, et al. Impact of a thoracic multidisciplinary conference on lung cancer outcomes. Ann Thorac Surg, 2022, 113 (2): 392-398.

[4] 钟文昭, 中国胸部肿瘤研究协作组, 中国抗癌协会肺癌专业委员会, 等. 肺癌多学科团队诊疗中国专家共识. 中华肿瘤杂志, 2020, 42 (10): 817-828.

[5] Al Zaidi M, Wright G M. Locally advanced non-small cell lung cancer: The place of specialist thoracic surgery in the multidisciplinary team. Transl Lung Cancer Res, 2020, 9 (4): 1680-1689.

[6] Adamson A S, Welch H G. Machine learning and the cancer-diagnosis problem—No gold standard. N Engl J Med, 2019, 381 (24): 2285-2287.

[7] Petrella F, Radice D, Guarize J, et al. The impact of multidisciplinary team meetings on patient management in oncologic thoracic surgery: A single-center experience. Cancers (Basel), 2021, 13 (2): 228.

[8] Kedia S K, Ward K D, Digney S A, et al. 'One-stop shop': Lung cancer patients' and caregivers' perceptions of multidisciplinary care in a community healthcare setting. Transl Lung Cancer Res, 2015, 4 (4): 456-464.

[9] Kowalczyk A, Jassem J. Multidisciplinary team care in advanced lung cancer. Transl Lung Cancer Res, 2020, 9 (4): 1690-1698.

[10] Beckett P, Woolhouse I. Inequalities in outcomes for non-small cell lung cancer: The role of the MDT. Thorax, 2012, 67 (10): 926-927.

[11] 支修益, 刘伦旭, 中国胸外科围手术期气道管理指南 (2020 版) 编写委员会. 中国胸外科围手术期气道管理指南. 中国胸心血管外科临床杂志, 2021, 3 (28): 1-12.

[12] 沈莹冉, 戴洁, 姜格宁, 等. Ⅲ期可切除与潜在可切除非小细胞肺癌的诊疗进展. 中华胸心血管外科杂志, 2023, 39 (6): 379-384.

(金　亮　强光亮　王京弟　曹宝山　庄洪卿　顾阳春　朱　翔　张卫方　王晓华)

第六章　神经外科 MDT 病例

第一节　一例侵袭性垂体生长激素腺瘤的 MDT

一、病史简介

1. 主诉 + 现病史

60 岁女性。

主诉：面容改变伴手足增大 5 年，加重伴视力下降 2 年。

现病史：5 年来无明显诱因自觉面容逐渐变化，脸部变长，眉弓及颧骨增高，鼻部增大，口唇变厚，面部容易出汗、油腻，伴嗓音变粗、浑厚，夜间打鼾，伴双手发胀、关节增大、灵活性下降，双足增大（鞋号由 36 码增大至 39 码），手足皮肤增厚、粗糙。近 2 年上述改变逐渐加重，并出现双眼视力下降（视力表检测由 0.8 降至 0.5），双眼外侧视野缩小，偶有行走时不慎撞击障碍物，无四肢无力和感觉异常，无头痛、头晕、恶心、呕吐。患病以来，精神饮食可，二便正常，体重无明显改变。

2. 既往史　5 年前外院诊断为 2 型糖尿病，规律口服二甲双胍 500 mg，每天 3 次，联合口服阿卡波糖 100 mg，每天 3 次，血糖控制良好。高血压病史 3 年，目前口服硝苯地平缓释片 20 mg，每天 2 次，血压控制良好。否认肝炎、结核、疟疾等传染病史。否认心脏病、脑血管病史。否认精神疾病。否认食物、药物过敏史。

3. 个人史　无吸烟、饮酒史。无其他不良嗜好。

4. 婚育史　适龄婚育，育有 1 子，配偶及子女体健。

5. 家族史　否认家族性遗传病史。

6. 入院查体　T 36.5 ℃，P 70 次 / 分，R 17 次 / 分，BP 126/70 mmHg。发育正常，营养良好，肢端肥大面容（图 6-1A），表情减少，自主体位，神志清楚，查体合作。全身皮肤、黏膜无黄染，毛发分布正常，皮下无水肿，无肝掌、蜘蛛痣。全身浅表淋巴结无肿大。头颅无畸形、压痛、包块，无眼睑水肿，结膜正常，眼球正常，巩膜无黄染，瞳孔等大等圆，对光反射正常，外耳道无异常分泌物，乳突无压痛，无听力粗试障碍。嗅觉正常。口唇无发绀，口腔黏膜正常。舌苔正常，伸舌无偏斜、震颤，齿龈正常，咽部黏膜正常，扁桃体无肿大。颈软、无抵抗，颈动脉搏动正常，颈静脉正常，气管居中，肝颈静脉回流征阴性。甲状腺正常，无压痛、震颤、血管杂音。胸廓正常，胸骨无叩痛，乳房正常对称。呼吸运动正常，肋间隙正常，语颤正常。叩诊清音，呼吸规整，双肺呼吸音清晰，无胸膜摩擦音。心前区无隆起，心尖搏动正常，心浊音界正常，心率 70 次 / 分，律齐，各瓣膜听诊区未闻及杂音，无心包摩擦音。腹软，略膨隆，无腹壁静脉曲张，无压痛及反跳痛，肝、脾肋下未触及，移动性浊音阴性，肠鸣音 4 次 / 分，未闻及血管杂音。肛门及外生殖器未查。脊柱正常生理弯曲，四肢活动自如，无畸形、下肢静脉曲张、杵状指（趾），下肢无水肿。四肢肌力、肌张力未见异常，双侧肱二、肱三头肌腱反射正常，双侧膝腱、跟腱反射正常，双侧 Babinski 征阴性。

7. 专科查体　神志清楚，言语对答流利，计算力、定向力和判断力正常。肢端肥大面容

（图 6-1A），双眼近视力表粗测视力 0.5，双颞侧偏盲。双手指粗大，指间关节肥大（图 6-1B），皮肤粗糙。双足长 25 cm，足趾粗大，足底皮肤增厚、粗糙。浅感觉和深感觉、四肢肌力（Ⅴ级）、肌张力正常。浅反射和深反射正常，病理征阴性，共济运动正常。

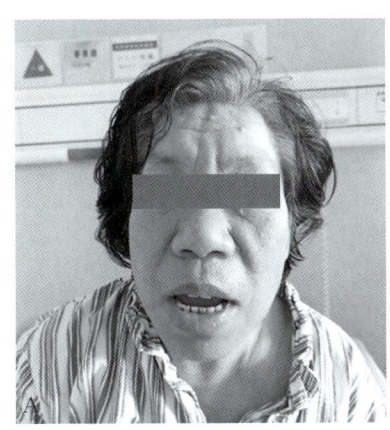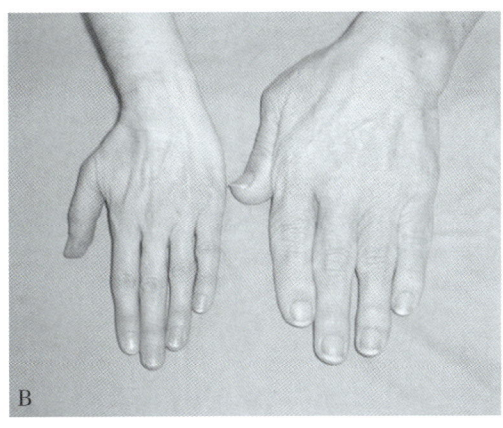

图 6-1 患者肢端肥大表现

A：患者典型肢端肥大面容：脸部变长、眉弓及颧骨增高、鼻部增大、口唇变厚；B：与正常人手部对比，右侧为患者手部：双手指粗大，指间关节肥大

8. 辅助检查

（1）血清垂体内分泌激素：生长激素 > 40 μg/L（正常范围：0 ~ 10 μg/L），IGF-1：450 μg/L（60 ~ 64 岁女性，中位数 =122 μg/L）。TSH、ACTH、FSH、LH、PRL、ADH、Oxy 均正常。

（2）颅脑 CT 检查（图 6-2）：蝶鞍区骨质破坏，鞍底增大，蝶窦气化良好。

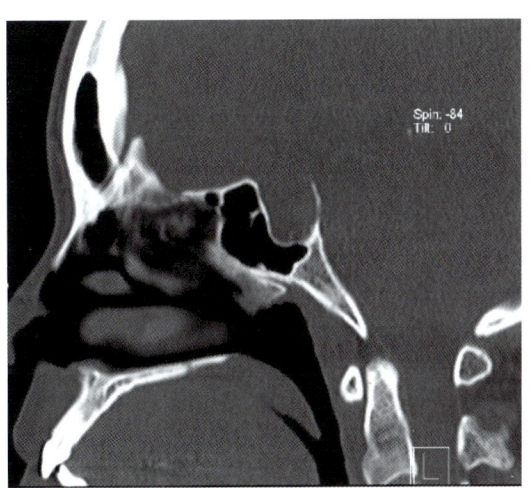

图 6-2 颅脑 CT 检查

（3）颅脑 MRI 平扫 + 增强结果（图 6-3）：鞍区等 T1 等 T2 信号的实性占位，向上压迫视交叉，向两侧侵犯海绵窦；增强 MRI 提示病变不均匀强化。

（4）视野检查及彩色眼底照相：双颞侧偏盲；彩色眼底照相：视神经盘无明显水肿（图 6-4）。

9. 初步诊断

（1）鞍区占位性病变。

垂体生长激素腺瘤（侵袭性）。

（2）2 型糖尿病。

（3）高血压 2 级 很高危。

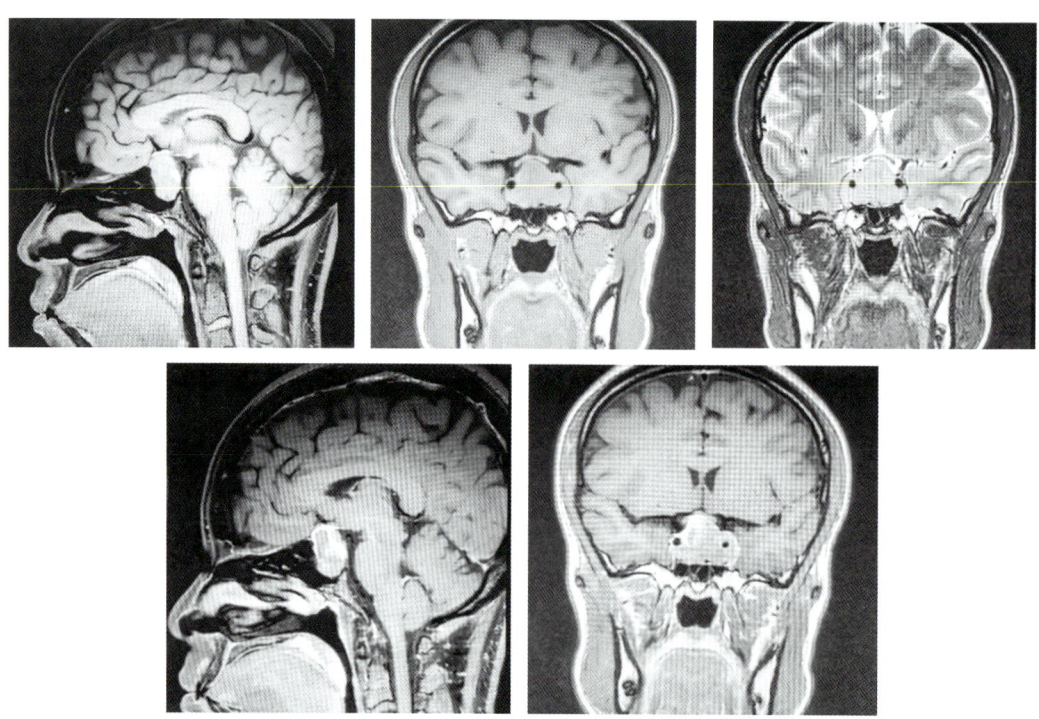

图 6-3 颅脑 MRI 检查

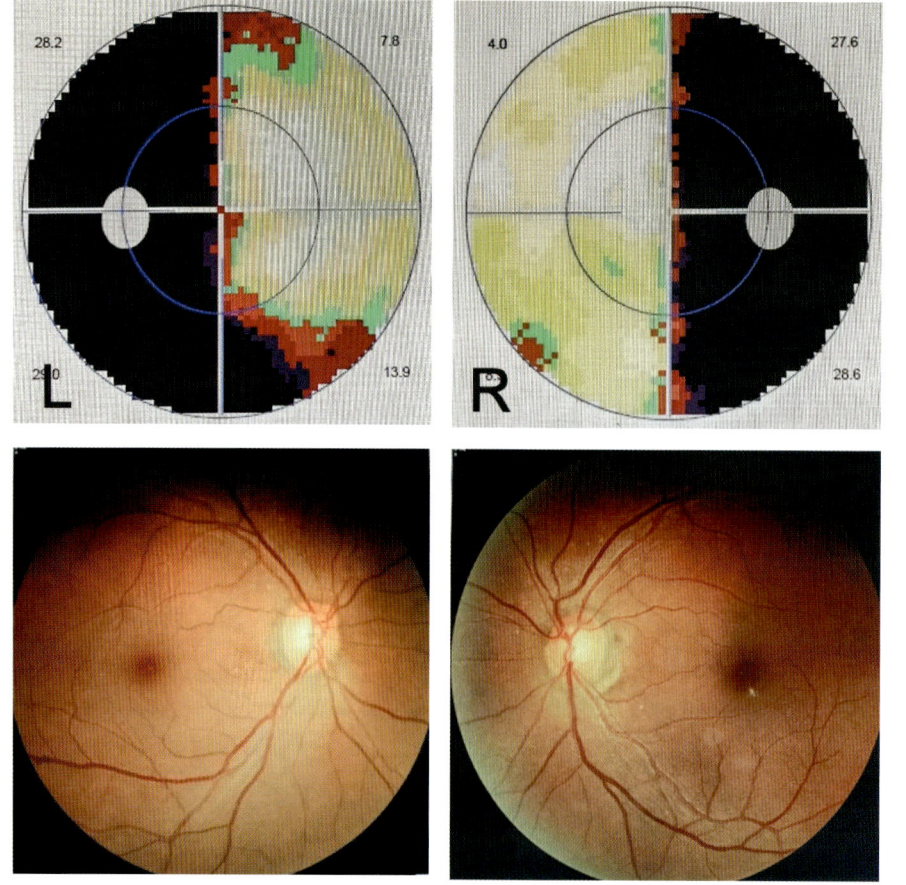

图 6-4 视野检查及彩色眼底照相

10. 鉴别诊断

（1）垂体生长激素腺瘤：该类型垂体瘤的突出表现在成人为肢端肥大症，由于生长激素过度分泌导致。起病隐匿，进展缓慢，以骨骼、软组织、内脏的增生肥大为主要特征，表现为面容改变、指（趾）末端肥大、皮肤粗厚、内脏增大、骨关节改变。肿瘤起初位于鞍内，随着生长，可向上方挤压甚至突破鞍隔，进而将视交叉顶起，产生压迫症状，典型表现为双眼颞侧偏盲，进一步压迫会导致双眼视力下降甚至失明；肿瘤向两侧生长，可侵入单侧或双侧海绵窦，压迫窦内的动眼神经、滑车神经、展神经、三叉神经 V1 支等，引起同侧的眼球活动障碍、复视、眼睑下垂、额部皮肤感觉减退、角膜反射减退等；肿瘤还可向下方生长突入蝶窦甚至鼻腔，引起鼻腔通气不畅、鼻出血等。该患者出现了典型的肢端肥大面容，伴视力下降、双颞侧视野缺损，垂体激素检测提示生长激素及其活性产物 IGF-1 明显升高，颅脑 CT 及 MRI 提示鞍区占位，结合其增强特点，诊断为鞍区垂体腺瘤，且病理亚型为生长激素型。同时，肿瘤向双侧、鞍上生长明显，侵犯了海绵窦，故侵袭性垂体生长激素腺瘤基本明确。因化验未发现其他垂体激素的异常，故肿瘤同时合并其他亚型的可能性较低，确诊仍需病理进一步明确。

（2）鞍区脑膜瘤：多见于成年人，内分泌学检查一般正常，CT 及 MRI 检查为均匀密度或信号强度的病变，可能有钙化，局部骨质可能伴有增生，增强时肿瘤明显强化，可见脑膜尾征，囊性变少见，一般垂体信号能正常发现。

（3）床突旁动脉瘤：无明显内分泌障碍，CT 及 MRI 可见正常垂体信号，鞍旁可以有或无钙化，动脉瘤内血栓形成导致病变一般呈混杂信号。明确诊断需进一步行 CTA 或 DSA 检查。

（4）颅咽管瘤：小儿多见，首发症状常为生长发育迟缓、多饮、多尿等内分泌异常表现，CT 扫描显示鞍区肿瘤呈囊性、实性或囊实相间，可伴周边钙化，较大的钙化斑为其特征，MRI 可见垂体信号，蝶鞍扩大不明显，通常向鞍上生长。

（5）脊索瘤：好发于颅底中线部位的肿瘤，常有多数脑神经损害的表现，CT 及 MRI 示肿瘤主要位于斜坡，可以侵犯蝶窦，但较少向鞍上生长，可以见到骨质破坏及垂体信号。

（6）其他导致生长激素升高的病因：异位生长激素释放激素分泌（如下丘脑、腹部、胸部的神经内分泌肿瘤）可导致生长激素细胞增生，有时发生腺瘤。生长激素瘤也可见于多发性内分泌腺瘤病 1 型和 4 型（MEN-1 和 MEN-4），该综合征是一种常染色体显性遗传病，还包括甲状旁腺肿瘤、胰腺肿瘤等。

二、诊治难点与 MDT 会诊

【诊治难点】

生长激素腺瘤导致的肢端肥大症治疗需兼顾安全性、疗效的最大化及对垂体功能的保护，结合患者的具体情况制订个体化治疗方案。所有治疗方案应以力争将 GH 和 IGF-1 分泌缓解到正常水平为目标。在争取获得生化缓解和解除腺瘤压迫的同时，治疗团队需为每例患者权衡治疗风险和获益、治疗禁忌证和不良反应。因此在《中国肢端肥大症诊治共识（2021 版）》中明确建议，对此类患者采用 MDT 团队模式进行诊疗才能保证效果。生长激素腺瘤的治疗方式包括手术、药物和放射治疗等，其中手术为首选方式，术后尽可能获得生化缓解，但对于未能缓解或缓解后再复发的病例，需要结合药物治疗或放射治疗，关于具体治疗时机和方案需要内分泌科、肿瘤放疗科等专科协助。另外，由于肢端肥大症可能引起心血管、呼吸系统并发症，如心肌肥厚、睡眠呼吸暂停综合征、气道梗阻等，可能导致围手术期及麻醉等风险显著增加，因此也需要相关专科评估和协助处理。

【MDT 专家会诊】

1. 影像科会诊意见 患者颅脑 CT 及增强 MRI 提示鞍区扩大，可见密度和信号较均匀的占位，强化表现为低强化，病变主体位于鞍内，向上突破鞍隔推挤视交叉，最大直径超过 3 cm，向两侧侵入海绵窦包绕颈内动脉，符合侵袭性垂体腺瘤的影像学表现。目前暂不考虑脑膜瘤、先天性鞍区病变和动脉瘤等。

2. 心血管科会诊意见 患者既往合并高血压，结合入院后血压监测情况看，目前收缩压控制在 130 mmHg 左右，考虑血压控制满意。对此类患者建议完善超声心动图检查，评估心脏有无结构性问题。

3. 内分泌科会诊意见 目前诊断基本明确为原发性垂体生长激素腺瘤导致的肢端肥大，暂没有其他家族史及遗传病史提示的综合征可能。目前患者垂体其他激素化验检查未见明显异常，考虑功能性混合性垂体腺瘤可能性小。且目前甲状腺轴、肾上腺轴未见明显功能障碍，故术前可暂不补充生理替代量激素。患者合并高血压，也是肢端肥大常见的临床表现，目前口服降压药物控制良好。手术切除是生长激素腺瘤的一线方案，该患者肿瘤巨大，手术恐损伤正常垂体，术后有垂体功能低下可能，加之应激，需考虑在围手术期补充应激量的糖皮质激素，术后逐步减量替换为口服激素，维持正常生理功能。此外，术后需及时复查生长激素、IGF-1 明确手术效果，如果手术未能达到生化缓解和临床控制，则可接受药物治疗，包括长效生长抑素受体配体 (somatostatin receptor ligands，SRLs) 或多巴胺受体激动剂 (dopamine receptor agonists，DAs) 或 GH 受体拮抗剂 (GH receptor antagonist，GHRA)。术后 3 个月还要复查腺垂体功能，警惕垂体功能低下。

4. 肿瘤放疗科会诊意见 结合目前影像，考虑鞍区生长激素腺瘤，从治疗角度应首选手术切除。生长激素腺瘤手术后，可能存在生化缓解不彻底或缓解后再复发可能，此时可结合药物治疗；如果药物治疗仍不能控制疾病进展，可考虑肿瘤的放射治疗。但实施放射治疗前需交代放射性损伤导致垂体功能低下等并发症。

5. 神经外科会诊意见 患者生长激素腺瘤所致肢端肥大症诊断基本明确，肿瘤巨大，压迫视交叉导致视野缺损，具备明确的手术指征。术前 CT 提示蝶窦气化可，首选手术方式为经鼻蝶肿瘤切除术。但肿瘤向两侧侵袭海绵窦，术中有肿瘤残留及术后生化缓解不满意可能。因此需要结合内分泌科意见，必要时给予药物治疗；若药物治疗效果不佳、肿瘤控制仍不满意，则可能需要放射治疗。手术前需充分交代风险。

6. 病理科会诊意见 2017 年 WHO 第四版内分泌肿瘤分类中垂体腺瘤的病理诊断建议以转录因子和腺垂体激素的免疫组化表达作为诊断依据，其中垂体特异性转录因子 (pituitary-specific POU-class homeodomain transcription factor) PIT-1 是生长激素腺瘤特异表达的转录因子。根据 GH 分泌颗粒的密度和细胞角蛋白的表达模式分为致密颗粒型生长激素细胞腺瘤 (densely granulated somatotroph adenoma，DGSA) 和稀疏颗粒型生长激素细胞腺瘤 (sparsely granulated somatotroph adenoma，SGSA) 两种组织学亚型。DGSA 的 GH 弥漫强阳性表达，对 SRLs 治疗反应好。SGSA 多见于年轻成人患者，GH 局灶弱阳性表达，对 SRLs 治疗反应差，属于高危垂体腺瘤类型。建议根据术后病理，调整治疗和随访方案。

◆ **MDT 会诊意见总结**

患者临床诊断侵袭性垂体生长激素腺瘤基本明确，具备明确的手术指征，由神经外科经鼻蝶行肿瘤切除术，围手术期做好腺垂体激素管理。术后注意复查手术效果，可能需要结合药物治疗或放射治疗。术后长期规律随访对于调整治疗方案、维持良好疗效也很重要。

【MDT 会诊后医患沟通】

第一轮 MDT 会诊后，术者及管床医生充分告知患者及家属 MDT 会诊意见，患者及家属表示同意目前经鼻蝶手术方案，并知晓相关风险，术后根据复查结果、病理情况，存在药物治疗或放射治疗可能。

【MDT会诊后治疗】

（1）经鼻蝶垂体生长激素腺瘤切除术：术前充分准备，术日给予应激量糖皮质激素，全麻经口气管插管，手术历时约1h，完全切除肿瘤，将侵袭入双侧海绵窦的肿瘤一并尽量切除。

（2）术后前3日，患者出现一过性尿崩，给予垂体后叶素对症处理后尿量逐渐恢复正常。

（3）术后3个月复查，血清空腹GH水平下降至0.8 μg/L，且血清IGF-1水平下降至与其年龄匹配的正常范围内，手术效果达到生化缓解。但患者同时出现甲状腺功能减退，于内分泌科门诊口服左甲状腺素片治疗。

三、诊治要点总结

1. 垂体生长激素腺瘤临床表现的病理生理机制

（1）肢端肥大：生长激素是由垂体前叶分泌的一种长度为191个氨基酸的肽类激素。其分泌主要受下丘脑释放的促生长激素释放激素和生长抑素（somatostatin）调节。生长激素主要作用于脂肪细胞和肝。通过血液循环到达目标组织后，生长激素会先与细胞膜上的一个生长激素受体结合，然后与另外一个生长激素受体结合，形成一个受体二聚体以稳定结构，再激活下游JAK2信号通路的转导。

在肝细胞中，被生长激素激活的JAK2会磷酸化STAT家族，后者被激活后入核开始转录一种非常重要的生长因子：胰岛素样生长因子1（insulin-like growth factor 1，IGF-1）。IGF-1在结构上类似于胰岛素，它能够促进机体几乎所有细胞的生长。成人骨骺闭合后，IGF-1的促生长作用就会导致骨骼和软组织增生，出现肢端肥大。

（2）视力、视野减退：视觉传导通路如图6-5所示，通路的不同部位受损，可出现不同的视力和视野减退形式。

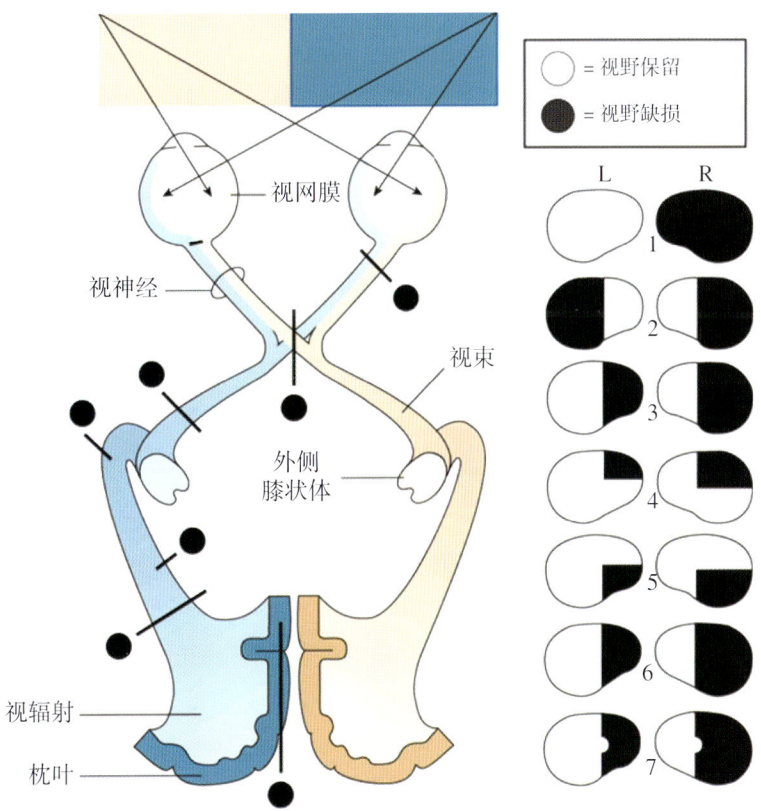

图6-5 视觉传导通路

(3) 尿崩：垂体从解剖上分为前叶和后叶，其中前叶分泌的激素包括生长激素、促甲状腺激素、促肾上腺皮质激素、促黑素、卵泡刺激素、黄体生成素、催乳素；后叶分泌的激素包括抗利尿激素和催产素。其中抗利尿激素作用于肾远曲小管和集合管，改变其对水的通透性，在调节尿量、尿比重、渗透压等方面起到重要作用。垂体肿瘤切除过程中，由于肿瘤组织压迫正常垂体，术中有时很难分辨，可能导致垂体后叶损伤，或由于手术刺激引起一过性后叶激素分泌不足，进而导致肾重吸收水明显减少，出现大量低渗透压尿，表现为尿崩。

2. 垂体生长激素腺瘤诊治的 MDT 模式 需要结合病情由垂体腺瘤 MDT 团队制订治疗方案。需考虑的因素有：①是否具备内分泌科、神经外科、放疗科、放射影像科和病理科专家组成的 MDT 小组；②患者垂体腺瘤激素过量分泌、侵袭性以及视功能等脑神经受损害程度；③患者就诊时的肢端肥大相关并发症及其程度；④患者的治疗诉求。经过 MDT 会诊，可以为这类患者制定个体化的治疗方案，尤其对于生化缓解不满意、复发或难治性垂体生长激素腺瘤患者更有重要意义。

3. 垂体生长激素腺瘤的诊治流程（图 6-6）

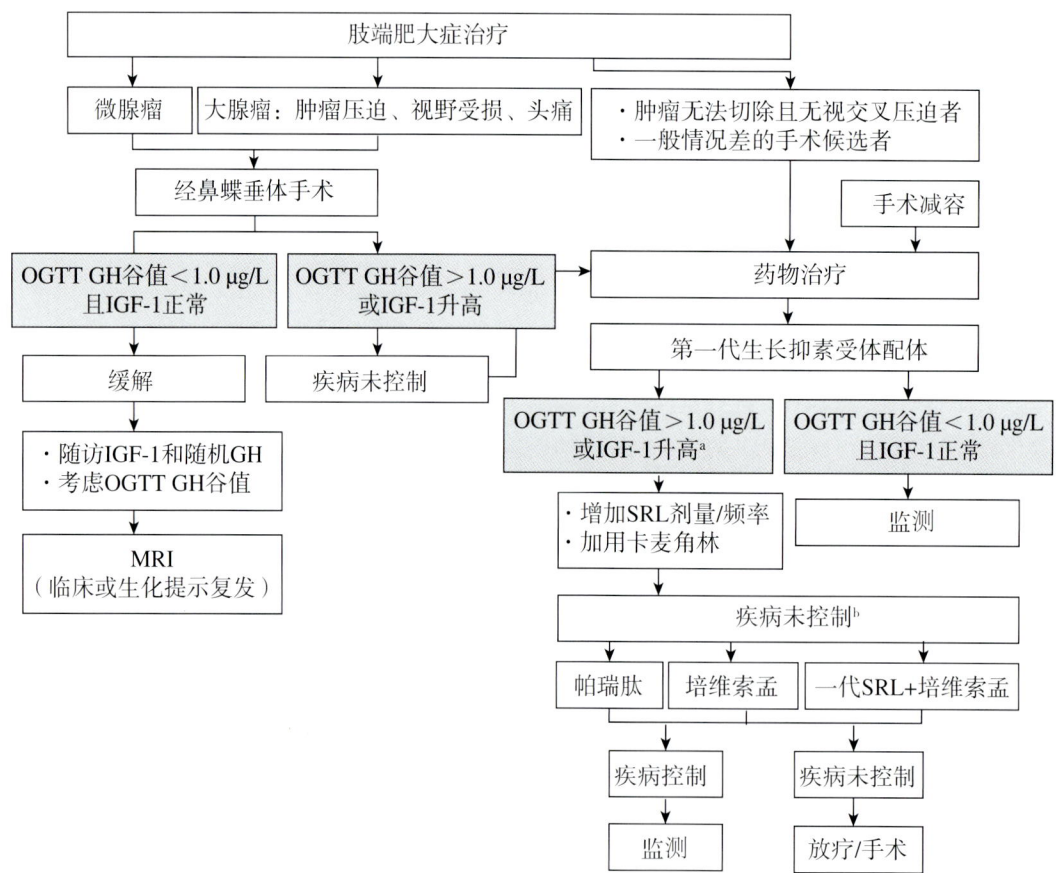

图 6-6 垂体生长激素腺瘤的诊治流程

a. 第一代 SRL 治疗获部分应答 [GH 和（或）IGF-1 下降≥50%] 者，增加 SRL 剂量或（和）使用频率，若 SRL 治疗期间 IGF-I 轻度升高，则加用卡麦角林联合治疗；b. 第一代 SRL 最大剂量仍未达到生化控制者；如存在不适合切除的残余肿瘤，则从第一代 SRL 转换成帕瑞肽治疗；存在糖代谢异常者，则换用培维索孟治疗；存在糖代谢异常且考虑残余肿瘤者，则采用一代 SRL 和培维索孟联合治疗

4. 侵袭性垂体腺瘤手术技术进展

（1）手术入路的创新及侵犯海绵窦的腺瘤的手术治疗：随着内镜经鼻鞍区解剖学研究进展，国内外学者积极探索侵犯海绵窦的垂体腺瘤的手术入路及技术，如内镜下经鼻 - 动眼神经三角入

路，内镜经鼻选择性海绵窦内侧壁切除技术等，结合神经导航、术中多普勒超声检查等技术，可显著提高经鼻蝶手术对侵犯海绵窦的垂体腺瘤的切除率，减少颈内动脉损伤风险，降低手术并发症。

（2）假包膜外切除技术：腺垂体与腺瘤之间的假包膜作为手术界面进行垂体腺瘤切除已获公认，实现腺瘤全切和垂体功能的最大保护。并非所有垂体腺瘤都可采用此种方式，术中脑脊液漏的处理也影响最终手术效果。

（3）虚拟现实、增强现实与高清3D内镜：虚拟现实技术有助于术前制定垂体腺瘤手术策略，增强现实技术与术中MRI技术结合，可用于术中判断腺瘤边界。3D高清内镜呈现立体视角，便于术者判断腺瘤与周边血管神经的关系，提高手术安全性和疗效。

参考文献

[1] Akirov A，Asa S L，Amer L，et al. The clinicopathological spectrum of acromegaly. J Clin Med，2019，8（11）：1962.

[2] Gadelha M R，Kasuki L，Lim D，et al. Systemic complications of acromegaly and the impact of the current treatment landscape：an update. Endocr Rev，2019，40（1）：268-332.

[3] Colao A，Grasso L F S，Giustina A，et al. Acromegaly. Nat Rev Dis Primers，2019，5（1）：20.

[4] Marques P，Korbonits M. Pseudoacromegaly. Front Neuroendocrinol，2019，52：113-143.

[5] Lian X，Shen J，Gu Z，et al. Intensity-modulated radiotherapy for pituitary somatotroph adenomas. J Clin Endocrinol Metab，2020，105（12）：12.

[6] 中国垂体腺瘤协作组. 中国肢端肥大症诊治共识（2021版）. 中华医学杂志，2021，101（27）：2115-2126.

[7] Colao A，Grasso L F S，Giustina A，et al. Acromegaly. Nat Rev Dis Primers，2019，5（1）：20.

（韩芸峰　林国中　杨　军　马长城）

第二节　一例初始误诊为脑膜瘤的罕见颅底原发尤文肉瘤的MDT

一、病史简介

1. 主诉+现病史

65岁女性。

主诉：间断头痛3年，加重伴进行性视物障碍1个月。

现病史：3年前患者无明显诱因出现右侧颞部胀痛，VAS评分为2～3分，间断发作，无规律，无明显加重因素，休息后可自行缓解。不伴有恶心、呕吐、视物障碍等不适，无发热、肢体麻木无力、二便失禁、肢体抽搐等不适。就诊于外院，考虑诊断为偏头痛（未做颅脑等相关检查），予口服药对症治疗（具体不详），症状缓解，VAS降至1分。1个月前头痛加剧，VAS评分为5～6分，疼痛呈持续性，口服止痛药物（布洛芬）及休息均无明显好转，同时伴视力下降，右眼为著，伴复视，并进行性加重。就诊于当地医院，完善颅脑CT检查，提示"颅内占位性病变"，予以输注"甘露醇"降颅压治疗后头痛症状有缓解，VAS降至3分。当地医院建议上级医院就诊，患者遂于1周前就诊于我院门诊。门诊就诊时，患者右眼仅剩光感，门诊以"颅内占位性病变伴视神经损伤"收入我科病房。患者自发病以来,精神、睡眠情况差,食欲大致正常,二便正常,体重无明显改变。

2. 既往史 1年前因车祸伤导致左侧锁骨骨折,并于当地医院行骨折复位内固定术,术后恢复良好。否认肝炎、结核、疟疾等传染病史。否认高血压、糖尿病、心脏病、脑血管病史。否认精神疾病。否认食物、药物过敏史。

3. 个人史 无吸烟、饮酒史。无其他不良嗜好。

4. 婚育史 适龄婚育,育有2女,配偶及子女体健。月经初潮14岁,绝经年龄52岁。

5. 家族史 否认家族性遗传病史。

6. 入院查体 T 36.3℃,P 70次/分,R 16次/分,BP 122/70 mmHg。发育正常,营养良好,正常面容,表情痛苦,自主体位,神志清楚,查体合作。全身皮肤黏膜无黄染,毛发分布正常,皮下无水肿,无肝掌、蜘蛛痣,左侧锁骨上可见陈旧手术瘢痕,长度约15 cm。全身浅表淋巴结无肿大。头颅无畸形、压痛、包块,无眼睑水肿,结膜正常,眼球正常,巩膜无黄染,左侧瞳孔直径2 mm,圆形,对光反射迟钝;右侧瞳孔直径4 mm,圆形,对光反射迟钝。外耳道无异常分泌物,乳突无压痛,无听力粗试障碍。右侧嗅觉下降。口唇无发绀,口腔黏膜正常。舌苔正常,伸舌无偏斜、震颤,齿龈正常,咽部黏膜正常,扁桃体无肿大。颈软、无抵抗,颈动脉搏动正常,颈静脉正常,气管居中,肝颈静脉回流征阴性,甲状腺正常,无压痛、震颤、血管杂音。胸廓正常,胸骨无叩痛,乳房正常对称。呼吸运动正常,肋间隙正常,语颤正常。叩诊清音,呼吸规整,双肺呼吸音清晰,无胸膜摩擦音。心前区无隆起,心尖搏动正常,心浊音界正常,心率70次/分,律齐,各瓣膜听诊区未闻及杂音,无心包摩擦音。腹部见专科查体。肛门及外生殖器未查。脊柱正常生理弯曲,四肢活动自如,无畸形、下肢静脉曲张、杵状指(趾),关节正常,下肢无水肿。四肢肌力、肌张力未见异常,双侧肱二、肱三头肌腱反射正常,双侧膝腱、跟腱反射正常,双侧Babinski征阴性。

7. 专科查体 神清,情绪低落,言语流利,对答切题,定向力及认知功能大致正常。左侧瞳孔直径2 mm,对光反射迟钝;右侧瞳孔直径4 mm,对光反射迟钝。CN(脑神经)-Ⅰ:右侧嗅觉减退;CN-Ⅱ:双侧视力均下降,右侧仅有光感,左侧视力0.3,右眼视野缺失,左鼻侧视野缺失;CN-Ⅴ:右侧三叉神经V1~V2分布区针刺觉减退,右侧角膜反射减退;结合眼科专科检查(图6-7,图6-8),患者表现为Foster-Kennedy综合征:病变侧视神经损伤(但无视神经盘水肿)和嗅觉缺失,对侧视神经盘水肿。

8. 辅助检查

(1) 血常规生化检查:大致正常。

(2) 术前心肺功能评估:大致正常。

(3) 眼科相关检查:视力视野检查、眼底检查见图6-7和图6-8。

(4) 颅脑平扫MRI(患者因检查过程中出现不适,无法完成增强MRI扫描)(图6-9,图6-10):右侧蝶骨嵴内侧(中颅底)巨大占位,大小约6 cm×5 cm×5.5 cm,为稍长T1、稍长T2信号,肿瘤周围脑组织水肿明显。肿瘤累及右侧颞叶、右侧前额底及嗅沟,右侧视神经受压表现,肿瘤内侧压迫脑干并使之移位,中线向左侧移位约5 mm。

(5) 颅脑CT(平扫+增强+CTA)(图6-11,图6-12):病变在平扫上为稍高密度的团块影。强化扫描为均匀明显强化,并可见"硬脑膜伪征"。CTA可见肿瘤包绕右侧大脑中动脉,并与右侧大脑前动脉、颈内动脉、大脑后动脉及基底动脉关系密切。

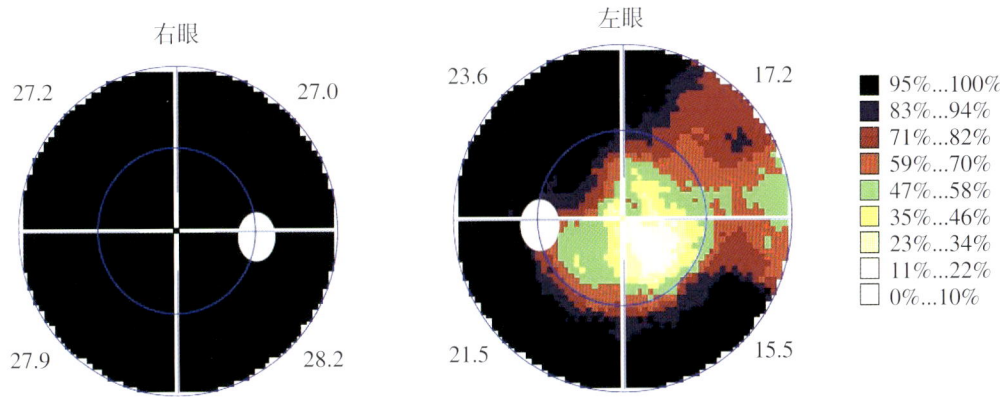

图 6-7　术前眼科检查 - 视野图提示右眼因视力明显下降导致右眼视野缺损，左眼鼻侧视野缺失

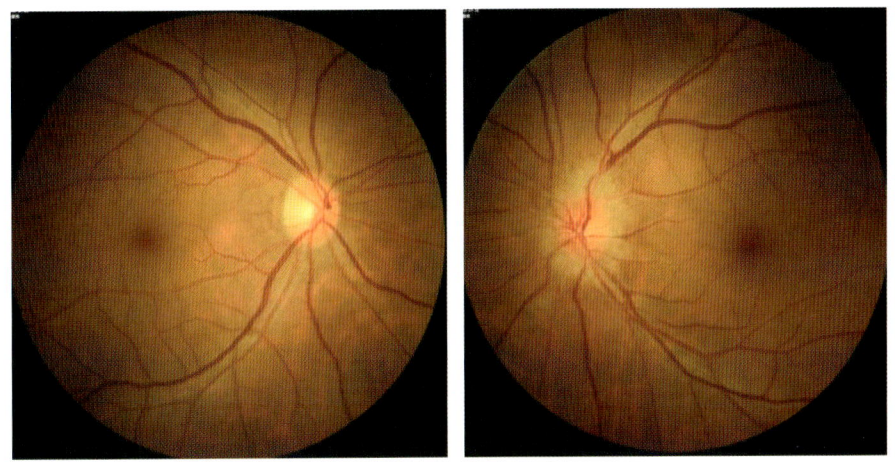

图 6-8　术前眼科检查 - 眼底检查，左侧视神经盘水肿（右图），右侧无明显水肿

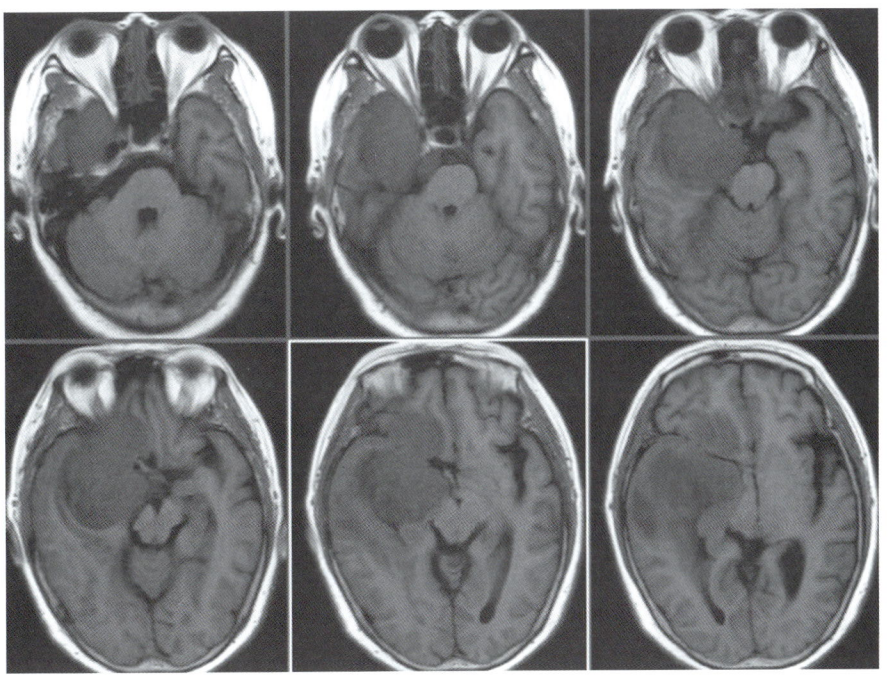

图 6-9　术前颅脑 MRI（T1 加权序列）

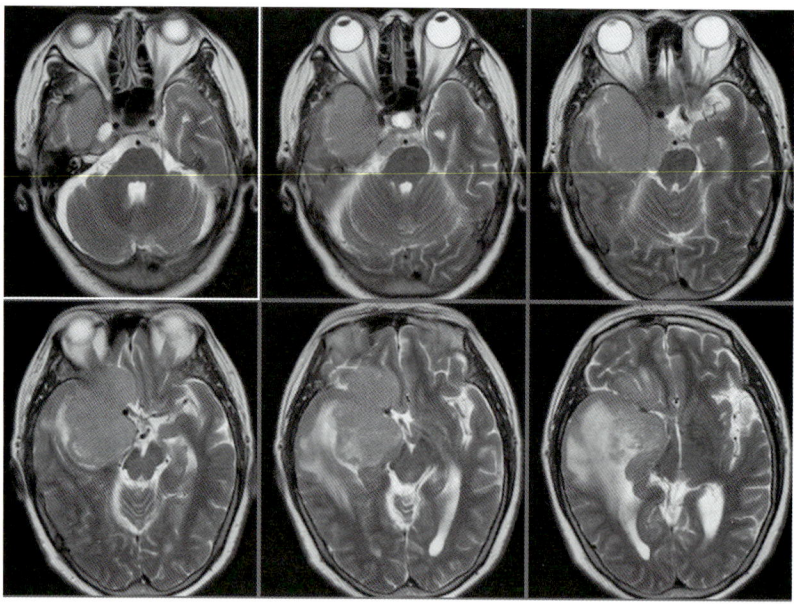

图 6-10 术前颅脑 MRI（T2 加权序列）

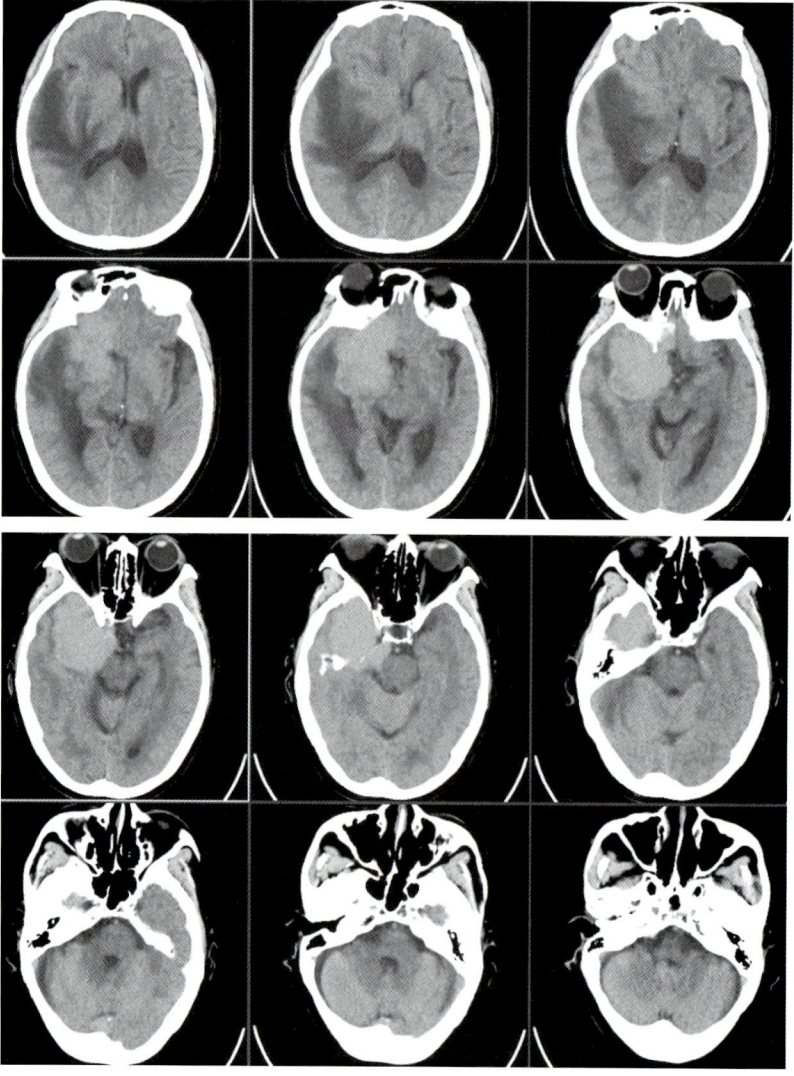

图 6-11 术前颅脑 CT（平扫）

9. 初步诊断

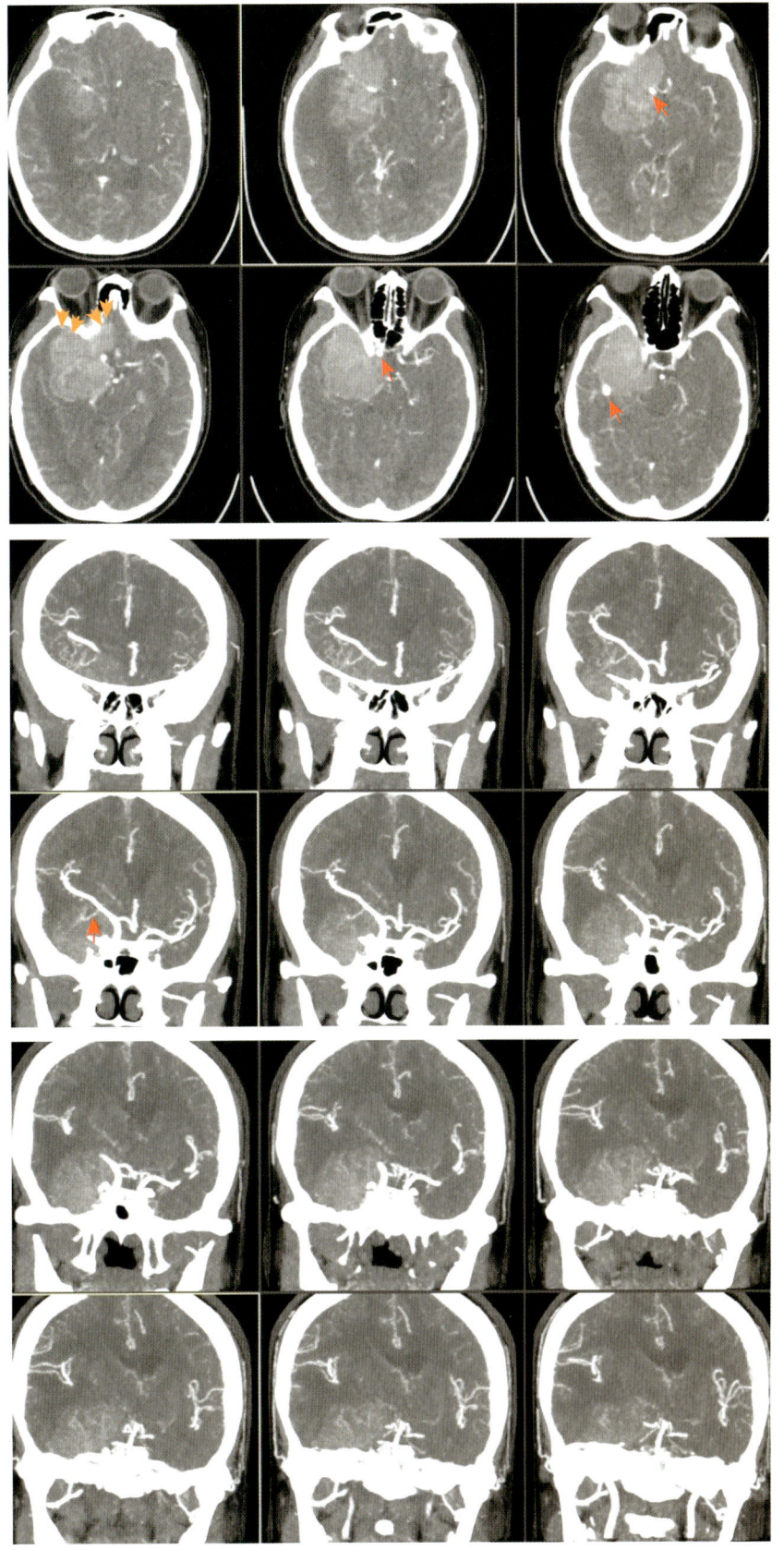

图 6-12 颅脑增强 CT+CTA

9．初步诊断

（1）右侧中颅底病变（右侧蝶骨嵴内侧，脑膜瘤？）；Foster-Kennedy 综合征。

（2）左侧锁骨骨折术后。

10．鉴别诊断

（1）蝶骨嵴内侧脑膜瘤：蝶骨嵴内侧脑膜瘤生长于前床突或蝶骨嵴内侧，以多年视力减退为主要表现，可出现单眼视力减退或失明，视野缺损、单眼疼痛，同侧视神经受压萎缩和对侧眼底因颅内压增高而呈现视神经盘水肿；可侵及海绵窦而出现球结膜充血、单眼视力下降和第Ⅲ、第Ⅳ、第Ⅵ对脑神经麻痹。影像学检查脑膜瘤多表现为脑外实性肿块，边界清楚，宽基底，邻近蛛网膜下腔增宽，肿瘤表面可见脑脊液间隙和血管流空信号影，邻近脑皮质受压移位。非典型脑膜瘤可有囊变、坏死及出血。肿瘤周围的水肿区大小不一，多数情况下为轻到中度的水肿。在 T1WI 及 T2WI 上常为等皮质信号或稍长 T2 信号。T1WI 可见到邻近骨板增生，T2WI 常见肿瘤边缘有一低信号边缘带，多为肿瘤纤维包膜或肿瘤血管所致。绝大多数脑膜瘤为明显均匀强化，合并囊变，坏死时强化可不均匀。邻近脑膜多有强化，即"脑膜尾"征。

（2）星形细胞瘤：属于脑实质内肿瘤，不属于脑外肿瘤，其强化程度不如脑膜瘤明显，密度或信号不均匀，常伴有不同程度肿瘤周围脑组织水肿。靠近脑表面的囊变的星形细胞肿瘤需与明显囊变的不典型脑膜瘤相鉴别。恶性胶质瘤中心不规则坏死、囊变显著，且常呈浸润性生长，指状水肿更多见，病程多较短。

（3）脑转移瘤：患者有明确的原发肿瘤的病史（如肺癌、乳腺癌等），肿瘤多为多发，常合并脑内转移或其他部位转移，肿瘤多有明显强化，且肿瘤周围水肿明显。

（4）海绵状血管瘤：鞍旁的海绵状血管瘤常常侵及蝶骨嵴内侧结构，常呈长 T1、长 T2 信号，质地不均匀，内部可见出血及血肿机化表现，增强扫描呈持续的不均匀性强化，其强化方式为渐进性，即随时间强化越来越明显、均匀。有从周围向中心逐渐强化的趋势。鞍旁海绵状血管瘤常无明显症状，病情进展缓慢，急性出血时常可导致行走于海绵窦的脑神经（动眼神经、滑车神经、展神经、三叉神经 V1/V2）受损的相关表现。

二、诊治难点与 MDT 会诊

【诊治难点】

（1）颅内蝶骨嵴内侧占位性病变，体积巨大、血供丰富，存在术中大出血的风险。

（2）肿瘤位置深在，位于蝶骨嵴内侧，邻近中央颅底，显露困难。

（3）肿瘤包绕右侧大脑中动脉，并与右侧大脑前动脉、颈内动脉、大脑后动脉及基底动脉关系密切，存在血管损伤导致大出血及术后血管闭塞产生大面积脑梗死的风险。

（4）肿瘤前内侧邻近海绵窦外侧壁，并对视神经造成损伤，并且手术存在进一步损伤动眼神经、滑车神经、展神经及三叉神经的风险，后内侧紧贴脑干，术中干扰脑干的风险极高。

（5）针对颅内肿瘤，肿瘤切除及功能保护并重，如术中肿瘤和重要结构粘连严重，为保证手术安全和机体功能，会残留部分肿瘤，也会导致术后肿瘤残存、短期复发的风险，术后会根据肿瘤性质选择放疗或同步放化疗方案。

基于以上治疗难点，需要组织 MDT 专家会诊，讨论并制定最佳的个体化治疗方案。

【第一轮 MDT 专家会诊】

1．影像科会诊意见 右侧蝶骨嵴内侧（中颅底）巨大占位，大小约 6 cm×5 cm×5.5 cm，为稍长 T1、稍长 T2 信号，肿瘤周围脑组织水肿明显。肿瘤累及右侧颞叶、右侧前额底及嗅沟，肿瘤内侧压迫脑干并使之移位，中线向左侧移位约 5 mm。病变在 CT 平扫上为稍高密度的团块影，强化扫描为均匀明显强化，并可见"硬脑膜伪征"。CTA 可见肿瘤包绕右侧大脑中动脉，并与右侧大脑前动脉、颈内动脉、大脑后动脉及基底动脉关系密切。肿瘤单发，位于硬膜下、脑外，基本符合脑膜瘤影像学表现。

2. 眼科会诊意见　患者以视物障碍为主要表现，出现视力和视野的改变。视野图提示右眼因视力明显下降导致右眼视野缺损，左眼鼻侧视野缺失；眼底检查可见左侧视神经盘水肿，以上符合 Foster-Kennedy 综合征的表现。右侧额叶底部肿瘤或蝶骨嵴肿瘤压迫右侧视神经，使视神经周围的蛛网膜下腔闭塞，引起视神经原发性萎缩而出现右侧视力视野缺损，但不出现视神经盘水肿，但由于肿瘤的存在引起颅内压增高，因而在左侧出现视神经盘水肿。患者手术指征明确，在切除肿瘤时，如技术可及，应进行视神经减压。

3. 神经外科会诊意见　患者初步诊断为右侧蝶骨嵴内侧巨大肿瘤，性质考虑脑膜瘤可能性大，手术指征明确，手术存在一定难度。可选择翼点入路，可切开颧弓，要尽可能切除颧弓全长，然后将颞肌拉向颧弓下方，以彻底暴露中颅窝底。切开硬膜后应先打开侧裂池，缓慢释放脑脊液以充分降低颅压，并尽量解剖周围的脑池，松解蛛网膜，以便牵拉肿瘤时减少对神经、血管的损伤；应沿蝶骨嵴由外向内逐步离断肿瘤的基底部，再分块切除肿瘤；肿瘤体积较大时，必要时术中 CUSA 瘤内减压，再处理肿瘤基底部，并交替进行，时刻控制肿瘤出血；在瘤内减压过程中，需瘤内各个方向切除减压，并尽可能不要突破肿瘤的包膜，避免引起周围重要血管、神经的损伤，待充分减压后，再进行肿瘤包膜的分离，尽量保留蛛网膜的完整性，以免术后血液渗到蛛网膜下腔而造成血管痉挛；视神经与肿瘤之间存在蛛网膜间隙，分离不难，但应注意保留视神经、视交叉表面的微小血管。若发现肿瘤向视神经管或眶上裂生长，应将视神经管磨开，沿视神经走行方向纵行剪开视神经鞘，起到视神经减压的目的。动眼神经、滑车神经一般被肿瘤推向后方或内侧，变细、拉长，一般有蛛网膜间隙，分离不困难，应注意保护其表面的小血管网。但在处理残留于海绵窦的肿瘤时，应仔细、轻柔，减少钝性分离造成的机械性拉伤。手术的最终目的是延长患者的生存期并保证良好的生存质量，如肿瘤与脑干、海绵窦等结构粘连密切，不可强行切除，应以保护功能为主。可借助术中导航、术中超声及神经电生理监测，充分保护血管、神经功能。

4. 肿瘤放疗科会诊意见　患者初步诊断为脑膜瘤，如术中因风险高或者肿瘤切除困难，无法达到完全切除，或者术后病理提示为恶性肿瘤，术后可辅助放疗。

5. 危重医学科会诊意见　如患者手术时间长、出血多，或术中生命体征不稳定，或存在术后迟发出血风险高等情况时，术后可转入危重医学科。

6. 麻醉科会诊意见　患者术前检查化验未见明显手术禁忌，可按期手术，患者查体可见小下颌表现，存在插管困难可能，可借助可视喉镜辅助插管。经外科评估，此患者肿瘤体积巨大，血供丰富，包绕大血管，术中大出血风险极高，因为颅内肿瘤，术中应用自体血回输的风险高，建议术前充分备血。

◆ **MDT 会诊意见总结**

患者颅内巨大占位，初步考虑为脑膜瘤，伴高颅压及脑神经受累表现，符合手术指征，计划为神经外科先行右侧翼点开颅手术入路，显微镜下颅内肿瘤切除术，根据术中情况尽可能全切肿瘤，术后根据病理提示恶性或肿瘤残余，可辅助放疗。

【第一轮 MDT 会诊后医患沟通】

第一轮 MDT 会诊后，术者及管床医生充分告知患者及家属 MDT 会诊意见，患者及家属表示知晓病情及风险，要求积极开颅手术切除，根据术中情况尽可能全切肿瘤，术后根据病理类型决定下一步治疗措施，如患者手术时间长、出血多，则同意术后转入危重医学科。

【第一轮 MDT 会诊后治疗】

（1）神经外科排除手术禁忌，于右侧翼点入路下行肿瘤切除，术中借助神经导航及术中电生理技术，完整保留肿瘤周围神经及血管结构。术中见肿瘤质地韧，灰白色，血供丰富，基底位于蝶骨嵴内侧，部分侵袭海绵窦外侧壁，肿瘤和脑组织表面有蛛网膜间隙，术中冰冻病理提示为"脑膜瘤"，显微镜下全切肿瘤实体部分，并电灼肿瘤基底的硬膜，达到脑膜瘤切除级别的辛普森Ⅱ级切除（整切除脑膜瘤，脑膜瘤附着的脑膜用电凝等方式进行处理），术中出血约200 ml，术后顺利拔除气管插管并转回普通病房。

（2）术后予以预防感染、对症、营养神经等治疗。

（3）术后症状改善：患者术后第2天自觉头部胀痛较术前明显缓解，且右眼视力较术前改善，可数指，其余无新发神经功能障碍。

【出乎意料的最终病理结果】

最终病理：高度恶性小圆细胞肿瘤（图6-13），形态、免疫组化及分子病理符合尤文肉瘤。

免疫组化染色结果：CK（-）、EMA（-）、PR（-）、NSE（-）、S-100（-）、CD99（+）、FLI-1（弱+）、Ki-67 60%+、P53（野生型）、GFAP（-）、LCA（-）、NKX2.2（+）、CgA（-）、Syn（-）。

分子病理结果：EWSR1（22q12）基因断裂重排阳性，EWS-FLI1融合。

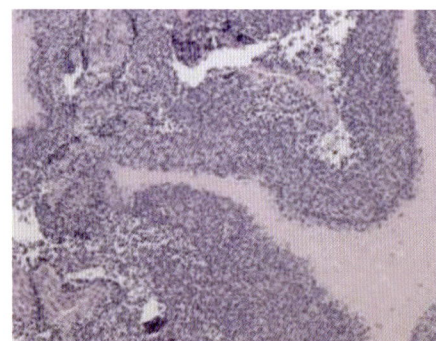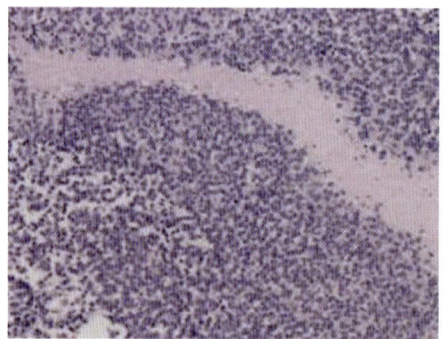

图6-13 术后病理HE染色图片

【诊治难点】

（1）尤文肉瘤属于高度恶性肿瘤，生长迅速，存在局部复发和远处转移的可能，可经血液转移至肺、肝，亦可转移至淋巴结，常预后差。

（2）术中病理和术后病理不一致，虽然术中尽可能保留了蛛网膜的完整性，但仍存在术后肿瘤经过脑脊液发生中枢播散的风险；在手术时，颅内的尤文肉瘤和其他四肢及颅骨的尤文肉瘤手术策略不同，无法完全做到不经瘤手术，也无法做到扩大切除及反复手术切除，这也大大增加了手术治疗颅内原发尤文肉瘤的局限性。

（3）尤文肉瘤在成人属于罕见肿瘤，而颅内原发的尤文肉瘤则更罕见，国内文献中均缺乏治疗原发颅内尤文肉瘤的经验。

【第二轮MDT专家会诊】

1. 病理科会诊意见 尤文肉瘤/原始神经外胚层肿瘤（Ewing's sarcoma and peripheral primitive neuroectodermal tumor，EWS/pPNET）是起源于神经外胚层、高度恶性的小圆细胞肿瘤，部分瘤组织内可见Homer-Wright菊形团或Flexner-Wintersteiner菊形团结构。免疫组织化学检测MIC基因产物CD99表达率高，具有相对特异性。细胞遗传学方面，EWS/PNET有t（11；22）（q24；q12）、t（21；22）（q22；q12）和t（7；22）（q22；q12）染色体异位，并认为是该类肿瘤特有的细胞遗传学表现，位于22q12的*EWS*基因与11q24的*FLI1*基因或21q22上的*ERG*基因异位，分别形成*EWS-FLI1*和*EWS-ERG*融合基因。特异性染色体异位及其融合基因检测为明确诊断的"金标准"，本例患者的形态、免疫组化及分子病理检查符合尤文肉瘤表现，可见*EWS-FLI1*融合基因形成。

2. 神经外科会诊意见　原发性颅内尤文肉瘤在临床上比较罕见，具有非特异性的临床表现和影像学特征，主要依靠病理明确诊断。此肿瘤目前尚没有统一的治疗方法，主要是手术联合放、化疗的综合治疗。EWS/pPNET 是具有高度侵袭性的恶性肿瘤，生长迅速，可局部复发和远处转移，多经血液转移至肺、肝，亦可转移至淋巴结。患者预后不良，5 年生存率为 20%~30%。早期报道的尤文肉瘤影响中枢神经系统的存活率为 6 个月到 3 年。颅内原发 EWS/pPNET 的报道罕见，有文献报道经过 6~20 个月不等（平均 12 个月）的随访，患者生存率为 72%，更有生存期长达 20 年的报道，这些患者的肿瘤均相对表浅、体积小且不邻近重要结构，均做到了完全或接近完全切除。患者的预后取决于以下几个因素：肿瘤的位置，切除的范围，有无放、化疗，是否有 EWS-FLI1 融合基因等。本患者术后基本做到了完全切除，术后分子病理提示存在 EWS-FLI1 融合基因，需要肿瘤内科及放疗科进一步评估放化疗的指征、时机及方案。

3. 肿瘤内科会诊意见　EWS 的治疗包括最大限度的手术切除、化疗和局部放疗。目前有文献表明，接受手术和化疗的患者有更好的结局，生存率为 84%，而未接受辅助化疗的患者只有 53% 的生存率。目前 EWS 的一线化疗包括长春新碱、阿霉素和环磷酰胺，交替使用异环磷酰胺和足叶乙甙，化疗方案包括 VDC 方案（长春新碱 - 阿霉素 - 环磷酰胺）和 VIDE 方案（长春新碱 - 异环磷酰胺 - 阿霉素 - 依托泊）。此外，分子靶向治疗可作为尤文肉瘤治疗的新途径，由于该患者肿瘤存在 EWS-FLI1 融合基因，可采用组蛋白赖氨酸特异性脱甲基酶 1 抑制剂。颅内原发的 EWS 缺少相关化疗经验，此例患者参考外周 EWS 最常用的 VDC 方案进行化疗，并个体化调整药物剂量，条件允许可试用分子靶向治疗，化疗应在患者机体状态允许下尽快进行。

4. 肿瘤放疗科会诊意见　手术切除的彻底性直接影响患者预后。研究表明，尤文肉瘤患者的 5 年总生存率约 75%，转移性尤文肉瘤患者 5 年总生存率较低，约 30%。治疗方面，目前常采用局部手术，结合术后化疗和放疗的综合性治疗，综合治疗已使尤文肉瘤生存率从不足 10% 提高至 30%~40%；此患者符合放疗指征，常规放疗通常给予 36~60 Gy 的剂量；病灶内切除后给予 60 Gy。鉴于患者手术中肿瘤切除彻底，且位于颅内，建议可采用立体定向术区局灶性放疗，给予 36Gy 剂量。可于术后 3 周进行。

5. 中医科会诊意见　本病可归属于中医的"骨疽""石疽"等病范畴。本病在内外病因相互作用下，即先天禀赋不足，肾气亏损，骨髓空虚，复感邪毒，乘虚侵入，毒攻于内，或情志饮食所伤，邪毒内生，流注于筋骨，腐骨蚀络，聚结成瘤，伏骨而生。本病在脏属肾，还与脾胃虚弱有关。若脾不健运，气血生化无源，则无从生精化髓，致骨弱易断，水湿不化，可聚结成痰。故治本病在攻邪的同时要重视培补脾肾，以固根本。如后期行化疗，考虑化疗药物多属细胞毒性物质，进入体内最伤胃气，致胃气失和，胃气上逆而呕吐，且采用手术、化疗等攻伐手段后，泱伤先天之阳，后天脾胃亦受损，气血不足，脾肾阳虚，气血运行不畅，痰湿瘀血等有形之邪暗生，虚、郁内滞，生化乏源，病位在脾胃，与肝相关。中医可协助把握围化疗期患者整体状态，注重后天之本，对症施治。

◆ **MDT 会诊意见总结**

术后患者病情平稳，伤口愈合良好，机体状态允许时，应尽快进行放化疗，并辅助中医治疗。

【第二轮 MDT 会诊后医患沟通】

第二轮 MDT 会诊后，术者及管床医生充分告知患者及家属 MDT 会诊意见，患者及家属表示接受放射治疗、化学治疗及中医辅助治疗。

【第二轮 MDT 会诊后治疗】

患者术后 3 周于肿瘤放疗科进行立体定向病灶及周围局部放疗，放射剂量 36 Gy，并接受了 VDC 化疗方案，进行了中医辅助治疗。

术后随访：患者术后第 1 年内每 3 个月随访一次，此后每半年随访一次，每次于门诊进行病史问询及体格检查，并完善颅脑增强 MRI 检查。术后 1 年视力视野恢复正常，视神经盘水肿消失（图6-14），Foster-Kennedy综合征的表现消失。目前随访50个月，未见复发及转移（图6-15，图6-16）。

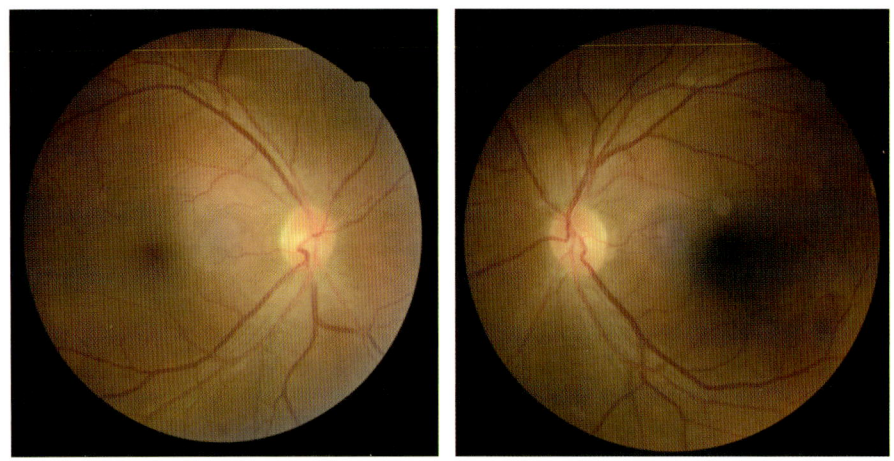

图6-14　术后1年眼底照相

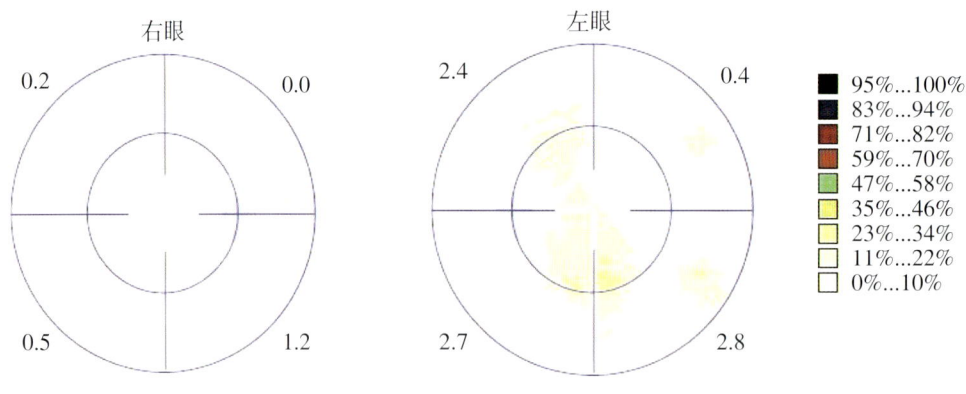

图6-15　术后1年复查视野图

三、诊治要点总结

1. 尤文肉瘤诊治的临床特点及诊疗现状　尤文肉瘤/原始神经外胚层肿瘤（Ewing's sarcoma and peripheral primitive neuroectodermal tumor，EWS/pPNET）是起源于神经外胚层、高度恶性的小圆细胞肿瘤，具有多向分化潜能[1]。主要好发于15～25岁，男性略多于女性，大多来源于长骨、骨盆及软组织。EWS/pPNET是具有高度侵袭性的恶性肿瘤，生长迅速，可局部复发和远处转移，多经血液转移至肺、肝，亦可转移至淋巴结。患者预后不良，5年生存率为20%～30%[2-3]。

EWS的诊断依赖于病理，特异性染色体异位及其融合基因检测为明确诊断的"金标准"。病理组织形态学呈多样性，由小圆细胞组成，分叶状，细胞大小较一致，无明显胞浆，胞质稀少，多呈弱酸性染色，细胞核呈不规则形，核染色深，核质比例高，核仁较小，不明显，核分裂象不常见；可见索形瘤细胞区域，偶见瘤细胞呈横纹肌样或浆细胞样，瘤细胞呈边界不甚清楚的小巢状或片状排列，少数呈弥漫性密集排列。部分瘤组织内可见Homer-Wright菊形团或Flexner-Wintersteiner菊形团结构。肿瘤组织间为纤维血管，部分区域血管增生似肾小球结构，

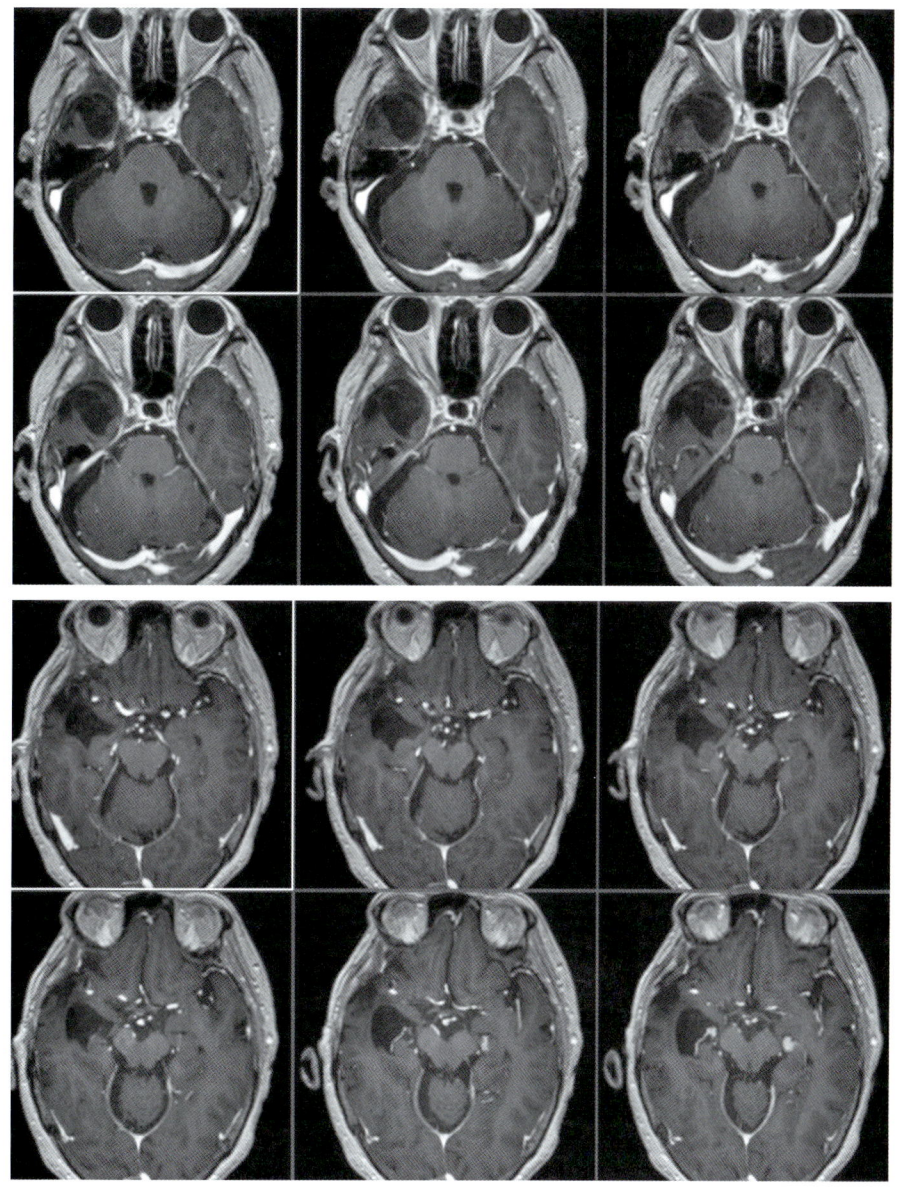

图 6-16　术后 48 个月颅脑 MRI 增强扫描未见肿瘤复发

常见出血、坏死及囊性变，可见线状、乳头状、列兵状、腺样等特殊结构[4-6]。免疫组织化学检测 *MIC* 基因产物 CD99 在 EWS/PNET 患者中表达率高，具有相对特异性，其他标记物如 Actin、HMB45、CD45、CD3 和 CD20 等不表达，可与小细胞肺癌细胞、发生于结外的非霍奇金恶性淋巴瘤细胞、神经母细胞瘤、小细胞血管肉瘤、无色素小细胞黑色素瘤、横纹肌肉瘤和非典型畸胎瘤/横纹肌样肿瘤、未分化滑膜肉瘤、圆细胞脂肪肉瘤等小圆细胞恶性肿瘤鉴别[6,7]。细胞遗传学研究发现，EWS/PNET 有 t（11；22）(q24；q12)、t（21；22）(q22；q12) 和 t（7；22）(q22；q12）染色体异位，并认为是该类肿瘤特有的细胞遗传学表现，位于 22q12 的 *EWS* 基因与位于 11q24 的 *FL11* 基因或 21q22 上的 *ERG* 基因异位，分别形成 *EWS-FL11* 和 *EWS-ERG* 融合基因[7-9]。

目前，EWS 的治疗并无统一标准，主要治疗包括最大限度的手术切除，联合放、化疗的综合治疗[2-3,10]。手术切除的彻底性直接影响患者预后。在可行的情况下，应尝试进行积极的、完全的切除。有研究证实，肿瘤全切的患者相较未能全切的患者预后更好[11]。目前 EWS 的一线化疗包括长春新碱、阿霉素和环磷酰胺，交替使用异环磷酰胺和足叶乙甙[2-3]。目前的治疗方案包括长春新碱 - 阿霉素 - 环磷酰胺的 VDC 方案和长春新碱 - 异环磷酰胺 - 阿霉素 - 依托泊苷的

VIDE 方案[2-3]。研究证实，接受手术和化疗的患者有更好的结局，生存率为 84%，而未接受辅助化疗的患者只有 53% 的生存率[12]。①新诊断无远处转移的肿瘤：术后有大体残留或镜下残留、术中肿瘤污染、淋巴结或胸膜转移时给予局部放射治疗，也可用于有可能完全切除肿物时的术前放疗，剂量一般为 45 Gy，起源于骨外软组织、无骨骼受累的 ES 为 50.4 Gy，根据患者情况分次进行[2]。②新诊断有远处转移的肿瘤：美国 COG 方案与疗程 5 同时开始，考虑到国内现状，可在第 5 疗程结束后开始放疗，后续化疗适当推迟。骨及软组织残留病变放疗剂量一般为 55.8 Gy，分 31 次，镜下残留 50.4 Gy，分 28 次，椎骨受累 45 Gy，分 25 次，淋巴结转移切除后 50.4 Gy，分 28 次，未切除 55.8 Gy[2]。随着对尤文肉瘤发生、发展和转移机制的深入研究，尤文肉瘤的分子靶向治疗逐渐成为研究新热点。目前主要集中在靶向沉默 *EWS/FLI-1* 融合基因、靶向阻滞胰岛素样因子受体、靶向抑制受体酪氨酸激酶、抗血管生成等方面。但是，目前尤文肉瘤的治疗仍然以化疗为主，靶向治疗以及免疫治疗的单药治疗的临床试验基本均以失败告终，建议如果尝试靶向或免疫治疗，以联合化疗的综合治疗为主[2]。

2. 颅内原发尤文肉瘤的诊疗　只有不到 4% 的尤文肉瘤原发于颅内[2-3,13]。通常位于顶骨及额骨，也有原发于颅底的尤文肉瘤。颅内骨外的尤文肉瘤更为罕见，只存在个案报道[13]。颅内 EWS/pPNET 最常见的首发症状是癫痫，随后出现颅内压升高的症状和体征，包括头痛、恶心呕吐、神经功能缺损和意识水平下降等。影像学上表现为明显的占位性病变，边界清楚，常累及硬脑膜或骨，类似脑膜瘤的外观。典型的 MRI 表现是 T1 加权像和 T2 加权像低 / 等强度强化，强化可以是均匀的，也可以是不均匀的，伴有明显的瘤周水肿或脑移位，并有广泛的硬脑膜附着，鉴于此特点，可能难以将该病与脑膜瘤相区别。由于这些非特异性和可变的放射学特征，做出确定性的放射诊断是困难的。

由于组织学相似，颅内 EWS/pPNET 可能被误诊为淋巴瘤、横纹肌肉瘤、恶性脑膜瘤或不典型畸胎样 / 横纹肌样肿瘤等。另外，需要与中枢原始神经外胚层肿瘤（central primitive neuroectodermal tumors，cPNET）相鉴别，推荐通过分子学检查来证实染色体 22q12 上的 EWSR1 是否存在特征性的基因重排。

关于颅内 EWS/pPNET 的治疗，由于病例罕见，目前尚没有统一的治疗方法，且经验有限，主要参考外周 EWS/pPNET 的治疗，采用手术联合放、化疗的综合治疗。建议术后常规化疗，方案参考外周尤文肉瘤，术后一般建议接受局部放射治疗，常规放疗通常给予 36～60 Gy 的剂量；不完全切除的给予 36～54 Gy 的剂量；病灶内切除后给予 60 Gy。有研究证实了放化疗联合治疗在未完全切除的原发性颅内 EWS/pPNET 患者中的有效应用价值[14]。

早期报道的尤文肉瘤影响中枢神经系统的存活率为 6 个月到 3 年[15]。然而，颅内原发 EWS/pPNET 的预后一般较其他部位起源的预后好，这可能是由于颅内原发 EWS/pPNET 容易完全或接近完全切除。有文献报道，经过 6～20 个月不等（平均 12 个月）的随访，患者生存率为 72%，更有生存期长达 20 年的报道[16]。患者的预后取决于几个因素，包括肿瘤的位置，切除的范围，有无放、化疗，是否有 *EWS-FLI1* 融合基因等[2-3,17]。

3. 颅内原发尤文肉瘤的多学科诊治　目前虽然无针对颅内原发尤文肉瘤的国内外指南或共识，但根据国内外少见的报道及本例经验，颅内原发尤文肉瘤的诊治方案通过多学科会诊模式制定，能够获得较理想的治疗效果。其中，相关的科室包括神经外科、肿瘤内科、肿瘤放疗科、影像科、病理科、中医科，如病变广泛累及颅骨及颌面部，尚需口腔颌面外科、整形外科、耳鼻喉科、眼科等的参与。其他相关科室包括麻醉科、疼痛科、营养科、介入血管外科、核医学科、超声科、分子检验科等。

参考文献

[1] Antunes N L, Lellouch-Tubiana A, Kalifa C, et al. Intracranial ewing sarcoma/peripheralprimitive neuroectodermal tumor of dural origin with moleculargenetic confirmation. J Neurooncol, 2001, 51 (1): 51-56.

[2] 中华人民共和国国家卫生健康委员会. 儿童及青少年尤文肉瘤诊疗规范(2019年版).

[3] Gupta A, Riedel R F, Shah C, et al. Consensus recommendations in the management of Ewing sarcoma from the National Ewing Sarcoma Tumor Board. Cancer, 2023, 129 (21): 3363-3371.

[4] Delattre O, Zucman J, Melot T, et al. The Ewing family of tumors—A subgroup of small-round-cell tumors defined by specific chimeric transcripts. N Engl J Med, 1994, 331 (5): 294-299.

[5] Sato S, Mitsuyama T, Ishii A, et al. Multiple primary cranial Ewings sarcoma in adulthood. Neurosurgery, 2009, 64 (2): E384-E386.

[6] Desai K I, Nadkarni T D, Goel A, et al. Primary Ewing's sarcoma of the cranium. Neurosurgery, 2000, 46 (1): 62-69.

[7] Devaney K, Abbondanzo S L, Shekitka K M, et al. MIC2 detection in tumors of bone and adjacent soft tissues. Clin Orthop Relat Res, 1995, 310: 176-187.

[8] Llombart-Bosch A, Lacombe M J, Contesso G, et al. Small round blue cell sarcoma of bone mimicking atypical Ewing's sarcoma with neuroectodermal features. An analysis of five cases with immunohistochemical and electron microscopic support. Cancer, 1987, 60: 1570-1582.

[9] Li Y, Tanaka K, Fan X. Inhibition of the transcriptional function of p53 by EWS-Fli1 chimeric protein in Ewing Family Tumors. Cancer Lett, 2010, 294 (1): 57-65.

[10] Choudhury K B, Sharma S, Kothari R. Primary extraosseus intracranial Ewing's sarcoma: case report and literature review. Indian J Med Pediatr Oncol, 2011, 32 (2): 118-121.

[11] Abad Cherif El Asri. Primary intracranial pPNET/Ewing's sarcoma: diagnosis, management and prognosticfactors dilemma; a systematic review of the literature. World Neurosurgery, 2018, 115: 346-356.

[12] Ibrahim G M, Fallah A, Shahideh M, et al. Primary Ewing's sarcoma affecting the central nervous system: a review and proposed prognostic considerations. J Clin Neurosci, 2012, 19 (2): 203-209.

[13] Tanboon J, Sitthinamsuwan B, Paruang T, et al. Primary intracranial Ewing sarcoma with an unusually aggressivecourse: a case report and review of the literature. Neuropathology, 2012, 32 (3): 293-300.

[14] Fiorillo A, Tranfa F, Canale G. Primary Ewing's sarcoma of the maxilla, a rare and curable localization report of two new cases, successfully treated by radiotherapy and systemic chemotherapy. Cancer Lett, 1996, 103 (2): 177-182.

[15] Rosen G, Wollner N, Tan C. Proceedings: disease-free survival in children with Ewing's sarcoma treated with radiation therapy and adjuvant four-drug sequential chemotherapy. Cancer, 1974, 33: 384-393.

[16] Abad Cherif El Asri. Primary intracranial pPNET/Ewing's sarcoma: diagnosis, management and prognosticfactors dilemma; a systematic review of the literature. World Neurosurgery, 2018, 115: 346-356.

[17] Alava E, Kawai A, Healey JH. EWS-FLI1 fusion transcript structure is anindependent determinant of prognosis in Ewing's sarcoma. J Clin Oncol, 1998, 16 (4): 1248-1255.

(吴 超 司 雨 刘 彬 林国中 贺慧颖 杨 军 马长城)

第三节　一例少突胶质细胞瘤的 MDT

一、病史简介

1. 主诉 + 现病史

37 岁女性。

主诉：头部胀痛 3 个月。

现病史：3 个月前患者无明显诱因出现头部胀痛，位于眶后部，VAS 评分为 5～6 分，间断发作，晨起较重，劳累后加重，休息后可稍缓解。伴恶心，无呕吐，不伴肢体无力、抽搐、视物模糊、黑矇、言语障碍等不适。就诊于外院，完善颅脑增强磁共振提示左侧额叶局部皮质髓质分界不清，增强可见轻度强化，考虑胶质瘤。为行进一步诊治，门诊以"颅内占位性病变（额叶，左侧）：胶质瘤可能"收入病房。患者自发病以来神志清，精神好，饮食、睡眠可，二便正常，体重未见明显变化。

2. 既往史　否认肝炎、结核、疟疾等传染病史。否认高血压、糖尿病、心脏病、脑血管病史。否认手术、外伤、输血史。否认精神疾病。否认食物、药物过敏史。

3. 个人史　无吸烟、饮酒史。无其他不良嗜好。

4. 婚育史　30 岁结婚，配偶体健，夫妻关系和睦。孕 2 剖 2，2 女体健。

5. 月经史　初潮 15 岁，每次持续 5 天，周期 28 天，末次月经时间 2022 年 7 月 11 日。月经量中等，颜色暗红，偶有血块，无痛经史。

6. 家族史　父母体健，否认家族性遗传病史。

7. 入院查体　体温 36.5℃，脉搏 78 次 / 分，呼吸 18 次 / 分，血压 107/66 mmHg。发育正常，营养良好，正常面容，表情自如，自主体位，神志清楚，查体合作。全身皮肤、黏膜无黄染，无皮疹、皮下出血、皮下结节、瘢痕，毛发分布正常，皮下无水肿，无肝掌、蜘蛛痣。全身浅表淋巴结无肿大。头颅无畸形、压痛、包块。无眼睑水肿，结膜正常，眼球正常，巩膜无黄染，瞳孔等大等圆，对光反射正常，外耳道无异常分泌物，乳突无压痛，无听力粗试障碍。嗅觉正常。口唇无发绀，口腔黏膜正常。舌苔正常，伸舌无偏斜、震颤，齿龈正常，咽部黏膜正常，扁桃体无肿大。颈软无抵抗，颈动脉搏动正常，颈静脉正常，气管居中，肝颈静脉回流征阴性，甲状腺正常，无压痛、震颤、血管杂音。胸廓正常，胸骨无叩痛，乳房正常对称。呼吸运动正常，肋间隙正常，语颤正常。双肺叩诊清音，呼吸规整，双肺呼吸音清晰，双肺未闻及干、湿啰音，无胸膜摩擦音。心前区无隆起，心尖搏动正常，心浊音界正常，心率 78 次 / 分，律齐，各瓣膜听诊区未闻及杂音，无心包摩擦音。腹平坦，下腹有一长约 10 cm 横切口愈合瘢痕，无腹壁静脉曲张，腹部柔软，无压痛，无反跳痛，腹部无包块。肝、脾未触及，Murphy 征阴性，肾无叩击痛，无移动性浊音。肠鸣音正常，4 次 / 分。肛门及外生殖器未查。脊柱正常生理弯曲，四肢活动自如，无畸形、下肢静脉曲张、杵状指（趾），关节正常，下肢无水肿。四肢肌力、肌张力未见异常，双侧肱二、肱三头肌腱反射正常，双侧膝腱、跟腱反射正常，双侧 Babinski 征阴性。

8. 专科查体　意识清醒，言语流利，应答切题，理解力、记忆力、定向力、计算力正常。

(1) 脑神经

Ⅰ 嗅神经

　嗅觉：左侧正常；右侧正常

Ⅱ 视神经

视敏度：左侧正常；右侧正常

视野：左侧正常；右侧正常

眼底：左侧正常；右侧正常

Ⅲ动眼神经、Ⅳ滑车神经、Ⅵ展神经

　　眼睑下垂：左无；右无

　　眼球：正常、无偏斜

　　瞳孔大小：左侧3 mm；右侧3 mm；位置居中；形状为圆形

　　直接、间接对光反射：双侧灵敏

　　运动：各向充分

　　复视：无

　　眼球震颤：无

Ⅴ三叉神经

　　面部感觉：正常

　　角膜反射：左侧灵敏；右侧灵敏

　　运动：下颌无偏斜

　　咀嚼肌：左侧正常；右侧正常

　　下颌反射：存在

Ⅶ面神经

　　眼裂：左右对称

　　额纹：左右对称

　　鼻唇沟：左右相等

　　口角：左右相等

　　鼓气、示齿：左右相等

　　舌前2/3味觉：正常

Ⅷ前庭蜗神经

　　听力：左侧正常；右侧正常

　　Rinne试验：左侧：骨传导＞气传导　右侧：骨传导＞气传导

　　Weber试验：居中

Ⅸ舌咽神经、Ⅹ迷走神经

　　悬雍垂：居中　发音时软腭动作正常

　　咽反射：左侧正常；右侧正常

　　发音：正常

　　吞咽：正常

Ⅺ副神经

　　转颈、耸肩：正常

Ⅻ舌下神经

　　伸舌：居中　萎缩：左侧无；右侧无　舌肌纤动：左侧无；右侧无

（2）运动系统

肌肉萎缩：无　肥大：无

不自主运动：无

肌张力：正常

肌力：Ⅴ级

(3) 共济运动

步态：正常

指鼻试验：左侧正常；右侧正常

轮替动作：左侧正常；右侧正常

反弹现象：左侧正常；右侧正常

跟膝胫试验：左侧正常；右侧正常

闭目难立征：阴性

(4) 感觉功能

浅感觉：触觉 正常　痛觉 正常　温度觉 正常

深感觉：位置 正常　震动 正常

复杂感觉：形体辨别 正常　两点辨别觉 正常　定位觉 正常

(5) 生理反射

肱二头肌：左（++）；右（++）

肱三头肌：左（++）；右（++）

桡骨膜：左（++）；右（++）

膝：左（++）；右（++）

踝：左（++）；右（++）

腹：上、左（++）；右（++）；下、左（++）；右（++）

提睾反射：左（++）；右（++）

肛门：左（++）；右（++）

(6) 病理反射

Babinski 征：阴性

Oppenheim 征：阴性

Gordon 征：阴性

Chaddock 征：阴性

Hoffmann 征：阴性

9. 辅助检查（图 6-17）

(1) 颅脑 CT 平扫：左侧额叶局部大脑皮质似略增厚，其内见斑片状低密度影，边界模糊不清。

(2) 颅脑 MRI 平扫：左侧额叶见长 T1 长 T2 异常信号，边界不清，范围约 27 mm×31 mm×37 mm，病灶内见小囊变影。

(3) 颅脑增强 MRI：增强扫描未见明显强化，囊性部分亦未见明显强化。

10. 初步诊断

(1) 颅内占位性病变（额叶，左侧）：胶质瘤可能。

(2) 头痛。

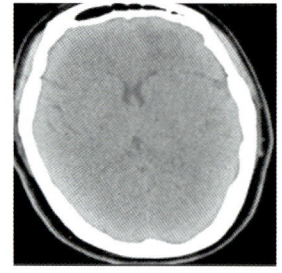 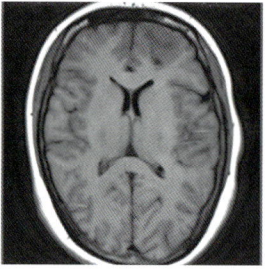 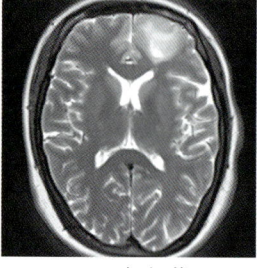 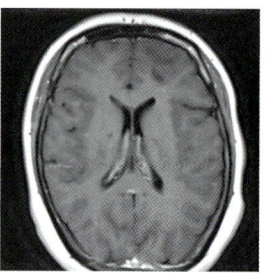

A. CT　　　　　　B. T1 加权像　　　　　C. T2 加权像　　　　　D. 增强 MRI

图 6-17　颅脑 CT 和 MRI 检查

11. 鉴别诊断

(1) 脑内转移性病变：脑内转移性病变以多发病变较为常见，多位于脑皮质下，大小不等，水肿程度不一，表现多样，多数为环状或结节样强化影。单发转移癌需要与高级别脑胶质瘤鉴别，影像学上可以根据病变大小、病变累及部位、增强表现，结合病史、年龄及相关其他辅助检查结果综合鉴别。

(2) 脑内感染性病变：脑内感染性病变，特别是脑脓肿，需与脑胶质瘤鉴别。两者均有水肿及占位征象，强化呈环形。脑脓肿的壁常较光滑，无壁结节，而高级别胶质瘤多呈菜花样强化，囊内信号混杂，可伴肿瘤卒中，低级别胶质瘤多无明显强化。

(3) 脑内脱髓鞘样病变：与脑胶质瘤易发生混淆的是肿瘤样脱髓鞘病变，增强扫描可见结节样强化影，诊断性治疗后复查，病变可明显缩小，易复发，实验室检查有助于鉴别诊断。

(4) 淋巴瘤：对于免疫功能正常的患者，淋巴瘤的 MRI 信号多较均匀，瘤内出血及坏死少见，增强呈明显均匀强化。

(5) 其他神经上皮来源肿瘤：包括中枢神经细胞瘤等，根据肿瘤发生部位、增强表现，鉴别诊断较容易。

二、诊治难点与 MDT 会诊

【诊治难点】

低级别胶质瘤由于影像学不典型，往往容易误诊为良性病变，延误诊治。本例患者以非特异性症状起病，没有癫痫发作病史。行颅脑磁共振检查发现左侧额叶椭圆形异常信号影，增强扫描未见明显强化，可疑为低级别胶质瘤。对于此类患者早期可实现颅内病变全部切除，但需警惕误诊的可能性。如果为良性病变，激进的手术治疗可能导致不必要的损伤，而且可能会导致新发的神经功能缺损症状。定期复查对于病变的判断会有帮助，但是也容易延误治疗，导致肿瘤的进展。此外，脑内发现异常病变的患者常有较沉重的心理负担，对生活及工作造成诸多不利影响，同时还存在癫痫可能性，在生活中存在安全隐患。本例患者的诊治难点在于病变的定性及综合治疗方案的制定，因此需要组织 MDT 专家会诊，讨论并制定最佳的个体化治疗方案。

【第一轮 MDT 专家会诊】

1. 影像科会诊意见　左侧额叶见长 T1 长 T2 异常信号，病变内可见小囊变，边界不清，范围约 27 mm×31 mm×37 mm，增强扫描病灶实性部分及囊性部分均未见明显强化，周围脑实质可见片状水肿带，脑室未见增宽，中线结构无明显偏移。DWI 提示左侧额叶椭圆形稍高信号。综合以上考虑低级别胶质瘤可能性大。

2. 肿瘤内科会诊意见　根据患者影像学检查特点，考虑低级别胶质瘤可能性大，但由于目前无病理结果，辅助治疗缺乏依据。建议先明确病理结果，根据病理类型决定后续治疗方案。

3. 神经外科会诊意见　结合患者临床表现及病变的影像学特征，考虑临床诊断为低级别胶质瘤。胶质瘤为弥漫性病变，早期手术可以取得较好的效果。手术不仅能明确病理性质，同时可以解除肿瘤的占位效应，缓解临床症状。目前病变主体位于左侧额叶，为非功能区，在神经导航及荧光素钠造影的辅助下，可以实现显微镜下肿瘤全切除。但左脑为优势半球，涉及语言、肢体运动等重要神经功能，术中需要电生理监测。术中损伤大血管可能导致脑梗死，术后可能会出现失语、肢体无力等情况，需向家属充分说明手术风险。

4. 肿瘤放疗科会诊意见　目前无病理结果，放射治疗缺乏依据。建议外科先行手术切除明确具体病理亚型，再针对性制定放疗方案。

5. 神经内科会诊意见　患者无发热病史，无脑膜刺激征，且化验检查未提示感染，故感染性病变可能性小。脑脊液化验结果均正常，故考虑脱髓鞘可能性较小。外科可行手术明确肿瘤病理。

6. 病理科会诊意见 请外科评估能否完整切除肿瘤,或可穿刺取病理。建议完善免疫组化、NGS 等检查,明确肿瘤的组织学类型及分子病理亚型,指导进一步治疗方案。

7. 康复医学科会诊意见 患者术前神经功能基本正常,但病变位于左额,术后可能会出现言语不利及肢体活动障碍等情况,根据术后情况,可行针对性康复治疗。

◆ **MDT 会诊意见总结**

患者临床疑诊低级别胶质瘤,肿瘤主体位于左侧额叶,手术受益较为明确,建议先行手术治疗。

【第一轮 MDT 会诊后医患沟通】

第一轮 MDT 会诊后,术者与主管医师充分告知患者及家属 MDT 会诊意见,患者及家属表示理解病情及手术风险,同意行开颅病变切除术。

【第一轮 MDT 会诊后治疗】

(1) 患者在全身麻醉下行神经导航及荧光素钠造影辅助左额开颅显微镜下病变切除术。术中探查情况:肿瘤呈灰白色,鱼肉状,质软,边界不清,血供丰富,荧光素钠造影未见明显显像,根据肿瘤质地沿肿瘤周边水肿带完整切除肿瘤。

(2) 术中冰冻病理提示:弥漫性胶质瘤。

(3) 术后复查颅脑 CT 及 MRI(图 6-18),证实肿瘤全切除,无术区渗血,骨瓣复位满意。

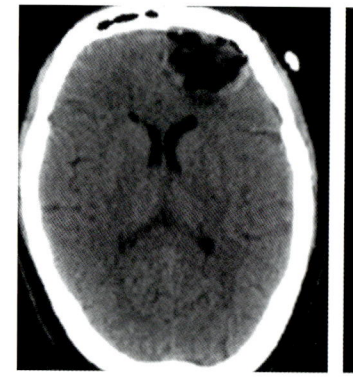 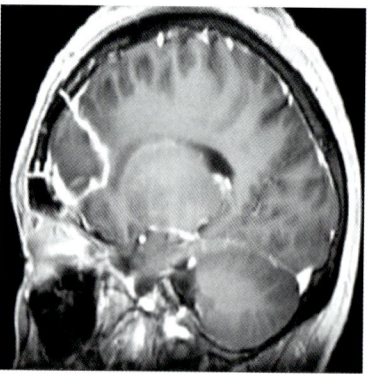 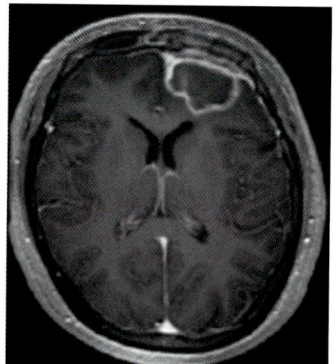

A. CT　　　　　　　　B. 矢状位增强 MRI　　　　　　C. 水平位增强 MRI

图 6-18　术后复查颅脑 CT 及 MRI

【诊治难点】

经过手术治疗,肿瘤完整切除,术后病理回报为低级别胶质瘤,患者后续综合治疗方案仍需要 MDT 会诊进行完善。

【第二轮 MDT 会诊意见】

1. 影像科会诊意见 手术治疗后复查颅脑影像提示颅内病变完全切除,无新发出血及脑水肿表现。

2. 病理科会诊意见 患者左额病变形态学符合弥漫性胶质瘤。免疫组化结果(图 6-19):GFAP 及 Olig-2 阳性,检出 *IDH1* 基因 R132H 突变,未检出 H3K27M 突变,Ki-67 指数约 5%,*P53* 为野生型,NF 及 CD34 阴性,无 ATRX 缺失。荧光原位杂交检出 1p 和 19q 均有杂合性缺失。基因检测结果:*IDH1* 基因检出 R132H 突变,*IDH2* 基因未检出突变,*TERT* 启动子区域检出 C228T 突变,检出 *MGMT* 基因甲基化。整合诊断考虑为:少突胶质细胞瘤(IDH 突变伴 1p/19q 共缺失),符合 WHO 2 级。

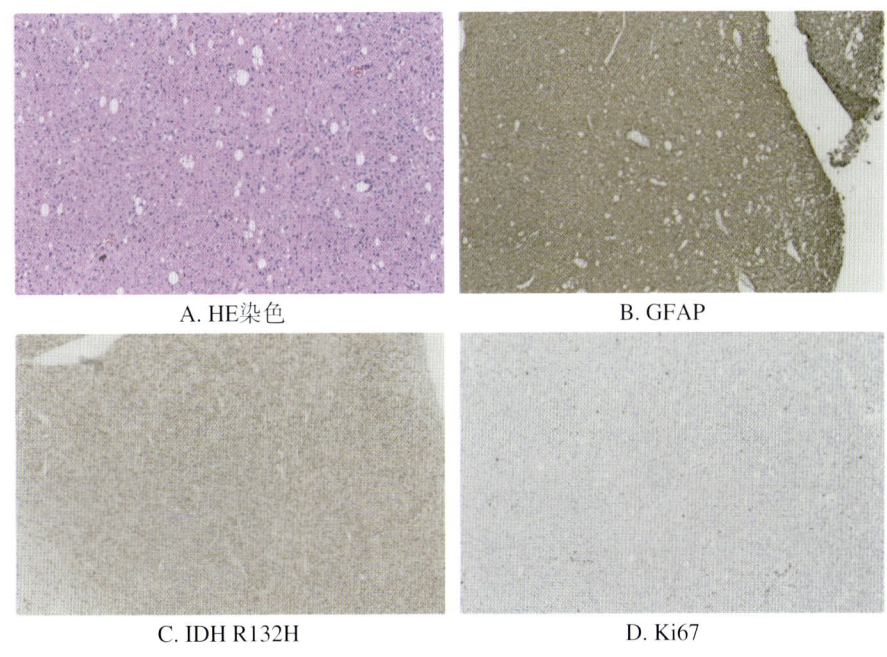

A. HE染色　　B. GFAP
C. IDH R132H　　D. Ki67

图 6-19　免疫组化结果

3. 肿瘤化疗科会诊意见　目前关于低级别胶质瘤的化疗争议较大,主要包括:化疗时机、化疗方案、化疗与放疗的次序等。根据目前循证医学证据,对于高危低级别胶质瘤患者,应积极考虑放疗联合化疗。推荐化疗方案包括:PCV 方案、替莫唑胺化疗、替莫唑胺同步和(或)辅助化疗。

4. 神经外科会诊意见　患者术后影像学评估提示肿瘤完全切除,患者临床症状明显缓解,伤口愈合良好,无新发神经功能障碍,可根据肿瘤化疗科及放疗科建议行后续综合治疗。

5. 肿瘤放疗科会诊意见　低级别胶质瘤术后的放疗适应证、最佳时机、放疗剂量等存在争议,目前通常根据患者预后风险高低来制订治疗策略。危险因素包括:年龄 ≥ 40 岁、肿瘤未全切除、肿瘤体积大、术前神经功能缺损、*IDH* 野生型等,属于预后不良因素。对于肿瘤未全切除或年龄 ≥ 40 岁的患者,推荐积极行早期治疗;对于年龄 < 40 岁且肿瘤全切除的患者,可选择密切观察,但应在综合考虑患者病情和分子病理后慎重决定。放疗剂量方面,推荐低级别胶质瘤放疗总剂量为 45～54 Gy,分次剂量 1.8～2.0 Gy。对于 *IDH* 野生型低级别胶质瘤需提高剂量到 59.4～60 Gy。随着适形调强放疗和分子分型在临床的普遍应用,适度提高放疗剂量有助于延长患者生存期,尤其对于分子病理定义的星形细胞瘤或 MGMT 启动子非甲基化的患者。分次剂量超过 2Gy 会增加发生远期认知障碍的风险。靶区规划方面,主要是根据手术前/后磁共振检查上的 T2-FLAIR 异常信号区域,正确区分肿瘤残留和术后改变尤其重要,推荐外扩 1～2 cm 作为低级别胶质瘤的放疗靶区。本次患者无高危因素,且手术切除彻底,放疗可不作为一线推荐治疗。

6. 康复医学科会诊意见　脑胶质瘤患者术后大多存在不同程度的生理功能和社会心理方面的障碍,这些障碍限制了患者的日常活动和社会参与度,降低了患者的生活质量。合理适度的康复治疗能够有效降低脑胶质瘤相关致残率,是脑胶质瘤临床管理中不可或缺的重要环节。此外,脑胶质瘤患者在整个疾病发展过程中需要全面的心理康复治疗,可以有效减轻脑胶质瘤患者的症状负担,并改善患者及看护人员的生活质量。对于胶质瘤患者的康复治疗,目前推荐采用国内已广泛应用的三级康复体系:一级康复指患者早期在神经外科病房的早期康复治疗,是神经外科医师在术后针对患者术后可能的并发症及功能障碍进行的康复活动指导,推荐在患者接受手术或其他治疗后，生命体征稳定的情况下早期进行；二级康复是指患者转入综合医院康复病房或专业康复机构后进行的康复治疗；三级康复指患者在社区或家中继续进行的康复治疗。如患者机体功能恢复相对较好，可由康复医师对患者及家属进行康复教育，使患者在家自行进行康复锻炼。本病例患者术后存在焦虑情绪，可通过心理干预的方法来缓解，同时兼顾对患者家属的心理支持。

◆ **MDT 会诊意见总结**

手术治疗顺利，颅内肿瘤切除完全，无高危因素，可行替莫唑胺化疗并定期复查，密切观察有无肿瘤复发。

【第二轮 MDT 会诊后医患沟通】

第二轮 MDT 会诊后，术者及管床医生充分告知患者及家属 MDT 会诊意见，患者及家属表示患者在手术治疗后症状明显缓解，同意行替莫唑胺化疗。

【第二轮 MDT 会诊后治疗】

1. 化疗方案　替莫唑胺每日 1 次，每次 75 mg/m^2，连用 21 天，每 28 天 1 个周期，共计 6 个周期。

2. 随访　患者术后半年每 3 个月随访一次，此后每半年随访一次，每次于门诊进行病史询问及体格检查，完善颅脑增强 MRI，目前随访 15 个月，无癫痫发作，无新发神经功能障碍，影像学检查未见肿瘤复发。

三、诊治要点总结

1. 低级别胶质瘤的诊治现状简介　低级别脑胶质瘤约占脑胶质瘤的 30%，患者的发病年龄比高级别脑胶质瘤小，常位于或靠近重要功能区，如运动、语言、视空间和记忆。对于弥漫性低级别脑胶质瘤，强烈推荐最大范围安全切除肿瘤[1]。新型手术辅助技术可以有效提高患者影像学的肿瘤全切率，减低术后永久性神经功能障碍的发生率[2-3]。唤醒手术技术扩大了在脑功能区实施手术的指征。针对非功能区或邻近功能区的低级别脑胶质瘤，脑功能定位技术可以识别与关键脑功能有关的皮质和皮质下结构，使手术切除范围扩大到重要功能结构的邻界，以实现低级别脑胶质瘤的最大范围安全切除[4]。

2. 多模态影像融合及增强/混合现实技术在脑胶质瘤中的应用　经过多年医学和理工学科的交叉融合、创新发展，三维可视化、分子荧光成像、红外及电磁手术导航、增强现实及混合现实导航等多种数字化精准神经外科技术在脑胶质瘤诊疗工作中得到了广泛应用，为疾病的诊断和治疗提供了新模式，显著提高了肿瘤全切率并改善了疾病预后[5]。

3. 脑胶质瘤的分子病理诊断　分子遗传学和分子生物学技术的进展，将胶质瘤的诊治深入到了分子水平。目前已发现一系列有助于脑胶质瘤临床诊断和预后判断的分子标志物。越来越多的证据表明，组织特征相同或相似的胶质瘤可以具有不同的分子遗传学背景，导致 WHO 分级相同的个体间预后有着较大差异。基于肿瘤遗传学水平的分子病理分型能够更准确地判断临床预后。另外，这些新近发现的分子标志物也有可能成为未来治疗的新靶点。除了种族、性别、年龄、生活习惯等临床常见因素，分子标志物的筛查对临床诊疗具有同样重要的意义[6]。

4. 脑胶质瘤的免疫治疗　随着免疫治疗在其他肿瘤治疗中取得良好的进展，也有很多研究将其深入到胶质瘤领域，包括肿瘤疫苗治疗[7]、免疫检查点治疗[8]、细胞免疫治疗[9]。虽然目前免疫治疗在胶质瘤中的表现并不令人满意，但是随着研究的深入，免疫治疗可能是未来胶质瘤治疗的重要突破点。

5. 脑胶质瘤诊治的多学科会诊模式　胶质瘤 MDT 是根据不同胶质瘤患者的疾病状况和各方面的实际情况，由多个相关学科专业人员共同讨论，综合不同学科的专业意见，作出诊断并制定治疗方案，定期进行疗效评估，根据评估结果不断调整诊疗方案，以期取得最佳疗效的诊疗模式,旨在为胶质瘤患者提供个体化、综合性的诊疗服务[10]。脑胶质瘤MDT的目标是整合神经肿瘤相关多学科优势,以患者为中心,提供一站式医疗服务,实现最佳序贯治疗。

胶质瘤MDT由神经外科、病理科、影像科、肿瘤化疗科、肿瘤放疗科、康复科组成核心团队,根据疾病诊治的不同阶段,以关键临床问题为导向,讨论制订综合治疗方案,MDT的实施可以显著改善胶质瘤患者的临床预后。

参考文献

[1] McGirt M, Chaichana K, Attenello F, et al. Extent of surgical resection is independently associated with survival in patients with hemispheric infiltrating low-grade gliomas. Neurosurgery, 2008, 63 (4): 700-707.

[2] Duffau H. Is supratotal resection of glioblastoma in noneloquent areas possible? World Neurosurg, 2014, 82 (1-2): e101-103.

[3] Wu J, Gong X, Song Y, et al. 3.0-T intraoperative magnetic resonance imaging-guided resection in cerebral glioma surgery: interim analysis of a prospective, randomized, triple-blind, parallel-controlled trial. Neurosurgery, 2014, 61 (Suppl 1): 145-154.

[4] 中国脑胶质瘤协作组(CGCG). 成人幕上低级别胶质瘤的手术治疗指南. 中华神经外科杂志, 2016, 32 (7): 652-658.

[5] 陈素华, 杨军, 陈新, 等. 多模态影像三维重建联合神经导航在功能区胶质瘤手术中的应用. 中华神经外科杂志, 2021, 37 (9): 6.

[6] 中国脑胶质瘤协作组, 中国脑胶质瘤基因组图谱计划. 中国脑胶质瘤分子诊疗指南. 中华神经外科杂志, 2014, 30 (5): 10.

[7] Hamad A, Yusubalieva G M, Baklaushev V P, et al. Recent developments in glioblastoma therapy: oncolytic viruses and emerging future strategies. Viruses, 2023, 15 (2): 547.

[8] Ghouzlani A, Kandoussi S, Tall M, et al. Immune checkpoint inhibitors in human glioma microenvironment. Front Immunol, 2021, 12: 679425.

[9] Angom R S, Nakka N M R, Bhattacharya S. Advances in glioblastoma therapy: an update on current approaches. Brain Sci, 2023, 13 (11): 1536.

[10] 国家卫生健康委员会医政医管局, 中国抗癌协会脑胶质瘤专业委员会, 中国医师协会脑胶质瘤专业委员会, 等. 脑胶质瘤诊疗指南(2022版). 中华神经外科杂志, 2022, 38 (8): 21.

(杨辰龙 杨 军 肖 宇 曾飘娥 姜玉良 贺慧颖)

第七章　整形外科 MDT 病例

第一节　一例头部高流量动静脉畸形的 MDT

一、病史简介

1. 主诉 + 现病史

34 岁男性。

主诉：头部皮下隆起伴头皮反复感染破溃 6 年余。

现病史：6 年前患者无意间发现左头顶部皮下隆起，随时间进展，隆起呈进行性加重，面积变大并波及左侧顶部、左侧颞部及后枕部，同时隆起区域头皮反复出现局部感染破溃情况，直径范围约为 6.0 cm，遂就诊于当地医院神经外科，诊断为"头皮动静脉瘘"，未予特殊治疗。2 年前于北京某医院神经外科就诊，行"头皮动静脉畸形栓塞术"，术后即刻头部隆起明显改善，但术后 1 个月隆起症状再次出现。此后患者头部皮下隆起症状进行性发展，直径范围约为 11.0 cm，并伴有局部搏动感，病变区域头皮间断出现感染破溃，自行外用药物治疗（红霉素软膏、莫匹罗星软膏、左氧氟沙星软膏等）。4 个月前头皮反复感染破溃，就诊于我院，诊断为"穿掘性毛囊炎"，予以抗感染治疗，院外就诊于乡镇卫生院服用中药及毛囊炎引流治疗，明显改善，停用中药后毛囊炎再次复发。现为进一步诊治入院。患者自发病以来，精神可，睡眠可，饮食可，二便正常，体重无明显变化。

2. 既往史　否认肝炎、结核、疟疾病史，否认高血压、心脏病史，否认糖尿病、脑血管疾病、精神疾病史，否认外伤、输血史，约 3 年前饮牛奶后腹泻，在当地医院行过敏原检测提示对牛奶过敏，否认药物过敏史，预防接种史不详。

3. 个人史　无吸烟、饮酒史。无其他不良嗜好。

4. 婚育史　已婚未育，配偶体健。

5. 家族史　否认家族性遗传病史。

6. 入院查体　T 36.8℃，P 74 次/分，R 12 次/分，BP 126/82 mmHg。发育正常，营养良好，正常面容，表情自如，自主体位，神志清楚，查体合作。全身皮肤、黏膜无黄染，无皮疹、皮下出血、皮下结节，左头顶部、左颞部及枕部散在片状头发脱落，皮下无水肿，无肝掌、蜘蛛痣。全身浅表淋巴结无肿大。头颅情况详见专科检查。无眼睑水肿，结膜正常，眼球正常，巩膜无黄染，瞳孔等大等圆，对光反射正常，外耳道无异常分泌物，乳突无压痛，无听力粗试障碍。嗅觉正常。口唇无发绀，口腔黏膜正常。舌苔正常，伸舌无偏斜、震颤，齿龈正常，咽部黏膜正常，扁桃体无肿大。颈软无抵抗，颈动脉搏动正常，颈静脉正常，气管居中，肝颈静脉回流征阴性，甲状腺正常，无压痛、震颤、血管杂音。胸廓正常，胸骨无叩痛，呼吸运动正常，肋间隙正常，语颤正常。双肺叩诊清音，呼吸规整，双肺呼吸音清晰，无胸膜摩擦音。心前区无隆起，心尖搏动正常，心浊音界正常，心率 74 次/分，律齐，各瓣膜听诊区未闻及杂音，无心包摩擦音。腹平坦，无腹壁静脉曲张，腹部柔软，无压痛、反跳痛，腹部无包块。肝、脾未触及，Murphy

征阴性，肾无叩击痛，无移动性浊音。肠鸣音正常，4次/分。肛门及外生殖器未查。脊柱正常生理弯曲，四肢活动自如，无畸形、下肢静脉曲张、杵状指（趾），关节正常，下肢无水肿。四肢肌力、肌张力未见异常，双侧肱二、肱三头肌腱反射正常，双侧膝腱、跟腱反射正常，双侧Babinski征阴性。

7. 专科查体 左侧头顶部、左侧颞部及后枕部可见组织不规则隆起，主要集中于左侧颞顶部，大小约13.0 cm×4.5 cm，病变区域散在瘢痕性秃发及散在毛囊炎性反应变化。隆起区域触之质软，皮温高，顶部及枕部可扪及搏动感，局部压之有脓性分泌物渗出。顶部及枕部听诊可闻及血管杂音。

8. 辅助检查 完善超声、颅脑增强MRI、头颅CTA以及DSA检查，提示头部皮下高流量动静脉畸形，病变分布于两侧顶部、枕部及左侧额颞部头皮下，双枕动脉及颞浅动脉主要参与畸形血管团供血（图7-1）。

9. 初步诊断
（1）头皮动静脉畸形。
（2）穿掘性毛囊炎。

二、诊治难点与MDT会诊

【MDT专家会诊】

1. 皮肤科会诊意见 患者穿掘性毛囊炎诊断明确，且穿掘性毛囊炎属于免疫性疾病，可伴有感染破溃，病情较易反复，建议经系统性治疗控制感染，为后续手术创造有利的局部条件，可行盐酸米诺环素口服6～8周，盐酸克林霉素搽剂外用，复合黄柏液、稀碘伏泡毛囊炎处，捷克信抗炎保护。

2. 超声科会诊意见 病灶区超声下可见簇状管腔样结构，管腔内可见丰富血流信号，以高速低阻的动脉血流信号为主，诊断动静脉畸形明确。超声可作为对局部病灶血流量变化敏感的技术对其进行监测，也可作为残余病灶硬化剂注射的术中引导，同时作为无创且易行的检查手段，可用于介入栓塞和局部硬化治疗后效果的评估。

3. 放射影像科会诊意见 颅内未见异常，双侧颈外动脉分支见广泛迂曲扩张，左侧颈外动脉为著，畸形血管主要分布于左侧颞顶部及枕部头皮下，增强扫描可见强化。诊断高流量型动静脉畸形明确，仅累及颈外动脉系统，无颈内系统参与。

4. 介入血管外科会诊意见 患者已行动脉造影，血管畸形诊断明确，单纯为颈外动脉系统畸形，两侧颞浅动脉、枕动脉及周围细小动脉均为畸形血管团供血，且畸形血管团在左侧颞顶部形成两处瘤巢，局部病变区域血流速度较快，存在较大的动静脉瘘，属于不典型Yakes I型，为异常动、静脉间直接异常交通。考虑上述情况，可予以栓塞治疗，封闭较大动静脉瘘口，降低瘤巢血供。栓塞过程中因肺栓塞发生风险较高，可选择弹簧圈治疗，但需栓塞7～8支血管，每支血管需要3～4个，故费用较高。

5. 成形外科会诊意见 患者动静脉畸形诊断明确，因其为高流量型，局部流速快、血流量高，可先于介入血管外科行动脉介入栓塞来降低病变区血流量，随后短期内行手术将包括瘘口附近的畸形血管完全切除。术后可行超声引导下聚桂醇注射，硬化残余畸形血管以巩固病情，降低复发机会。穿掘性毛囊炎可加用半导体激光照射治疗，每日照射1～2次，配合皮肤科相关抗感染治疗，待毛囊炎控制好转，择期手术，需清楚毛囊炎部位与手术层面不同，术后出现伤口感染等相关并发症的可能性小，不影响伤口愈合。应与患者及家属充分交代病情和手术风险，以及大致相关手术费用，获取知情同意。

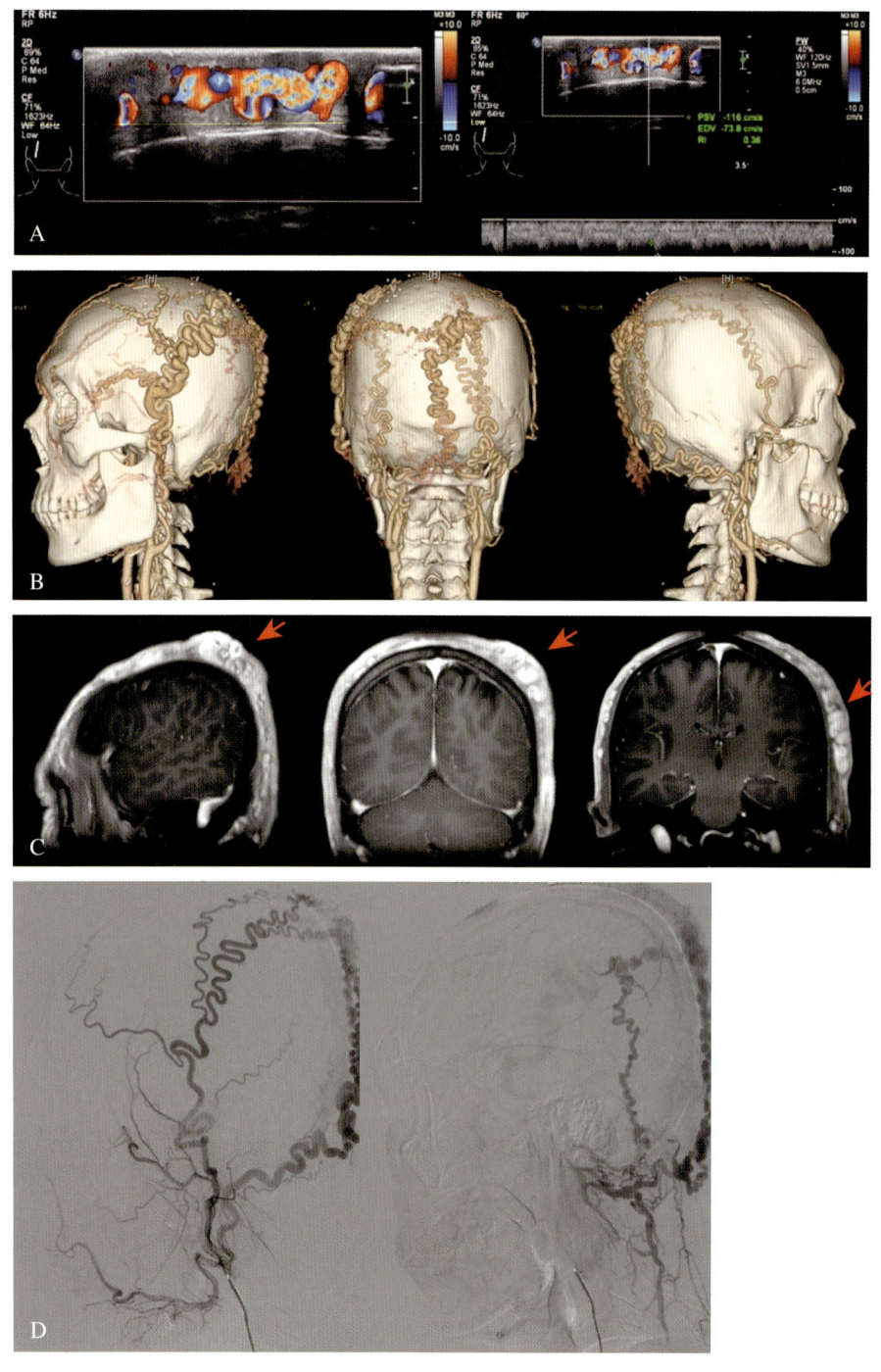

图 7-1 术前各项辅助检查结果

A．术前超声：头顶部及耳前皮下可见多发迂曲管状结构，最厚处 1.5 cm，管腔最宽处 0.8 cm，CDI：其内充满血流信号，可探及高速低阻动脉血流信号，Vmax =116 cm/s，RI=0.47，考虑高流量型血管畸形（颈外动脉分支来源可能）；B．术前 CTA：双侧颈外动脉分支见广泛迂曲、扩张，左侧颈外动脉为著，分布于双侧颞部、顶枕部，考虑双侧顶枕部及左侧颞部头皮下血管畸形；C．术前增强 MRI：双侧顶部、枕部、左侧额颞部头皮下见多发迂曲粗大血管影，增强扫描可见强化，考虑血管畸形；D．术前 DSA：双侧枕动脉及颞浅动脉多支粗大分支向头皮异常血管团供血，范围广，畸形血管走行迂曲，瘤巢造影剂浓聚，伴粗大静脉提前显影

【MDT 会诊后医患沟通】

根据患者既往病史、查体及介入血管造影结果，诊断血管畸形明确，主要为左侧颞浅动脉畸形伴枕动脉畸形，血管造影可见双颈外动脉系统的枕动脉及颞浅动脉有多支粗大分支向头皮异常血管团供血，范围广泛。畸形血管走行迂曲，瘤巢造影剂浓聚，伴粗大静脉提前显影，双上颌、面动脉未参与畸形血管供血。超声可见血管畸形内流速较快。拟先行血管栓塞，目前已完善术前相关检查，无手术绝对禁忌证，考虑患者栓塞风险较大，且费用较高，与患者及家属交代病情及手术风险，患者及家属表示理解并同意。待栓塞后局部血流量降低，及时进行畸形血管瘤巢切除治疗。手术过程中患者出血风险较大，需要术前备血，术中予以肾上腺素冰盐水浸润注射，并请麻醉科协助控制性降压来辅助降低大出血风险，注意预防术后相关并发症如血肿形成、皮瓣血运障碍等。待主要畸形血管团祛除后，后续局部行超声引导下聚桂醇注射控制残留微血管畸形，防止病情复发。

【MDT 会诊后治疗】

先行全脑血管造影及双颞浅动脉、双枕后动脉栓塞术：造影见双侧枕动脉及颞浅动脉多支粗大分支向头皮异常血管团供血，范围广泛。畸形血管走行迂曲，瘤巢造影剂浓聚，伴粗大静脉提前显影。超选右枕后动脉，畸形动脉内置入 MWCE-35-4-14 弹簧圈（1 枚），MWCE-35-5-5 弹簧圈（1 枚）；超选左枕后动脉，畸形动脉内置入 MWCE-35-5-5 弹簧圈（3 枚）；超选右颞浅动脉，畸形动脉内置入 MWCE-18s-6/2-7 弹簧圈（3 枚）；超选左颞浅动脉，畸形动脉内置入 MWCE-18-10-14 弹簧圈（1 枚），MWCE-18-8-14 弹簧圈（5 枚）。复查造影，动静脉畸形血流量明显下降，双颞浅、双枕后动脉均未显影，其他分支动脉经细小畸形分支向瘤巢供血。

于介入栓塞后第二天在全麻下行头皮动静脉畸形瘤巢切除术，术中于颞顶部两处瘤巢位置先行区域范围内铰链式缝合，切开后于帽状腱膜层见丰富畸形血管及瘤巢，将其切除。术中出血 300 ml，术中及术后均未输血，术前 RBC 5.29×10^{12}/L、HGB 149 g/L，术后 RBC 4.40×10^{12}/L、HGB 124g/L。

随后于手术切除后 2 个月内行 4 次超声引导下聚桂醇注射硬化术。

术后 5 年随访患者，查体未见头皮下搏动性包块，局部皮温正常，体位试验阴性。患者恢复情况好，未见明显复发征象（图 7-2）。

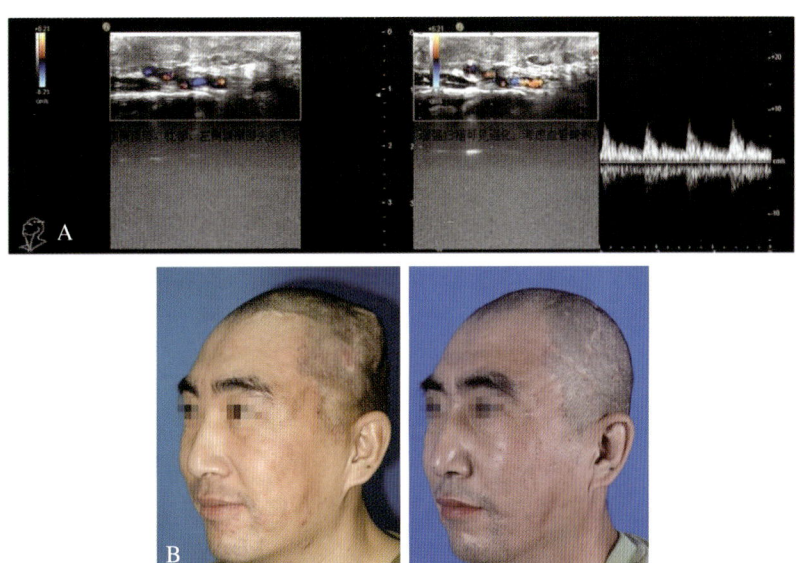

图 7-2 患者术后 5 年随访

A. 术后 5 年超声复查：头顶部及耳前皮下大部分畸形管状结构消失，可见少量扩张管状结构；CDI：少量散在血流信号，较术前明显减少，内可探及动脉及静脉频谱，动脉呈低速低阻型，Vmax=10 cm/s，RI=0.7，较宽处仅 0.3 cm；B. 术前及术后 5 年外观：可见左侧颞顶部组织膨隆消失，未见明显复发征象

【诊治难点】

患者存在较大的动静脉瘘，病变区域血流速度快、流量高，若单纯行病灶切除，大出血风险较高，甚至会危及生命。予以单纯介入栓塞治疗，肺栓塞风险较高，且栓塞后流量虽然降低，但对于管径较小的微动静脉瘘及畸形血管团不予治疗，会由于高流速的血流动力学异常而继续发展，甚至开放潜在的动静脉畸形侧支。患者同时伴有穿凿性毛囊炎，后者属于免疫疾病，可伴有皮肤及皮下软组织的感染破溃，病情较易反复。

三、诊治要点总结

1. 动静脉畸形表现 动静脉畸形（arteriovenous malformations，AVM）是一种高流量的先天性血管畸形，由扩张的动、静脉组成，异常的动静脉之间缺乏正常的毛细血管床连接。AVM 发生率低，无性别差异。40%～60% 的患者出生时即发现，易被误诊为毛细血管畸形或血管瘤。好发部位为头颈部，其次为四肢、躯干、内脏。病灶表现为皮肤红斑、皮温升高，可触及搏动或闻及震颤。局部可出现疼痛、溃疡或反复出血，严重者因长期血流动力学异常可致心力衰竭。AVM 还会引起外观畸形、重要组织器官受压以及功能损害等[1-2]。按照疾病进展的严重程度可分为四期[3]（表 7-1）。体表 AVM 在婴儿期一般无明显生长变化，但若在整个疾病过程中未采取任何治疗措施，绝大部分 AVM 都存在较高风险发展为 Schobinger III 期甚至 IV 期[4-5]。

表 7-1 Schobinger 临床分期

分期	临床表现
I 期（静止期）	通常从出生到青春期。病灶不明显，表现为皮肤着色，皮温升高
II 期（扩张期）	通常在青春期开始。病灶增大膨隆，颜色加深，出现搏动、震颤、杂音
III 期（破坏期）	病灶出现慢性溃疡、出血、疼痛
IV 期（失代偿期）	出现心功能不全或心力衰竭

2. 高流量动静脉畸形的诊治现状 绝大多数 AVM 可通过临床表现明确诊断，AVM 的高流量特征可使之与毛细血管畸形、静脉畸形或淋巴管畸形相鉴别。如果临床表现不能明确诊断，可利用影像学检查辅助，彩色多普勒可检测到高血流速度特征，MRI 有利于明确病灶范围，数字减影血管造影（DSA）是诊断 AVM 的金标准。

AVM 虽然只占血管瘤与血管畸形中的 1.5%，但因其治疗棘手，以往常采用姑息切除或血管结扎等不恰当的治疗方法，但因瘘口未充分处理，治疗后易于复发并使病情加重，同时还可能伴发组织坏死、病灶扩张、感染、出血，甚至可能累及心功能而成为外科领域的难题之一，也使得每一次干预治疗措施具有极大的挑战性[5-6]。

（1）DSA：所有治疗措施实施的前提，选择性动脉造影一直是动静脉畸形诊治中最常用的、必备的辅助检查。如果没有进行血管造影，则无法确定是否可以选择介入治疗而无需手术，或无法界定手术切除的理想范围。

（2）单纯进行超选择介入栓塞治疗：单纯进行超选择介入栓塞治疗无疑是最符合现代外科的微创原则，避免了手术的诸多缺点，有些病灶仅仅通过介入治疗即可实现永久治愈，这是 AVM 治疗的最佳结果[7]。目前，由于影像技术的限制，无法得到更精确的血管口径、体积和三维结构数据；由于栓塞剂的限制，栓塞效果的永久性和完全性还有待提高；由于导管引导技术的限制，有时仍然无法接近 AVM 病灶。所以至今只能对于流量相对不大、尚未高度扩张或失代偿的病灶进行单纯的介入栓塞治疗。此外，介入治疗能使扩张或失代偿的 AVM 的血流量减少，对手术治疗也具有十分重要的意义。

（3）外科切除和修复手术：理想条件下，若能将 AVM 血液分流的中心及周围可疑组织完整清除，即达到彻底切除病灶，就可实现 AVM 的根治[8]，即无论介入还是外科治疗，AVM 治疗的真正对象是畸形的血管团本身，对主要交通动脉不仅不能进行结扎或栓塞，而且要予以保护，因为主要血管在介入治疗中还可以作为日后再次治疗的通道，在修复手术中可以作为受区血管。

3. 体表动静脉畸形的多学科会诊模式　近 10 年来，血管畸形的治疗有了不少进展，其中包括用于高流量动静脉畸形的超选择介入治疗、用于低流量静脉畸形的新型的硬化治疗、硬化结合近期手术、介入栓塞结合近期手术、手术结合电化学治疗或术中激光治疗，以及用于毛细血管畸形的光动力学治疗和选择性激光治疗等，都在实践中逐渐走向成熟。然而各种技术应用适用于不同的患者情况，且由于血管畸形的患者往往病情复杂，不仅可能存在多种病理情况，病灶也常常要累及不同的组织层次和结构，这就需要在术前进行准确的诊断，完成病情严重程度和进展状况的评估，制定好序列化的治疗策略，甚至要考虑在病情控制前提下，对于患者外观容貌的影响以及后续美容性外观恢复的手段应用。这一系列病情控制、功能恢复、容貌修复的序贯治疗思路以及治疗实现的基础，需要在对患者开启治疗干预前就进行多学科会诊，针对不同患者的疾病特点制定个性化的治疗方案和流程，完成全程治疗过程及长期随访。在多学科合作治疗模式中，因为整形外科的参与，使得显微外科技术、颅颌面外科技术也日益被广泛采用，所有这些治疗都以规范化的序列方案先后安排，从而把血管畸形病灶的选择性消除与骨骼、软组织的轮廓整形、器官再造以及皮肤"复原"技术、美容外科手术等先后结合，使患者达到较理想的最终治疗结局，从而促进血管畸形的治疗从治病模式向兼顾外形的转换，这体现了 10 年来人们对血管畸形认识的进步，从量变积聚成质的飞跃[9]。图 7-3 是北医三院血管瘤与血管畸形 MDT 协作组对于高流量型 AVM 的诊治流程。

4. 高流量动静脉畸形的治疗方案选择　AVM 治疗困难，复发率较高。其中病灶供血动脉结扎或供血动脉近端栓塞，因瘘口未充分处理，通常会加重病情进展，且因为破坏了血管介入的通路而不利于后期的治疗，这种有害无益的治疗方式应予摒弃。AVM 治疗方式包括常规介入栓塞、无水乙醇介入治疗、外科手术以及联合治疗等[10]。

常规介入栓塞剂可以是液体（如 NBCA 或 Onyx 等），也可以是固体（如明胶海绵粉、PVA、弹簧圈等），但常规栓塞剂无法破坏血管内皮细胞，无法去除 AVM 病灶，还会出现新生血管的形成和血管再通，多数患者都会复发，但该治疗方式可减少术中出血，主要用于手术前准备。

无水乙醇流动性好，可浸润到毛细血管水平，由于其脱水和剥蚀作用，使接触的血红蛋白变性，并直接破坏血管内皮细胞，是一种效果彻底的治疗方法。但该方法也伴随着较高的并发症风险，无水乙醇可因动脉返流或进入交通支造成误栓，进而导致周围正常组织坏死、重要器官丧失功能（如失明、脑梗死），因此该治疗方式必须由经验丰富的专科医师实施，以尽量减少严重并发症发生[11-12]。

一些硬化栓塞剂，如平阳霉素、聚桂醇、博来霉素等，因起效温和，并发症发生率低，常用于低流量型血管畸形的治疗，如用于高流量畸形管腔内，则会立即流走，导致发挥作用的时间有限。但在高流量型转为低流量型后，同样可在残余病灶内起到破坏畸形血管的作用，达到治疗效果。

外科手术一直是治疗 AVM 的主要方法，彻底清除病灶是手术治疗的理想结局。病灶切除后若存在组织缺损，通常予皮瓣组织修复。彻底的手术切除可实现病灶区域的长期稳定，而不完全的切除通常会造成后期复发。范围过大或已经导致严重并发症如大出血或组织坏死的肢体 AVM，最终需要截肢。

对于扩展期和破坏期的动静脉畸形，应采用动脉栓塞结合手术切除等综合治疗方式。在控制病灶区域流量的前提下，为了进一步减小术中出血量，可予病灶区域局部缝扎并结合含有肾上腺素的局麻药物，以进一步减少异常血液供应，为手术提供更为安全的操作基础[13-14]。对于手术后造成的创面以及外露器官的损毁，可结合器官重建技术、显微外科技术、颌面外科技术、美容外科技术等联合治疗来实现患者在疗效和安全性方面的利益最大化，并有效达到患者器官功能和生活质量的平衡。

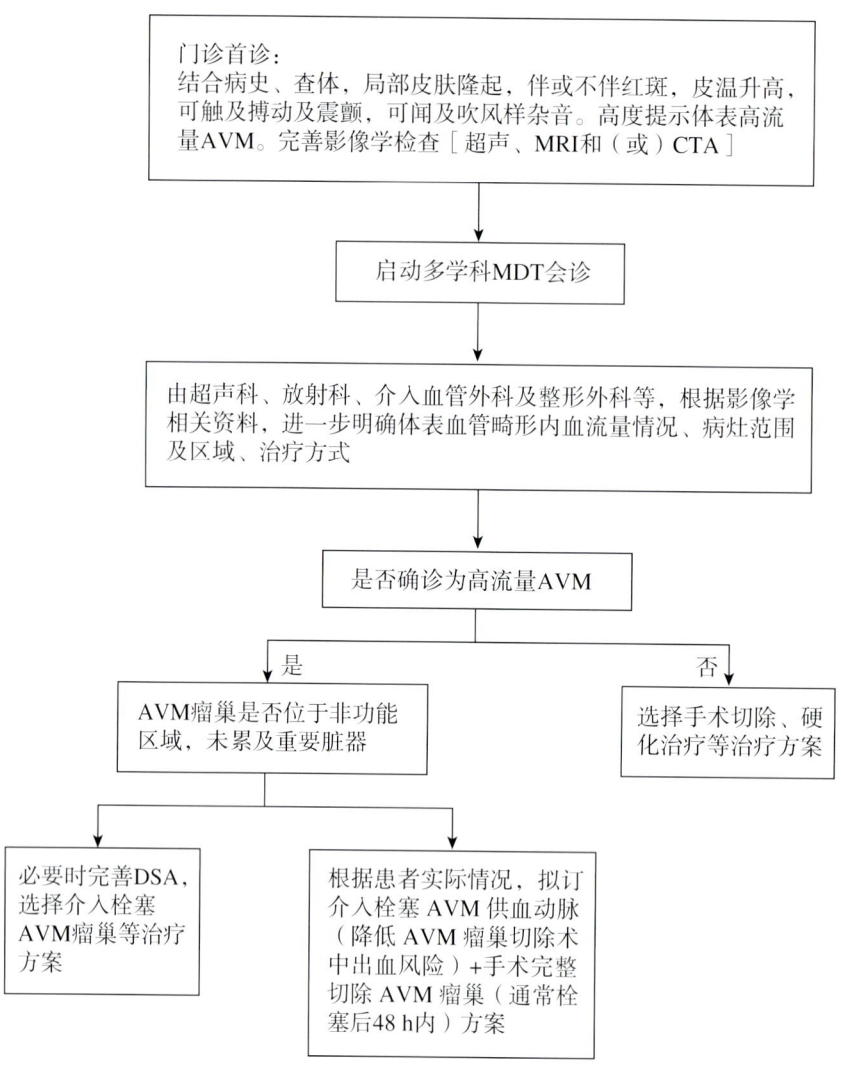

图 7-3　针对高流量型 AVM 的 MDT 协作诊疗流程

参考文献

[1] Chelliah M P，Do H M，Zinn Z，et al. Management of complex arteriovenous malformations using a novel combination therapeutic algorithm. JAMA Dermatol，2018，154（11）：1316-1319.

[2] Zou Y，Qiao C，Lin X，et al. Clinical course of extracranial arteriovenous malformations. J Craniofac Surg，2020，31（2）：372-376.

[3] Kohout M P，Hansen M，Pribaz J J，et al. Arteriovenous malformations of the head and neck：natural history and management. Plast Reconstr Surg，1998，102（3）：643-654.

[4] Chewning R H，Monroe EJ，Lindberg A，et al. Combined glue embolization and excision for the treatment of venous malformations. CVIR Endovasc，2018，1（1）：22.

[5] Hua C, Jin Y, Yang X, et al. Midterm and long-term results of ethanol embolization of auricular arteriovenous malformations as first-line therapy. J Vasc Surg Venous Lymphat Disord, 2018, 6 (5): 626-635.

[6] Jin Y, Yang X, Hua C, et al. Ethanol embolotherapy for the management of refractory chronic skin ulcers caused by arteriovenous malformations. J Vasc Interv Radiol, 2018, 29 (1): 107-113.

[7] Donnelly L F, Adams D M, Bisset G S. Vascular malformations and hemangiomas: a practical approach in multidisciplinary clinic. AJR Am J Roentgenol, 2000, 174 (3): 597-608.

[8] 中华医学会整形外科分会血管瘤和脉管畸形学组. 血管瘤和脉管畸形的诊断及治疗指南（2019版）. 组织工程与重建外科杂志, 2019, 15 (5): 277-317.

[9] Lee B B, Do Y S, Yakes W, et al. Management of arteriovenous malformations: a multidisciplinary approach. J Vasc Surg, 2004, 39 (3): 590-600.

[10] Greene A K, Orbach D B. Management of arteriovenous malformations. Clin Plast Surg, 2011, 38 (1): 95-106.

[11] Jin Y, Lin X, Chen H, et al. Auricular arteriovenous malformations: potential success of superselective ethanol embolotherap. J Vasc Interv Radiol, 2009, 20 (6): 736-743.

[12] 金云波, 林晓曦, 胡晓洁, 等. DSA 下无水乙醇超选择性血管内治疗颅面部动静脉畸形. 中华整形外科杂志, 2009, 25 (6): 406-411.

[13] 曾凡伟, 岑瑛, 崔正军, 等. 非肢体血管瘤手术中阻断血供的应用. 中国修复重建外科杂志, 2005, 19 (4): 296-299.

[14] Shen W W, Xiao X D, Xia Y C, et al. Application of epinephrine mixed with local anaesthetics in injection sclerotherapy of early-stage arteriovenous malformation. Eur J Radiol, 2023, 168: 111073.

第二节　一例颈肩部高流量动静脉畸形的 MDT

一、病史简介

1. 主诉 + 现病史

40 岁女性。

主诉：发现右颈肩部肿物 40 年。

现病史：患者自诉于 40 年前无明显诱因发现颈部有一直径约 2 cm 大小肿物，质软，色红，突出体表，无溃疡及肿胀，无疼痛，当时自认为是胎记，因未影响日常生活，未予重视。随其年龄增长，肿物日渐增大，30 年前于当地医院就诊，经相关检查后诊断为"颈部血管瘤"，并行颈部血管瘤部分切除治疗，术后恢复良好出院，未规律定期复诊。近段时间以来，患者自觉肿物较前明显增大，今为求手术治疗遂来我院门诊，经相关检查后以"右颈肩部血管畸形"收入我科。发病以来，患者精神可，饮食及睡眠良好，二便正常，体重未见明显变化。

2. 既往史　否认肝炎、结核、疟疾病史，否认高血压、心脏病史，否认糖尿病、脑血管疾病、精神疾病史，否认外伤、输血史，否认食物、药物过敏史，预防接种史不详。

3. 个人史　无吸烟、饮酒史。无其他不良嗜好。

4. 婚育史　已婚已育，配偶体健。

5. 家族史　否认家族性遗传病史。

6. 入院查体　T 36.2℃，P 88 次 / 分，R 16 次 / 分，BP 133/86 mmHg。发育正常，营养中

等,正常面容,表情自如,自主体位,神志清楚,查体合作。全身皮肤、黏膜无黄染,毛发分布正常,皮下无水肿,无肝掌、蜘蛛痣。全身浅表淋巴结无肿大。头颅无畸形、压痛、包块,无眼睑水肿,结膜正常,眼球正常,巩膜无黄染,瞳孔等大等圆,对光反射正常,外耳道无异常分泌物,乳突无压痛,无听力粗试障碍。嗅觉正常。口唇无发绀,口腔黏膜正常。舌苔正常,伸舌无偏斜、震颤,齿龈正常,咽部黏膜正常,扁桃体无肿大。颈软、无抵抗,颈动脉搏动正常,其余详见专科查体,气管居中,肝颈静脉回流征阴性,甲状腺正常,无压痛、震颤、血管杂音。胸廓正常,胸骨无叩痛,乳房正常对称。呼吸运动正常,肋间隙正常,语颤正常。双肺叩诊清音,呼吸规整,双肺呼吸音清晰,无胸膜摩擦音。心前区无隆起,心尖搏动正常,心浊音界正常,心率88次/分,律齐,各瓣膜听诊区未闻及杂音,无心包摩擦音。腹平坦,无腹壁静脉曲张,腹部柔软,无压痛、反跳痛,腹部无包块。肝、脾未触及,Murphy征阴性,肾无叩击痛,无移动性浊音。肠鸣音正常,4次/分。肛门及外生殖器未查。脊柱正常生理弯曲,四肢活动自如,无畸形、下肢静脉曲张、杵状指(趾),关节正常,下肢无水肿。四肢肌力、肌张力未见异常,双侧肱二、肱三头肌腱反射正常,双侧膝腱、跟腱反射正常,双侧Babinski征阴性。

7. 专科查体 右侧肩颈部可见一大小约20.0 cm×5.0 cm皮肤隆起,色红,突出体表,局部无破溃,质软,边界尚清,局部皮温升高,可触及局部搏动及震颤,触痛弱阳性,听诊可闻及"吹风样"杂音。

8. 辅助检查 超声、颅脑增强MRI、头颈部CTA提示高流量动静脉畸形,病变瘤巢主要集中于右肩部(图7-4)。DSA提示双锁骨下动脉及主要分支动脉异常粗大、迂曲,并向肩部畸形血管团供血;右椎动脉V2段末、右枕后动脉亦有粗大、迂曲分支,参与右肩部动静脉畸形供血。

9. 初步诊断 右肩颈部动静脉畸形。

二、诊治难点与MDT会诊

【MDT专家会诊】

1. 放射影像科会诊意见 结合CT及MRI考虑右侧颈、肩胛区动静脉畸形诊断明确,病变累及皮下及部分肌层组织,病灶范围较大。MRI检查可作为治疗后整体病变范围改善的评价方式,利于对治疗程度的整体把控。

2. 介入血管外科会诊意见 动静脉畸形瘤巢范围位于右肩、颈部,范围较广,累及层面较多,且畸形供血动脉及分支较多,部分瘘口较为粗大,无法做到瘤巢部位的直接栓堵,且异位栓塞风险较高。可考虑采用畸形动脉的栓塞方式,但也无法一次性完成所有畸形供血动脉的栓塞,但仍可达到有效降低瘤巢内血流速度的效果。此种治疗后随时间延长会出现畸形分支动脉代偿供血以及其他潜在侧支开放情况,从而出现病灶区血流量再次升高,且因开放的侧支动脉管径较小而造成再次介入栓塞入路困难甚至无法进行。因此,在初次降低病灶区血流量后,必须辅以其他有力手段消灭瘤巢处动静脉畸形血管。

3. 超声科会诊意见 超声声像图下病变区域内皮下及组织深方可见极丰富的血流信号,且流速高,手术出血风险大。如先行介入栓塞降速,因超声可简捷、有效地探查病灶区血流量情况,可作为介入栓塞后判断局部血流量是否下降到目标范围的有效检测方法。若后续进行相关硬化注射治疗,可于超声引导下进行,能更准确地将治疗定位于目标病灶区域内。

4. 成形外科会诊意见 患者动静脉畸形目前尚处于Schobinger临床Ⅱ期,如不加控制进入Ⅲ期,治疗风险和困难将会明显加大。治疗要基于病变对患者生活质量的影响,同时要权衡并发症的风险。理想状况下,若能将病灶的中心及周围可疑组织完整清除,就可实现动静脉畸形的根治。此次介入血管外科先行介入栓塞,以暂时降低病变区域整体血流量为栓塞目的。术后48 h

内，在病灶区血液量降低的效果时限内，于术中利用超声明确近瘘口端的残余供血动脉，通过经皮缝扎术，暂时彻底中断浅表较大供血血管。深层次供血动脉已通过介入技术完成栓塞，浅层出现经皮肤的侧支循环，术中临时缝扎，进一步降低瘤巢区血流速度。在此前提下行手术切除，精细分离畸形血管，保护周围组织，以达到完整切除畸形血管团的目的。术后继发创面无张力情况下可拉拢缝合，若存在缝合张力，则采用局部皮瓣移转等方式进行缺损创面的修复。对于后续残留病变组织，可辅以超声引导下经皮硬化剂注射，通过局部炎性机化反应来消除畸形微血管，以减少病变复发及再次进展的风险。

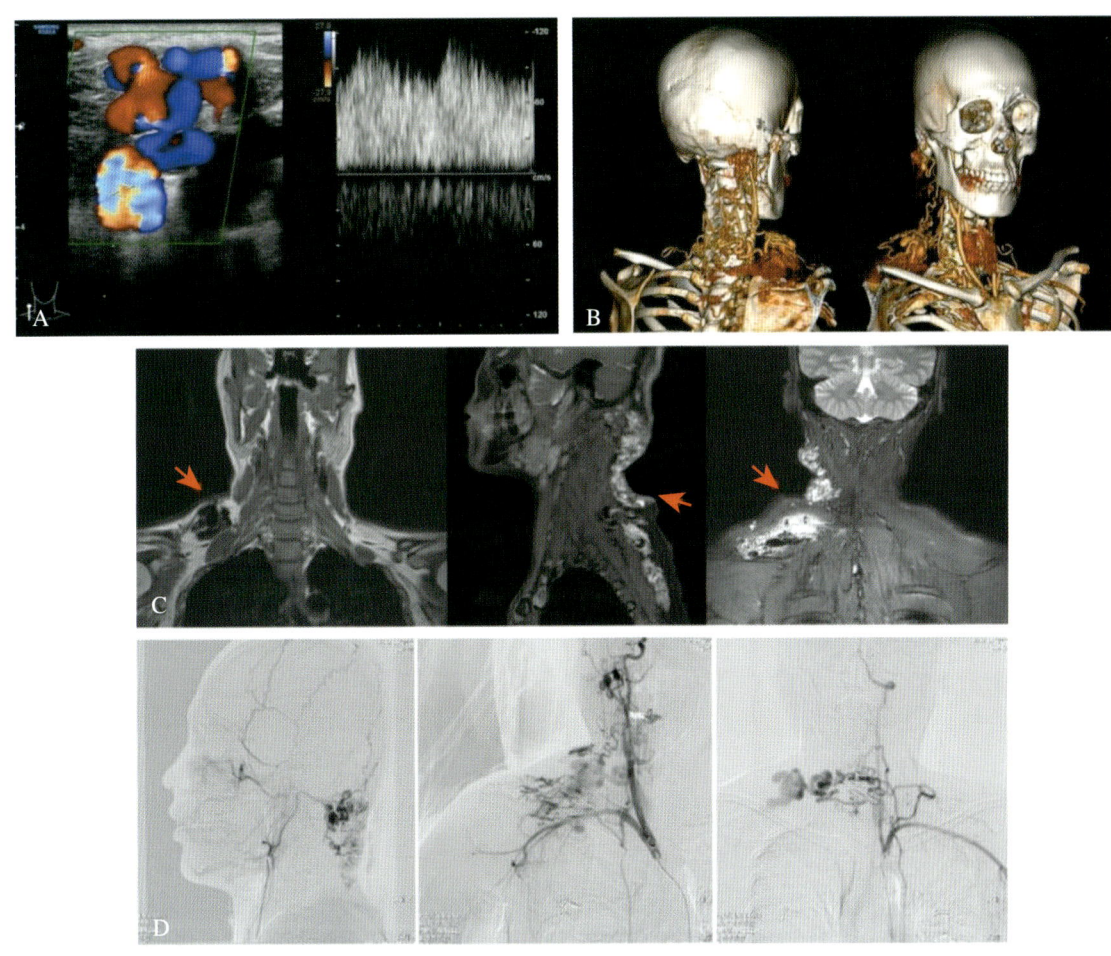

图 7-4　各项辅助检查结果

A．术前超声：后颈部及右侧肩背部皮肤、皮下脂肪及肌肉层内可见多发迂曲管状结构；CDI：其内充满血流信号，以动脉频谱为主，可探及高速血流，Vmax = 161 cm/s，考虑动静脉畸形；B．术前 CTA：颈部及右肩胛区皮肤、皮下脂肪及肌肉层内动脉期及静脉期内均见多发迂曲管状影；C．术前增强 MRI：右颈部、右肩胛区皮下软组织不规则团块状，边界欠清，邻近肌肉组织受压。病灶见稍短 T1 信号影，稍长 T2 信号影，其内可见多发流空信号影；D．术前 DSA：右枕后动脉、右椎动脉 V2 段末、双侧锁骨下动脉均有粗大分支参与右肩、颈部动静脉畸形供血，造影剂在瘘口周围异常浓聚，伴粗大静脉提前显影

【MDT 会诊后医患沟通】

根据患者既往病史及查体，以及相关影像学检查结果，患者高流量动静脉畸形诊断明确，主要为右侧肩颈部血管畸形，多支动脉异常供血包括右枕动脉、右椎动脉及双侧锁骨下动脉，病灶范围大且累及层次较多，当前属于畸形血管扩张期，若不予积极治疗干预，后期病情进展不仅影响生活质量，治疗起来也会更加棘手，因此当前治疗指征是存在的。现今对于高流量的 AVM 的

治疗，国际上尚无统一推荐的金标准治疗方法。其中介入栓塞是不可或缺的一种治疗方式，针对患者的个体化病情，供血畸形血管较多，瘘口管径较大，回流静脉较粗，无法针对瘤巢进行栓塞，只能通过供血畸形血管栓塞来降低病灶区血流速度，为其他治疗提供有利条件，这样介入栓塞的风险和花费也会有所降低。后续外科手术治疗是另一个重要治疗环节，在有效降速后使得手术切除成为可能，直接针对病灶区瘤巢主体进行减容，效果确切，但出血风险依然较高，需要术前备血。术前栓塞结合手术切除瘤巢治疗高流量 AVM 的方法，由于事先通过介入栓塞封闭了瘤巢的主要供血动脉，手术过程中完整切除了瘤巢，理论上可以从根本上治愈高流量 AVM，同时大大减少复发的可能性。现实情况下，这两项技术实施时均存在较高的操作难度，且两种治疗方式前后必须紧密结合，才有可能达到较好的治疗效果。

【MDT 会诊后治疗】

先行颈动脉、锁骨下动脉造影，颈肩部动静脉畸形栓塞术：造影显示右椎动脉、右枕后动脉、右锁骨下动脉、左锁骨下动脉均有异常粗大、迂曲的分支血管，参与右肩颈部动静脉畸形供血，同时伴粗大静脉提前显影。超选右椎动脉异常分支动脉，给予弹簧圈 MicroPlex 10 3 mm×8 mm 及 3 mm×10 mm 各 1 枚；超选右枕动脉主干，畸形血管内置入 MWCE-18S-6/2-TORNADO 弹簧圈（6 枚）；超选右锁骨下动脉 3 支畸形血管以及左锁骨下动脉两支畸形血管，给予 Boston Scientific interlock 及各类弹簧圈分别栓塞。上述畸形动脉供血终止，但仍有其他较细分支参与动静脉畸形供血，瘤巢内血流速度明显减慢，术后病灶部位压力降低，搏动明显减弱。

于介入栓塞后第 2 天在全麻下行右肩部动静脉畸形瘤巢切除术，术中利用超声探查右肩血管畸形外侧边界，并用亚甲蓝标记。设计"U"形切口，切开皮肤、皮下组织，暴露斜方肌，分离畸形血管四周及基底组织，注意保护重要的臂丛神经。术中出血 20 ml，术中及术后均未输血。

随后于手术切除后 4 个月内行 8 次超声引导下聚桂醇注射术，利用硬化剂针对残余微小畸形血管通过局部机化反应使其闭塞。

术后 1 年随访患者，右肩部无搏动性包块，皮温正常，体位试验阴性。术后 1 年恢复情况好，未见明显复发征象（图 7-5）。

【诊治难点】

患者存在较大面积动静脉畸形，病变区域流速高，累及层次较多，同时畸形供血动脉过多，单纯行介入栓塞治疗无法彻底消除瘤巢，同时还面临治疗费用过高且有可能导致失去有效介入路径的风险。故需要与手术操作密切配合，通过有效降低血流速度，为手术创造条件。这就需要术前对于供血分支及其供血范围的准确判断，即便如此，手术中仍有大出血风险，还需结合其他控血技术以保证患者切除手术中的安全。手术后必须结合其他微创治疗方式消灭残留畸形，后续治疗还要讲究治疗的频率和每次对治疗程度的把控，尽量达到效果和安全性的平衡统一。

三、诊治要点总结

1. 动静脉畸形的介入栓塞方式

（1）弹簧圈可选择性栓塞畸形供血动脉、瘤巢、畸形引流静脉，此方法可控性强，但存在可到达目标栓塞位置的血管通路是应用此项技术的先决条件。值得注意的是，如果仅栓塞供血动脉来降低流速，而未干预瘤巢时，其他侧支循环必然会增加流量来平衡瘤巢内的压力差，即出现主干供血动脉堵塞，而更多细小动脉相继扩张，瘤巢仍有高速高流量血流，临床症状复发造成更加复杂的局面。此时，大主干已堵塞，经小动脉入路，导管又不能达到瘤巢，使进一步的栓塞治疗无法进行。因此，不处理瘤巢而单纯使用弹簧圈栓塞供血动脉的治疗策略几乎已被淘汰。而对于能够手术切除的瘤巢，以控制术中出血为目的的栓塞，情况则完全不同。

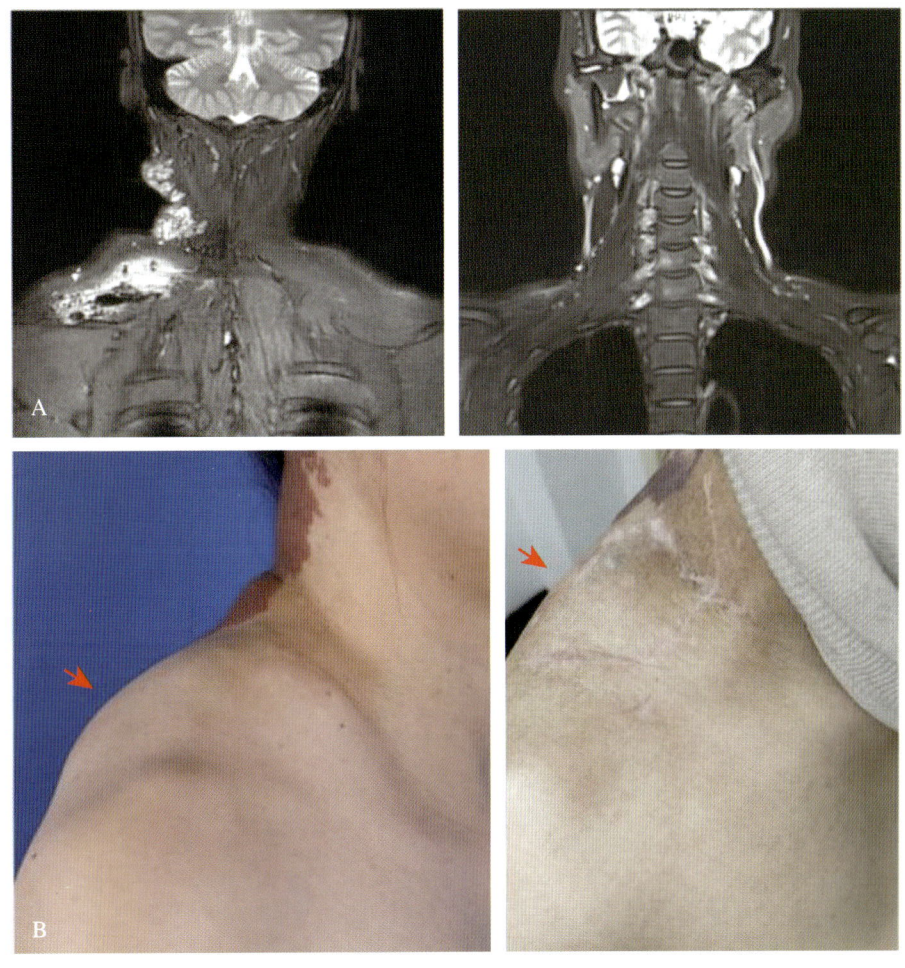

图 7-5　患者术前 - 术后病灶情况对比

A．术后 1 年 MRI 复查：对比术前 MRI（T2 加权像），右肩部未见显著病灶；B．术前及术后 1 年外观：患者右肩部组织膨隆消失，恢复情况好，未见明显复发征象

(2) 小颗粒物栓塞也是重要的栓塞方式，其中以明胶海绵颗粒、PVA 颗粒为代表[1]。他们沿着血流到达口径小于颗粒直径的小动脉后继发血栓，从而闭塞血管。优点是数量多、廉价，能同时对多条畸形动脉完成栓塞，释放颗粒物的导管尖端也不需要到达瘤巢，置入的难度较低；其缺点是容易异位栓塞，可控性较差，只能应用在被栓塞动脉供血区域无重要脏器的情况，否则一旦发生脑梗死、失明等异位栓塞并发症，会出现不可逆的损害；还有一个缺点是，对于血流速度较快、瘘口直径较大的 AVM，当颗粒物直径小于畸形动脉、瘤巢口径时，颗粒栓塞剂可能随血流快速进入静脉进而发生肺动脉栓塞。因此，使用小颗粒物作为栓塞工具时，必须谨慎选择适应证。

(3) 液体栓塞剂以 Onyx 胶为典型代表，使用微导管超选择到瘤巢中或接近瘤巢瘘口部位，缓慢注入液体胶。Onyx 胶是一种被钽粉包裹溶解在二甲基亚砜液体中的液体栓塞剂，在与血液接触时会发生聚合反应，逐渐形成固态细丝，随血流堆积在瘤巢或供血动脉中，从而完成栓塞。同时部分栓塞剂进入血管后，在未凝固前，可短时间内向低压区域流注，进入瘤巢或附近畸形动脉，从而对周围血管网构成栓塞，可有效降低瘤巢内的血流速度[2]。其优点是有较大可能完成瘤巢栓塞，血流降速效果显著。但其缺点是二甲基亚砜是一种刺激性物质，可引起局部严重疼痛；实施时对操作者技术要求较高，微导管必须到达目标血管位置，才能有效发挥栓塞作用，否则仅仅栓塞了入路动脉，而未消灭瘤巢，既未达到治疗目的，也堵塞了未来介入治疗中可能用到的血管入路，使得后续栓塞更具有挑战性。同时Onyx胶价格较为昂贵。

（4）以手术切除瘤巢为目的设计的术前介入栓塞方案，与常规栓塞不同[3-4]。其目标任务从最大程度消灭瘤巢，转换为有效降低血流速度即可，通常整体操作难度降低，也能极大节省患者的治疗费用。虽然仍需要准确定位并栓塞特定血管来保证最佳疗效，但手术难度已大幅度降低，成功率显著提高。同时强调要在介入栓塞降速后的24~48 h内尽早实施瘤巢的完整切除手术[5]。否则随着栓塞术后时间延长，侧支循环的开放，瘤巢内的血流量会逐渐增多，其再扩张的可能性很高，同时不利于控制术中出血。因此，两种治疗方式必须紧密结合。术前栓塞结合手术切除瘤巢治疗高流量AVM的方法，由于事先通过介入栓塞封闭了瘤巢的主要供血动脉，且在手术过程中完整切除了瘤巢，因而从根本上治愈了高流量AVM，同时大大减少了复发的可能性。

2. 超声在动静脉畸形诊治中的应用 超声技术具有方便、无辐射，灰阶和彩色多普勒相结合、实时显示等诸多优势，在浅表血管瘤和血管畸形的诊断及治疗中发挥着重要作用。声像图下表现为一簇管腔结构，灰阶超声及彩色多普勒超声均可探及滋养血管和引流血管，前者表现为低阻力指数的动脉，后者表现为扩张的静脉管腔内的搏动性血流[6]，彩色多普勒可探及病灶内丰富的红蓝及五彩镶嵌样血流信号，以动脉为主，可测得动脉频谱。

目前，血管畸形内行硬化剂注射治疗作为一种微创治疗方式，凭借患者痛苦小、临床效果显著及副作用小等优势，得到了临床的广泛认可和应用。但是传统硬化剂注射治疗方法也存在许多问题。盲视下操作导致药物在瘤巢内分布不均匀而降低了疗效，且有可能注射进周围正常组织内，一方面有可能导致周围组织水肿、坏死，加重患者的疼痛，增加局部并发症的发生风险；另一方面，为达到期望的治疗效果，必然会增加药物总体用量及治疗次数。此外，相当一部分血管畸形位于深部组织中，周边有许多重要结构，如大血管、神经组织、腺体等，即使术前已经通过检查了解了病灶的位置和范围，盲目穿刺仍有相当大风险。

将超声应用于血管畸形治疗具有以下优点[7]：①可根据病变的面积及体积估算需注射药物的剂量，并根据病变部位及特点对注射点进行精确的定位；②超声引导下多点注射可使药物均匀地分布于瘤巢内，避免某点过量注射引起组织坏死，而病变其他部位因药物不足导致疗效不佳。超声引导下瘤巢内局部注射药物还能够选择最佳注射部位，有效避开血流速度较快的动脉，将药物直接均匀注入瘤巢内各个腔隙中，使腔隙内保持持久和较高的药物浓度，达到更好的治疗目的；③对于位置较深或部位特殊的病变，超声引导下的穿刺注射可以避开重要血管、神经、肌腱等重要组织，减少组织损伤的机会，降低严重并发症的发生概率；④特别在治疗多次之后，瘤巢部分已经出现纤维化，超声灰阶及彩色多普勒检查能够发现残存的窦腔及血流分布情况，避开已纤维化的组织，减少药物剂量，降低不良反应。

超声引导下血管畸形局部硬化治疗疗效显著，而超声引导下病变局部切除后残存病灶内硬化剂注射治疗目前在血管畸形的综合序列治疗中也取得了满意的效果。

超声在术后血管瘤和血管畸形的治疗效果评估中同样起到了重要作用。目前国内对硬化治疗血管瘤和血管畸形疗效的评估方法有很多，大致分为三级评估和四级评估两种，这些评估方法主要从临床的角度进行分析，包括病变的大小变化、外观色泽改变、功能障碍的有无等。目前将超声作为评价方式的还较少，北医三院血管瘤与血管畸形MDT协作组经过多年临床经验总结，将超声检测指标及声像图变化作为评价方式，将治疗后声像图上表现为病变纤维化、窦腔闭塞、血流减少作为治疗有效的指标，综合超声声像图变化结合临床外观及患者症状对病变的疗效进行评估。

参考文献

[1] Fernandez-Alvarez V, Suarez C, de Bree R, et al. Management of extracranial arteriovenous

malformations of the head and neck. Auris Nasus Larynx，2020，47（2）：181-190.

[2] Fowell C，Jones R，Nishikawa H，et al. Arteriovenous malformations of the head and neck：current concepts in management. Br J Oral Maxillofac Surg，2016，54（5）：482-487.

[3] Alsabbagh B M，Alfaqeeh F A，Ajlan A M，et al. Arteriovenous malformation of the upper eyelid：a case report. Plast Reconstr Surg Glob Open，2021，9（6）：e3609.

[4] Chu C，Tan T H L，Ng K S，et al. Novel use of precipitating hydrophobic injectable liquid（PHIL）in pre-operative angioembolisation of a large posterior auricular arteriovenous malformation. Am J Otolaryngol，2023，44（2）：103786.

[5] Visser A，Fitzjohn T，Tan S T. Surgical management of arteriovenous malformation. J Plast Reconstr Aesthet Surg，2011，64（3）：283-291.

[6] Zhang Y，Zhou P，Li L，et al. High-flow vascular malformation treatment using ultrasound-guided laser combined with polidocanol sclerootherapy. J Med Ultrason，2015，42（3）：433-435.

[7] 中华医学会整形外科分会血管瘤和脉管畸形学组. 血管瘤和脉管畸形的诊断及治疗指南（2019版）. 组织工程与重建外科杂志，2019，15（5）：277-317.

（马建勋　张沛阳　夏有辰　张　龙　谭　石　曾祥柱）